临床药理学

陶宏 等 主编

吉林科学技术出版社

图书在版编目（CIP）数据

临床药理学 / 陶宏等主编 . -- 长春 : 吉林科学技术出版社 , 2023.9

ISBN 978-7-5744-0872-2

Ⅰ . ①临 ... Ⅱ . ①陶 ... Ⅲ . ①临床医学－药理学

Ⅳ . ① R969

中国国家版本馆 CIP 数据核字 (2023) 第 179680 号

临床药理学

主　　编　陶　宏等
出 版 人　宛　霞
责任编辑　董萍萍
封面设计　刘　雨
制　　版　刘　雨
幅面尺寸　185mm×260mm
开　　本　16
字　　数　311 千字
印　　张　14.5
印　　数　1-1500 册
版　　次　2023年9月第1版
印　　次　2024年2月第1次印刷

出　　版　吉林科学技术出版社
发　　行　吉林科学技术出版社
地　　址　长春市福祉大路5788号
邮　　编　130118
发行部电话/传真　0431-81629529 81629530 81629531
　　　　　　　　　81629532 81629533 81629534
储运部电话　0431-86059116
编辑部电话　0431-81629518
印　　刷　三河市嵩川印刷有限公司

书　　号　ISBN 978-7-5744-0872-2
定　　价　85.00元

前　言

随着人民生活水平的提高及对身体健康的重视，公众对医疗保健服务的要求越来越高。而药物作为当今疾病治疗的主要手段之一，在发挥防病治病作用的同时，又不可避免地会影响或损害患者的身体。如何安全合理地应用药物，已经成为备受关注的焦点。本书以现代药理学的理论及研究结果为基础，结合传统药学理论进行阐述，全面系统地介绍了临床最常用药物的最新药理作用与临床应用。

本书编写参考了大量中外近代最新药学文献，并充分结合了我国临床用药现状和实践经验，首先详细介绍了药理学总论、临床药物代谢动力学、静脉麻醉药、吸入麻醉药、利尿药、作用于血液及造血系统药物、临床常用抗实体肿瘤药物、精神疾病药物治疗，本书适于临床药师、临床医师及相关专业医务人员参考使用。

由于编写内容较多，时间紧促，尽管在编写的过程中我们反复校对、多次审核，但书中难免有不足和疏漏之处，望各位读者不吝赐教，提出宝贵意见，以便再版时修订，谢谢。

目 录

第一章 药理学总论

一、药理学概论

（一）药理学的性质与任务

药理学的英文 Pharmacology 一词，由希腊文字（药物、毒物）和 logos（道理）缩合演变而成。顾名思义，药理学就是研究药物与机体相互作用及其作用规律的学科，其研究的主体是药物。

药物指能改变或查明机体生理功能和病理状态，用于预防、诊断、治疗疾病的物质。

1. 药品与药物的区别

药品是指经过国家药品监督部门审批，允许其生产销售的药物，即已获得商品属性的药物，不包括正在上市前临床试验中的药物。而药物不一定经过审批，也不一定市面上有售。《中华人民共和国药品管理法》第 102 条关于药品的定义：药品是指用于预防、治疗、诊断人的疾病，有目的地调节人的生理功能并规定有适应证或者功能主治、用法和用量的物质，包括中药材、中药饮片、中成药、化学原料药及其制剂、抗生素、生化药品、放射性药品、血清、疫苗、血液制品和诊断药品等。

2. 药物与毒物

在一定条件下，较小剂量就能够对生物体产生毒性作用或使生物体出现异常反应的化学物质称为毒物。毒物的概念是相对的，药物与毒物难以严格区分，任何药物剂量过大或用药时间过长都可能产生毒性反应。毒理学是研究外源性化学物质及物理和生物因素对机体的有害作用及作用机制的应用学科，也属于药理学范畴。

3. 药理学的学科任务

是为阐明药物作用机制、改善药物质量、提高药物疗效、开发新药、发现药物新用途并为探索细胞生理生化及病理过程提供实验和理论依据。在正确用药、提高药物防病治病效果、促进医药学发展及协同其他生物学科阐明生命活动基本规律等方面，具有重要的作用；在药理学科学的理论指导下进行临床实践，在实验研究的基础上丰富药理学理论。药理学既是基础医学与临床医学的桥梁学科，也是医学与药学之间的桥梁学科。

4. 药理学与临床药理学

近年来逐渐发展而设立的临床药理学是以临床病人为研究和服务对象的应用科学，其任务是将药理学基本理论转化为临床用药技术，即将药理效应转化为实际疗效，是基础药理学的后继部分。

(二) 药理学的研究方法与内容

1. 药理学的研究方法

药理学的研究方法是实验性的, 即在严格控制的条件下观察药物对机体或病原体的作用规律并分析其客观作用原理。药物的研究和应用除了要尊重科学规律, 还要依照法律、法规和相关指导原则的规定, 以保障人们的生命健康。

2. 药理学研究内容

不仅要阐明药物对人体与病原体的作用和作用机制; 而且要研究人体与病原体对药物的反作用 (药物的体内过程), 前者属于药效学的范畴, 后者属于药动学的范畴。

二、药效学

药效学是研究药物对机体作用及作用机制的科学, 即研究药物对机体的影响, 包括药物给机体带来的治疗效应 (疗效) 或者非预期甚至不好的作用 (副作用, 毒性作用等)。

药效学的研究内容包括药物与作用靶位之间相互作用所引起的生物化学、生理学和形态学变化, 药物作用的全过程和分子机制 (药物作用、药理效应和药物作用机制); 药物作用的二重性 (治疗作用和不良反应); 药物的效应关系 (量效关系、构效关系和时效关系); 以及对药物的安全性评价。药效学的研究为临床合理用药、避免药物不良反应和新药研究提供依据, 在促进生命科学发展中发挥着重要作用。

(一) 药物作用和药理效应

药物作用是指药物与机体生物大分子相互作用所引起的初始作用, 是动因, 有其特异性。特异性指药物能与人体内相应的作用靶位(如受体)结合, 从而产生特定的生理效应。

药理效应是药物引起机体生理、生化功能的继发性改变, 是药物作用的具体表现, 对不同脏器有其选择性。选择性指药物对某组织、器官产生明显的作用, 而对其他组织、器官作用很弱或几乎无作用。

通常药理效应与药物作用互相通用, 但当两者并用时, 应体现先后顺序, 即两者的因果关系, 药物作用是因, 药理效应是药物作用的结果。以肾上腺素升高血压为例, 说明药物作用与药理效应的关系。

1. 药理效应的基本类型

机体功能的提高称为兴奋、亢进, 功能的降低称为抑制、麻痹。过度兴奋转入衰竭, 是另外一种性质的抑制。近年来随着生命科学的迅速发展, 能使细胞形态与功能发生质变的药物引起注意, 例如某些物质可以诱发细胞癌变。

药物作用特异性强的药物不一定产生选择性高的药理效应, 两者不一定平行。例如阿托品特异性阻断 M- 胆碱受体, 但其药理效应选择性并不高, 由于 M- 胆碱受体的广泛分布, 阿托品对心脏、血管、平滑肌、腺体及中枢神经功能都有影响, 而且有的表现为兴奋效应、有的表现为抑制效应。作用特异性强及效应选择性高的药物应用时较有针对性, 副作用较少。反之, 效应广泛的药物副作用较多。但广谱药物在多种病因共存或诊断未明时选用也有其方便之处，例如广谱抗生素、广谱抗心律失常药等。

2. 药物作用的方式

(1) 局部作用和吸收作用：局部作用指在给药部位发生作用，几乎无药物吸收，如乙醇（酒精）、碘酒对皮肤黏膜表面的消毒作用；吸收作用又称全身作用，指药物经吸收入血，分布到机体有关部位后再发挥作用。

(2) 直接作用和间接作用：直接作用指药物与器官组织直接接触后所产生的效应；间接作用又称继发作用，指由药物的某一作用而引起的另一作用，常通过神经反射或体液调节引起。洋地黄的直接作用是兴奋心肌，加强心肌收缩力，改善心力衰竭症状，而随之产生的利尿、消肿等则属继发作用。

药理效应与治疗效果（简称疗效），两者并非同义词，例如具有扩张冠状动脉效应的药物不一定都是抗冠心病药，抗冠心病药也不一定都会取得缓解心绞痛临床疗效，有时还会产生不良反应，这就是药物效应的二重性：药物既能治病，也能致病。

（二）药物作用的二重性

1. 药物的治疗作用

指患者用药后所引起的符合用药目的的作用，有利于改善病人的生理、生化功能或病理过程，使机体恢复正常。根据药物所达到的治疗效果分为对因治疗、对症治疗和补充治疗或替代治疗。

(1) 对因治疗：用药目的在于消除原发致病因子，彻底治愈疾病称为对因治疗，或称治本，例如抗菌药物清除体内致病菌。

(2) 对症治疗：用药目的在于改善症状称为对症治疗，或称治标。对症治疗未能根除病因，但在诊断或病因未明时，对暂时无法根治的疾病却是必不可少的。在某些重危急症如休克、惊厥、心力衰竭、高热、剧痛时，对症治疗可能比对因治疗更为迫切。

(3) 补充治疗：用药目的在于补充营养物质或内源性活性物质的不足，可部分起到对因治疗的作用，急则治其表，缓则治其本，但需注意病因。或者作为替代治疗，如肾衰竭患者的透析治疗。

2. 药物的不良反应

凡是不符合用药目的并给患者带来不适或痛苦的反应统称为药物的不良反应(ADR)。多数 ADR 是药物固有效应的延伸，在一般情况下是可以预知的，但不一定可以避免。少数较严重的 ADR 较难恢复，称为药源性疾病，例如庆大霉素引起神经性耳聋。根据治疗目的，用药剂量大小或不良反应严重程度，分为以下几种。

(1) 副作用：指药物在治疗剂量时，出现的与治疗目的无关的不适反应。这与药理效应选择性低有关，当某一效应用作治疗目的时，其他效应就成为副作用（通常也称副反应）。例如阿托品用于解除胃肠痉挛时，将会引起口干、心悸、便秘等副作用。副作用是在常用剂量下发生的，一般不太严重，但是难以避免。

(2) 毒性反应：指在剂量过大或蓄积过多时发生的危害性反应，一般比较严重，但是可以预知也是应该避免发生的 ADR。企图增加剂量或延长疗程以达到治疗目的是有限度的，过量用药会增加临床治疗风险。急性毒性多损害循环、呼吸及神经系统功能，慢性毒性多损害肝、肾、骨髓、内分泌等功能。致癌、致畸胎、致突变的"三致"反应也属于慢性毒性范畴。

(3) 后遗效应：是指停药后血药浓度已降至阈浓度以下时仍残存的药理效应。例如长期应用肾上腺皮质激素，停药后肾上腺皮质功能减退，数月内难以恢复。

(4) 停药或撤药反应：指长期服用某些药物，突然停药后原有疾病的加剧，又称反跳现象。例如长期服用可乐定降血压，停药次日血压将激烈回升。

(5) 继发反应：指由于药物的治疗作用引起的不良后果。如长期应用广谱抗菌药物导致的二重感染。

(6) 变态反应：指机体受药物刺激所发生的异常免疫反应，可引起机体生理功能障碍或组织损伤，也称过敏反应。常见于过敏体质患者。临床表现各药不同，各人也不同。反应性质与药物原有效应无关，用药理拮抗药解救无效。反应严重度差异很大，与剂量无关，从轻微的皮疹、发热至造血系统抑制、肝肾功能损害、休克等。可能只有一种症状，也可能多种症状同时出现。停药后反应逐渐消失，再用时可能再发。致敏物质可能是药物本身，可能是其代谢物，也可能是药剂中杂质。青霉素类抗生素临床用药前常做皮肤过敏试验，但仍有少数假阳性或假阴性反应。可见这是一类非常复杂的药物反应。

(7) 特异质反应：指某些药物可使少数病人出现特异质的不良反应，与遗传有关，属于遗传性生化缺陷。反应性质也可能与常人不同，但与药物固有药理作用基本一致，反应严重度与剂量成比例，药理拮抗药救治可能有效。这种反应不是免疫反应，故不需预先敏化过程。现在知道这是一类药理遗传异常所致的反应，例如葡萄糖 -6- 磷酸脱氢酶 (G-6-PD) 缺乏的患者，服用磺胺类药物会引起溶血反应。

(8) 药物耐受：指机体对药物反应的一种适应性状态和结果。当反复使用某种药物时，机体对该药物的反应性减弱，效价降低。为达到与原来相等的反应性和药效，就必须逐步增加用药剂量，这种叠加和递增剂量以维持药效作用的现象，称药物耐受。对于化疗药物，则存在病原体产生耐受的问题，称为耐药性或抗药性。

(9) 药物依赖：又称药瘾，是指对药物强烈的渴求。病人为了谋求服药后的精神效应及避免断药而产生的痛苦，强制性地长期连续或周期性地服用。

世界卫生组织 (WHO) 对药物不良反应的定义是：正常剂量的药物用于预防、诊断、治疗疾病或调节生理功能时出现有害的或与用药目的无关的反应。药物不良反应按与其正常药理作用有无关联而分为 A、B 两类。

A 型又称剂量相关的不良反应，该反应为药理作用增强所致，常和剂量有关，可以预测，发生率高而死亡率低。临床上出现药物副作用、毒性反应、过度效应、撤药反应、继发反应等皆属 A 型 ADR。

B 型又称剂量不相关的不良反应。是和药理作用无关的异常反应。一般与剂量无关，难以预测，发生率低而死亡率高，如药物变态反应和特异质反应属 B 型 ADR。

1998 年以后，WHO 又细化了药物不良反应，除 A、B 型外，又增加了 C 型（迟发不良反应）、D 型（时间不良反应）、E 型（停药型）、F 型（治疗意外失败型）。

（三）药物的致应关系

药物的效应取决于 3 种关系：量效关系、构效关系和时效关系。

1. 量效关系

在一定范围内，药理效应的强弱与单位时间内药物剂量大小或浓度高低呈一定的关系，即剂量－效应关系，简称量效关系。

2. 量效曲线

以药理效应为纵坐标，药物剂量或浓度为横坐标作图得量效曲线，如以药物的效应 (E) 为纵坐标，药物的剂量或浓度 (C) 为横坐标作图，则得到直方双曲线；如将药物浓度或剂量改用对数值 (IgC) 作图，则呈典型的 S 形曲线。

定量阐明药物的剂量（浓度）与效应之间的关系，有助于了解药物作用的性质，为临床用药提供参考。药理效应是连续增减的量变，可用具体数量或最大反应的百分数表示的，称为量反应，如血压、心率、血糖浓度等，其研究对象为单一的生物单位。如果药理效应表现为反应性质的变化，而不是随着药物剂量或浓度的增减呈连续性量的变化，则称为质反应，其反应只能用全或无、阳性或阴性表示，如存活与死亡、惊厥与不惊厥等，其研究对象为一个群体。

量效曲线在药理学上有重要意义，分析 S 形量效曲线，可解释如下概念。

(1) 最小有效量：药物产生效应的最小剂量，亦称阈剂量。

(2) 最小有效浓度：药物产生效应的最小浓度，亦称阈浓度。

(3) 半数有效量 (EDS0)：在量反应中是指能引起 50% 最大反应强度的药物剂量；在质反应中是指引起 50% 实验动物出现阳性反应的药物剂量。量效曲线在 50% 效应处的斜率最大，故常用半数有效量计算药物的效应强度。半数有效量常以效应指标命名，如果效应指标为死亡，则称为半数致死量 (LD_{50})。

(4) 半数有效浓度 (EC_{50})：在量反应中指能引起 50% 最大反应强度的药物浓度，在质反应中指引起 50% 实验对象出现阳性反应时的药物浓度。

(5) 中毒量 (TD) 和最小中毒量：分别为引起中毒的剂量和引起中毒的最小剂量。

(6) 极量和致死量：分别为最大治疗剂量和引起死亡的剂量。

(7) 治疗指数 (TI) 和安全范围 (MOS)：表示药物安全性的 2 个指标。治疗指数一般常以药物的 LD_{50}（临床用 TD_{50}）与 ED_{50} 的比值称为治疗指数用以表示药物的安全性，药物的 ED_{50} 越小，LD_{50}（或 TD_{50}）越大说明药物越安全。当药物的量效曲线与其剂量毒性曲线不平行，则 TI 值不能完全反映药物的安全性，此时，需要采用安全范围来表示药物的安全性。

安全范围以 LD_5(临床用 TD_5) 与 ED_{95} 值或 LD_1(临床用 TD_1) 与 ED_{99} 之间的距离表示药物的安全性。药物安全范围越窄，用药越不安全，有的药物安全范围为负值 (ED_{95} 与 LD_5 或 TD_5 相互重叠)，说明该药极易中毒。

(8) 治疗窗：一般来说，药物剂量在安全范围内不会发生严重毒性反应。近年来提出"治疗窗"的概念，指疗效最佳而毒性最小的剂量范围，比安全范围更窄。

下列情况须确定治疗窗：

①药理效应不易定量。

②用于重症治疗，不允许无效。

③安全范围小且毒性大的药物。

(9) 效能：也称最大效应，指药物随着剂量或浓度的增加，效应也相应增加，当剂量增加到一定程度时再增加剂量或浓度其效应不再继续增强时的药理效应，即药物产生最大效应的能力。具有高效能的完全激动药占领很少部分受体可产生很大效应；具有低效能的部分激动药或拮抗药，即使占领极大部分受体，仅能产生较小或不产生效应。

(10) 效价强度：能引起等效反应的药物相对浓度或剂量，其值越小则效价强度越大。药效性质相同的 2 个药物的效价强度进行比较称为效价比，如 10mg 吗啡的镇痛作用与 100mg 哌替啶的镇痛作用强度相当，则吗啡的效价强度为哌替啶的 10 倍。

效能与效价强度，是比较同类药物作用强弱的 2 个指标，评价一个药物需从效能与效价强度 2 个方面分析。药物的效能取决于药物本身的内在活性和药理作用特点。以利尿药呋塞米和环戊噻嗪为例，呋塞米的效能为每日能排出 250mmol/L 钠，而环戊噻嗪的效能为每日能排出 160mmol/L 钠，按效能呋塞米大于环戊噻嗪，约为环戊噻嗪的 1.5 倍；呋塞米每日排出 100mmol/L 钠时需要 35mg，而环戊噻嗪只需用 0.4mg，呋塞米和环戊噻嗪产生等效效应的剂量比为 88(35/0.4)，因此，按效价强度环戊噻嗪是呋塞米的 88 倍。临床上选用产生同种药理效应的药物时，当然希望选用高效能的药物。高效能药物产生的疗效是低效能药物无论多大剂量也不能产生的。就呋塞米和环戊噻嗪的利尿作用而言，虽然环戊噻嗪的效价强度大于呋塞米，但其利尿效能却比呋塞米弱。高效能药物与低效能药物的适用范围和适应证也不同。如环戊噻嗪用于轻度水肿，而呋塞米用于严重水肿、急性肺水肿、脑水肿和急性肾衰竭。

3. 量效关系也与下述因素相关

(1) 量效关系与个体差异：药物效应的各种数据带有群体均值的性质，但人体对药物的反应存在着个体差异，有的差异甚至很大。例如，有的人对小剂量某种药物即产生强烈反应，称为高敏性，而有的人则需很大剂量才能产生反应，称为高耐受性，还有人对药物的反应与常人有质的不同，称为特异质。对个体差异大而且安全范围窄的药物应实行剂量 (或用药方案) 个体化。个体差异表现为 2 种情况：一是达到同样效应时不同患者需药剂量不同；二是用同等剂量时不同患者的效应不同。

(2) 量效关系与连续用药：就同一个体而言，有些药物连续使用可产生耐受性，药量需不断加大，有的药物则形成依赖性。仅仅是心理或精神上的依赖性称习惯性；有的药物如麻醉性镇痛药、某些中枢兴奋药，能形成生理或功能上的依赖，即有成瘾性，停用则出现戒断症状。后一种情况已成为严重的社会问题，故对这些药品应严格控制，避免滥用。

(3) 量效关系与药物剂型和给药途径：不同剂型可影响量效关系，这是因为个体使用不同剂型，药物实际吸收进入血液循环的药量不同，即人体对药物的生物利用度不同。同种药物的同一剂型，由于生产工艺、配方、原料质量的差别，不同厂家的产品即使所含药物的标示量相同，其效应也可能不同，称之为相对生物利用度不同，这是当前较普遍的问题，应引起注意。此外，随着药学的发展，出现了一些新的剂型，如缓释制剂和控释制剂等，影响药物的起效、达峰和维持时间，当然也影响量效关系。不同的给药途径也可影响量效关系，因为不同的给药途径，药物的生物利用度不同。

4. 构效关系 (SAR)

是指药物或其他生理活性物质的化学结构与其生理活性之间的关系，是药物化学的主要研究内容之一。最早期的构效关系研究以直观的方式定性推测生理活性物质的结构与活性的关系，进而推测靶酶活性位点的结构和设计新的活性物质结构。随着信息技术的发展，以计算机为辅助工具的定量构效关系 (QSAR) 成为构效关系研究的主要方向，QSAR 也成为药物设计的重要方法之一。

(1) 非特异性结构药物和特异性结构药物：根据药物的化学结构对生物活性的影响程度，宏观上将药物分为非特异性结构药物和特异性结构药物。前者的生物活性与结构的关系主要是由这些药物特定的理化性质决定的。而多数药物，其化学结构与活性相互关联，药物一般通过与机体细胞上的受体结合然后发挥药效，这类药物的化学反应性、官能团分布、分子的外形和大小及立体排列等都必须与受体相适应。即药物对受体的亲和力及其内在活性是由药物的化学结构决定的。

构效关系没有普遍规律，自从 Hansch 提出用回归方程表示构效关系以来，定量构效关系的研究发展迅速，而将化合物的量子化学指数和分子连接性指数等引入 Hansch 方程中，使药物的定量构效关系研究更趋成熟。20 世纪 90 年代以后，随着计算机计算能力的提高和众多生物大分子三维结构的准确测定，基于结构的药物设计逐渐取代了定量构效关系在药物设计领域的主导地位。

在另一些情况下，相似的化合物也可具有相反或拮抗作用。这是由于这些药物虽然能与受体结合，但没有内在活性，同时还阻碍了激动药与受体的结合，因此具有对抗作用。如，在去甲肾上腺素的同系物中，如果氮原子上的取代基逐渐增大，虽然与受体仍有亲和力，但其内在活力随碳原子数目的增加而逐渐降低，其作用也就由激动变为拮抗。

(2) 光学异构体：指分子结构完全相同，物理化学性质相近，但旋光性不同的物质。凡含有不对称碳原子的化合物就有光学异构体，在其 2 个对映体中，只有 1 个能与特定受体的分子相吻合。有的药物，其左旋体与右旋体的药理作用可完全不同，如奎尼丁为奎宁的右旋体，但奎尼丁为抗心律失常药而奎宁则为抗疟药。

药物的理化性质对药物的吸收与分布影响很大。药物结构中不同官能团的改变可使整个分子的理化性质、电荷密度等发生变化，进而影响或改变药物与受体的结合，影响药物在体内的吸收和转运，最终影响药物的药效，有时甚至会产生药物不良反应。因为不论是吸收还是分布，药物都必须借助主动或被动转运，越过重重生物膜的障碍。药物的油水分配系数与电离度等理化性质是决定其能否被动扩散通过生物膜的关键。离子化的物质亲水性很强，极易溶于水而难以溶于脂，因此不易透过生物膜。反之非离子化的物质亲脂性强，易溶于脂而难溶于水，易于通过生物膜。

5. 时效关系

指药物进入人体后在不同时间内，其呈现的效应亦不同，这种时间与效应的关系称为时效关系。以横坐标为给药后时间，纵坐标为药物效应，根据给药后产生的药效随时间的变化（时效关系）绘制出的曲线，称时效曲线。

（四）药物作用的机制

药物效应多种多样，是不同药物分子与机体不同靶细胞间相互作用的结果。药理效应是机体细胞原有功能水平的改变，从药理学角度来说，药物作用机制要从细胞功能方面去探索。

1. 理化反应

抗酸药中和胃酸以治疗溃疡病，甘露醇在肾小管内提升渗透压而利尿等，分别是通过简单的化学反应及物理作用而产生的药理效应。

2. 参与或干扰细胞代谢

补充生命代谢物质以治疗相应缺乏症的药物很多，如铁盐补血、胰岛素治疗糖尿病等。有些药物化学结构与正常代谢物非常相似，掺入代谢过程却往往不能引起正常代谢的生理效果，实际上导致代谢抑制或阻断，称为伪品掺入也称抗代谢药。例如氟尿嘧啶结构与尿嘧啶相似，掺入肿瘤细胞 DNA 及 RNA 中可干扰蛋白合成而发挥抗肿瘤作用。

3. 影响生理物质转运

很多无机离子、代谢物、神经递质、激素在体内主动转运需要载体参与。干扰这一环节可以产生明显药理效应。例如利尿药抑制肾小管 Na^+-K^+、Na^+-H^+ 交换而发挥排钠利尿作用。

4. 对酶的影响

酶的品种很多，在体内分布极广，参与所有细胞生命活动，而且极易受各种因素的影响，是药物作用的一类主要对象。多数药物能抑制酶的活性，如新斯的明竞争性抑制胆碱酯酶，奥美拉唑不可逆性抑制胃黏膜 H^+-K^+-ATP 酶（抑制胃酸分泌）。尿激酶激活血浆纤溶酶原，苯巴比妥诱导肝微粒体酶，碘解磷定能使被有机磷酸酯抑制的胆碱酯酶复活，而有些药本身就是酶，如胃蛋白酶。

5. 作用于细胞膜的离子通道

细胞膜上无机离子通道控制 Na^+、Ca^{2+}、K^+ 等离子跨膜转运，药物可以直接对其产生作用，而影响细胞功能。

6. 影响核酸代谢

核酸 (DNA 及 RNA) 是控制蛋白质合成及细胞分裂的生命物质。许多抗肿瘤药是通过干扰肿瘤细胞 DNA 或 RNA 代谢过程而发挥疗效的。许多抗菌药物，如喹诺酮类也是作用于细菌核酸代谢而发挥抑菌或杀菌效应的。

7. 影响免疫机制

除免疫血清及疫苗外，免疫增强药 (如左旋咪唑) 及免疫抑制药 (如环孢素) 通过影响免疫机制发挥疗效。某些免疫成分也可直接入药。

根据药物作用的性质，可以把它们分为非特异性和特异性两大类。

非特异性作用一般与药物的理化性质如离子化程度、溶解度、表面张力等有关，而与药物的化学结构关系不大。它们的作用可能是由于药物累积在一些对细胞功能有重要作用的部位上，导致一系列代谢过程发生紊乱，影响细胞功能。例如许多烃、烯、醇、醚等化合物由于具有较高的油水分配系数，亲脂性大，对神经细胞膜的脂相有高度的亲和力，因而可能抑制神经细胞的功能，如乙醚、氟烷具有麻醉作用，用于手术麻醉。又如消毒防腐药对蛋白质的变性作用，因此只能用于体外杀菌或防腐。还有一些药物的作用在于改变细胞膜兴奋性，但不影响其静息电位。膜稳定药可阻止动作电位的产生及传导，如局部麻醉药，某些抗心律失常药等，反之，称为膜易变药，如藜芦碱等，都是作用特异性低的药物。

特异性作用则不然，和药物的分子整体结构有密切关系，包括基本骨架、活性基团、侧链长短及立体构形等因素。凡是有相同有效基团的药物，一般都有类似的药理作用。有效基团的改变或消失，往往能使药物的作用强度或作用性质发生很大的变化。绝大多数药物的作用都属于这一类，引起的效应是药物与机体大分子组分 (作用靶点) 相互作用的结果。

药物作用靶点类型多样，研究表明蛋白质、核酸、酶、受体等生物大分子不仅是生命的基础物质，有些也是药物的作用靶点。现有药物中，以受体为作用靶点的药物超过50%，是最主要和最重要的作用靶点；以酶为作用靶点的药物占20%之多，特别是酶抑制药，在临床用药中具有特殊地位；以离子通道为作用靶点的药物约占6%；以核酸为作用靶点的药物仅占3%；其余近20%药物的作用靶点尚待研究中。

药物的作用靶点不仅为揭示药物的作用机制提供了重要信息和入门途径，而且对新药的开发研制、建立筛选模型、发现先导化合物，也具有特别意义。例如，第 1 个上市的 H_2 受体拮抗药西咪替丁，在极短的时间内就成为治疗胃肠溃疡的首选药物；第 1 个用于临床的 3- 羟基 -3- 甲基戊二酰辅酶 A(HMG-CoA) 还原酶抑制药洛伐他汀，对杂合子家族性高胆固醇血症、多基因性高胆固醇血症、糖尿病或肾病综合征等各种原因引起的高胆固醇均有良好的作用,促进了此类药物的发展。上述实例表明,药物的作用靶点一旦被人们认识和掌握,就能获取新药研发的着眼点和切入点,药物的作用靶点已成为药物设计的重要依托。

(五)联合用药及药物相互作用

同时使用 2 种或 2 种以上药物时,由于一种药物在体内对另一种药物药动学或药效学的影响,从而使药效减弱,失效,增强或引起不良反应。

在药效学上,药物以直接或间接的方式改变另一药物作用称为药效学的相互作用。如中枢抑制药(镇静催眠药、镇痛药)与另一种中枢抑制药(氯丙嗪)合用,会增强上述药物的中枢抑制作用,反之中枢抑制药与中枢兴奋药(如咖啡因)合用,则出现中枢作用的相互拮抗。故药物相互作用的效果可表现为协同作用和拮抗作用。

1. 协同作用

(1) 相加:合用时效应是各药分别作用的代数和,如复方磺胺甲恶唑片。

(2) 增强:合用时效应大于各药分别效应的代数和,如普鲁卡因中加入微量肾上腺素,使普鲁卡因毒性下降,局部麻醉时间延长。

(3) 增敏:一药可使组织或受体对另一药敏感性增加,如可卡因使去甲肾上腺素或肾上腺素作用增强。

2. 拮抗作用

(1) 药理性:药物与特异性受体结合后,阻止激动药与受体结合,如普萘洛尔拮抗异丙肾上腺素的 β 受体激动作用。

(2) 生理性:两激动药分别作用于生理作用相反的特异性受体,如组胺和肾上腺素对支气管血压的效应。组胺可作用于 H_1 组胺受体,引起支气管平滑肌收缩,使小动脉、小静脉和毛细血管扩张,毛血管通透性增加,引起血压下降,甚至休克;肾上腺素作用于 β 肾上腺素受体,使支气管平滑肌松弛,小动脉、小静脉和毛细血管前括约肌收缩,可迅速缓解休克,用于治疗过敏性休克。

(3) 生化性:苯巴比妥诱导肝药酶,使苯妥英钠的代谢加速。

(4) 化学性:鱼精蛋白对抗肝素的效应。硫酸鱼精蛋白具有一个强碱性基因,能与强酸性肝素钠或肝素钙形成稳定的盐而使肝素失去抗凝血作用。

(六)药物安全性评价

药效学的研究有助于药物安全性评价。药物安全评价又称非临床药物安全性评价,是指通过实验室研究和动物体外系统研究,对治疗药物的安全性进行评估,是新药进入最终临床试验和获得最终批准前的必要程序和重要步骤。药物安全性评价是整个新药发现和开发的一部分。研究内容包括:一般急性、慢性毒性研究,病理组织学研究,生殖毒性试验,遗传毒性研究,安全药理学研究,调查研究,毒性和安全性生物标志物的研究。药物安全性研究必须先起草方案和协议,从而帮助制药科学家、毒理学家、生物化学家和分子生物学家及其他所有相关学科的科学家了解相关药品的毒性信息。

药物的安全性与药物剂量（或浓度）有关。药物安全性评价指标有

1. 治疗指数

$TI=LD_{50}/ED_{50}$。

当药物的量效曲线与其剂量毒性曲线不平行，则 TI 值不能完全反映药物的安全性。此时，需要采用安全范围来表示。

2. 安全范围

指 $ED_{95}\sim LD_5$ 之间的距离，其值越大越安全。

3. 安全指数

为 LD_5/ED_{95} 的比值。

4. 安全界限

$(LD_1\sim ED_{99})ED_{99}$ 的比值。

（七）临床药效学

药物和机体间可产生影响。临床使用的药物对机体所产生的作用，属临床药效学范畴。研究的对象是使用药物的病人，目的是对已供临床使用的药物进行再评价，为临床筛选疗效高、毒性小的药物，避免药物不良反应，达到安全、合理用药的目的。临床药效学的研究内容。

1. 兴奋作用与抑制作用

使机体功能增强的作用称为兴奋作用；使机体功能减弱的作用称为抑制作用。

2. 局部作用与吸收作用

药物未吸收入血流之前在用药部位出现的作用称为局部作用；当药物吸收入血流后所出现的作用称为吸收作用。

3. 直接作用与间接作用

药物对所接触的组织器官直接产生的作用称为直接作用，由直接作用所引起其他组织器官的效应称为间接作用。

4. 药物作用的选择性

药物吸收后对某组织器官产生明显的作用，而对其他组织器官作用很弱或几乎无作用，这种作用称为选择性作用。

5. 防治作用与不良反应

与防治疾病目的有关的作用称为防治作用。与防治目的无关甚至有害的作用称为不良反应，其中包括副作用、毒性反应、过敏反应、继发反应等。

6. 药物作用的机制

改变理化环境；酶促或酶抑作用；对代谢影响；影响细胞膜的通透性；影响活性物质释放；作用于受体。

三、影响药物作用的因素

药物应用后在体内产生的作用常受到多种因素的影响，例如药物的剂量、剂型、给药途径、联合应用、病人的生理因素、病理状态等，都可影响药物的作用，不仅影响药物作用的强度，有时还可改变药物作用的性质。临床应用药物时，除应了解各种药物的作用、用途外，还有必要了解影响药物作用的一些因素，以便更好地掌握药物使用的规律，充分发挥药物的治疗作用，避免引起不良反应。

(一) 药物方面的因素

1. 剂量

药物剂量可以决定药物和机体组织相互作用的浓度，因而在一定范围内，剂量越大，药物的浓度越高，作用也越强；相反，剂量越小，作用就越小。

2. 药物剂型和制剂

同一药物可有不同剂型适用于不同给药途径。同一药物的不同制剂和不同给药途径，对药物的吸收、分布、代谢、排泄有很大的影响，从而会引起不同的药物效应。一般地说，注射药物比口服吸收快，作用往往较为显著。在注射剂中，水溶性制剂比油溶液或混悬液吸收快；在口服制剂中，溶液剂比片剂、胶囊容易吸收。同一药物，即使剂量相等、剂型也相同，但由于各个制剂的处方或工艺不同，甚至同一药厂不同批号的产品其疗效及毒性也会有所差别。采用生物利用度评价制剂之间的效价。

生物利用度是指药物被机体吸收进入体循环的相对量和速率，用 F 表示，$F=(D/A)×100\%$。A 为药物直接进入体循环所能达到的浓度，D 为口服相同剂量药物后体循环所能达到的浓度。影响生物利用度的因素较多，包括药物颗粒的大小、晶型、填充剂的紧密度、赋型剂及生产工艺等，生物利用度是用来评价制剂吸收程度的指标。

3. 联合用药

在临床上，将 2 种或 2 种以上药物联合使用，称为联合用药。其目的不外乎增强疗效或对抗不良反应。一般来说，联合用药的结果，表现为药理作用或毒性相加，或大于相加，统称协同作用，前者称为相加作用，后者称为增强作用。反之，作用或毒性减弱，称为拮抗作用。

4. 配伍禁忌

2 种或 2 种以上药物配伍在一起，引起药理或物理化学上的变化，影响治疗效果甚至影响病人用药安全，这种情况称为配伍禁忌。无论药物相互作用或配伍禁忌，都会影响药物的疗效及其安全性，必须注意分析，加以妥善处理。

5. 影响药动学的相互作用

2 种或 2 种以上药物联合使用，可能使药物的吸收、分布、代谢和排泄等体内过程发生改变，凡影响这些过程的因素，必将影响药物的作用。如消化道 pH 的改变影响药物吸收；促胃动力药 (甲氧氯普胺、多潘立酮等) 可使地高辛和维生素 B_2(核黄素) 加速通过十二指肠和小肠而减少吸收，而抗胆碱药则相反；金属离子药物（钙、镁、铝、铋、铁、锌等盐）可与某些药物（四环素类、青霉胺等）形成螯合物，使药物不能吸收等。又如某些药物可竞争结合血浆蛋白，从而阻碍其他药物结合或使其他药物自结合物中置换出来，致使后者的游离百分数升高而显示较强效应。再如代谢过程的药物相互作用分为酶促作用和酶抑作用，具有酶诱导作用的药物有氨鲁米特、巴比妥类、卡马西平、苯妥英、扑米酮、利福平等，以及吸烟；具有酶抑作用的药物有别嘌醇、氯霉素、西咪替丁、环丙沙星、依诺沙星、红霉素、氟康唑、氟西汀、异烟肼、酮康唑、甲硝唑、保泰松、维拉帕米、胺碘酮、氯丙嗪、地尔硫䓬、丙米嗪、美托洛尔、奋乃静、普萘洛尔、伯氨喹、奎尼丁、丙戊酸钠、甲氧苄啶，以及乙醇等。排泄过程中的药物相互作用，具有同样排泌机制的药物间可存在排泌竞争。肾血流对药物的经肾排泄有重要影响，如非甾体消炎药可通过抑制前列腺素减慢肾血流而影响一些药物经肾的排泄，使其作用加强并延长。

（二）病人的生理因素

1. 年龄

不同年龄的人在代谢和整体反应功能方面有差异，从而影响药物的效应。因为老年人的主要器官功能减退和对药物敏感性的改变，药典规定60岁以上患者用药量为成年人的3/4。儿童用药量首先考虑体重的差异，通常可按比例折算，也要注意儿童对药物的敏感性与成年人不同。婴儿，特别是早产儿、新生儿，由于肝药酶系统尚未发育完善，药物的消除及持续时间延长。

2. 性别

不同性别对药物的反应也有明显的差别。如妇女的月经、妊娠、分娩和哺乳期用药应特别注意其特殊性。

3. 营养状态和精神因素

在营养不足、体重减轻的情况下，由于血浆蛋白不足，结合药物能力较小，肝药酶活性较低，甘氨酸、半胱氨酸与药物结合能力低下，故对药物作用较为敏感。病人的精神状态与药物的治疗效果有密切关系。乐观的情绪对疾病的痊愈产生有利的影响。相反，如果病人对疾病有很重的思想包袱，悲观失望，往往就会降低治疗效果。

4. 个体差异和种族差异

不同种族的人甚至是同种族的不同个体，对某一药物所需的治疗剂量可相差很多倍，这种种属或种族间的不同称为种属或种族差异，而个体间的差异称为个体差异。有的人对小剂量某种药物即产生强烈反应，称为高敏性，而有的人则需很大剂量才能反应，称为高耐受性，还有人对药物的反应与常人有质的不同，称为特异质。对个体差异大而且安全范围窄的药物应实行剂量（或用药方案）个体化。

（三）患者的病理状态

病理状态可以影响中枢神经系统、内分泌系统，以及其他效应器官的反应性，因而能改变药物的作用。例如，正常人服用利尿药后血压下降并不明显，高血压患者的血压则明显降低；解热药只对发热患者有降温作用；甲状腺功能亢进症的患者对小剂量肾上腺素即有强烈的升压反应。肝功能不全时，将会增强经肝灭活的药物的毒性。肾功能不全时，药物在体内蓄积，以致达到中毒浓度，引起不良反应，甚至发生严重后果。在循环功能不全、休克和脱水情况下，药物的吸收、转运会发生障碍，在临床用药时应加以考虑。

（四）其他因素

1. 昼夜节律

生物活动表现出昼夜节律，这是指某一生物指标在为时约24h的周期内的有规律波动。如体温、肾上腺皮质激素的分泌及尿钾排泄等，与外界环境的昼夜变化直接相关。药物作用也常呈现这种昼夜节律：如用皮质激素治疗时，在上午8：00—10：00时一次给予，可以最大限度地避免抑制肾上腺皮质功能。

2. 遗传因素

特异质反应，是指个体对某些药物特有的异常敏感性。该反应和遗传有关，与药理作用无关，大多是由于机体缺乏某种酶，使药物在体内代谢受阻所致。如G-6-PD缺乏者，服用伯氨喹、磺胺、呋喃妥因等药物时可发生正铁血红蛋白血症，引起发绀、溶血性贫血等；乙酰化酶缺乏者，服用异烟肼后易出现多发性神经炎，服用肼屈嗪后易出现全身性红斑狼疮样综合征；假胆碱酯酶缺乏者，使用氯化琥珀酰胆碱后，由于延长了肌肉松弛作用常出现呼吸暂停反应。

3. 其他

在连续用药一段时间后机体对药物的反应可能发生改变，例如病原体的耐药性（抗药性）、机体的耐受性等，对药物作用有一定的影响，都应给予足够的重视。

第二章 临床药物代谢动力学

第一节 概　述

一、临床药物代谢动力学的概念和研究内容

临床药物代谢动力学是药物代谢动力学原理在临床应用的一个重要分支，是以药物代谢动力学的基本原理与数学模型为基础，定量描述药物在人体的动态变化规律的一门学科，通过研究各种生理病理因素对药物体内过程的影响，利用血药浓度检测数据对患者给药剂量进行调整，从而制订出更加合理的个体化给药方案，以提高治疗药物的安全性和有效性。所以这一工作有时也被称为治疗药物监测 (TDM)。

临床药物代谢动力学的主要研究内容包括：新药的人体药物代谢动力学，考察生理状态或疾病状态下临床药物代谢动力学，群体药物代谢动力学研究，药物间相互作用研究，药物基因组学研究等及其在临床个体化给药中的应用。

二、临床药动学的发展历程

国际上临床药物代谢动力学研究始于 20 世纪 60 年代。1965 年，Beckett 和 Rowlan 发现尿液 pH 决定苯丙胺的肾清除率，改变尿液 pH 可加速或减慢某些药物的经尿排出，并开始意识到药物代谢动力学在制订合理给药方案和个体化给药方案时所具有的重大意义，标志着临床药物代谢动力学的出现。我国于 20 世纪 70 年代末开始在部分医院中开展这一工作，目前我国卫生部门要求一定级别的医院必须具备开展临床药物代谢动力学的研究条件。

三、需要血药浓度监测的药物

临床上并非所有药物都需要进行血药浓度监测和剂量调整，某些药物最小中毒浓度远高于有效浓度，临床上对这些药物的应用通常采用相对较大的剂量，所以不需考虑其疗效或毒性问题，但对一些毒性较大的药物，且影响其吸收或消除的因素较多的情况下，则必须进行血药浓度检测和剂量调整。具体而言，需进行血药浓度监测的药物如下：

(1) 治疗指数窄，毒性反应强的药物。

(2) 同一剂量可能出现较大的血药浓度范围差异的药物。

(3) 具有非线性消除动力学特征的药物。

(4) 其他：生理病理状态或联合用药等情况下，有时也可通过血药浓度监测来确证患者是否按计划服药、是否过量使用药物等。

临床需要进行血药浓度检测的药物主要有地高辛、苯妥英钠、苯巴比妥、利多卡因、普鲁卡因胺、氨茶碱、丙米嗪、环孢素 A、万古霉素、甲氨蝶呤、环磷酰胺等。部分药物的安全有效浓度范围见表 2-1。

表 2-1　常用药物的有效浓度和中毒浓度

作用类别	药物举例	安全有效浓度范围	作用类别	药物举例	安全有效浓度范围
抗生素	庆大霉素	$4 \sim 12\mu g/mL$	抗心律失常	利多卡因	$1.5 \sim 4.0\mu g/mL$
抗心衰药	地高辛	$0.5 \sim 2.0ng/mL$	免疫抑制剂	环孢素 A	$100 \sim 500ng/mL$
抗癫痫药	苯妥英钠	$10 \sim 20\mu g/mL$	平喘药	氨茶碱	$8 \sim 20\mu g/mL$
抗抑郁药	去甲替林	$50 \sim 150\mu g/mL$	降糖药	甲苯磺丁脲	$53 \sim 96\mu g/mL$

四、影响血药浓度变化的因素

影响血药浓度变化的因素较多，但可归纳为两个方面，一方面来自于药物，另一方面来自于患者本身。药物的化学结构、理化性质、剂型等因素决定了药物的吸收速度和吸收程度，同时也决定了其在体内的分布和消除特征。而患者的种族、性别、年龄、身高、体重及病理因素、遗传因素、营养状况等也会影响药物在体内的处置过程。上述这些因素综合作用的结果，导致临床患者血药浓度间往往可能存在较大的差异。如肾衰引起某些药物（如庆大霉素等）消除减慢和血药浓度增加。

五、临床药物代谢动力学的研究内容和研究方法

临床药物代谢动力学研究的内容包括对患者体内的药物代谢动力学研究、血药浓度测定和患者个体化给药方案的制订等，同时也包括对健康人体的药物代谢动力学研究，临床血药浓度测定方法的建立，病理、生理状态或联合用药等临床因素作用下对药动学的影响等，有时也可通过血药浓度监测来确证患者是否按计划服药。

临床上对同一种药物可以采用不同的血药浓度监测方法和（或）采用不同的剂量调整手段，工作中应根据本单位的实际情况而定。

第二节　特殊人群的药物代谢动力学

一、老年人的药物代谢动力学

（一）年龄增加对药物吸收的影响

进入老年后胃液分泌功能下降，胃内 pH 上升，消化道的运动性能降低，肠黏膜上皮

细胞有减少倾向，同时随着全身血液循环速度的减慢，消化道的血流量随之下降，胃内药物失活减少，体液中药物浓度增高，$t_{1/2}$ 延长。如 65 岁年龄的人与一般青壮年人相比心排血量约减少 30%，其消化道血流量的减少可达 45% ~ 50%，这些变化对药物的胃肠道吸收均产生不利影响。

（二）年龄增加对药物分布的影响

随着年龄的增大，血清清蛋白减少，导致某些药物在血浆内的游离部分增加，药物向组织分布的程度也会随之增加，但是 α_1- 酸性糖蛋白增加，与其结合的药物游离部分减少。这种作用对血浆蛋白结合率本身比较高的药物的影响会比较明显。

从另一种角度来看，随着年龄的增加体内脂肪所占比例也会上升，这也会对药物分布产生一定影响。对油 - 水分配系数较小的药物，分布容积会下降，但对脂溶性药物分布容积会有所增加。年龄增加对大多数药物来说消除速度变慢，老年人的体重呈减少趋势，使单位体重的给药量增加，再加上人体内水分所占比例也随年龄增加而下降，所以大多数药物在老年人组织中的浓度是增加的。

（三）年龄增加对药物代谢的影响

大部分药物的代谢是在肝脏中由 CYP450 酶参与下完成的。随着年龄的增加，CYP450 酶的活性逐渐下降，使机体对药物的代谢能力降低，药物在体内的 $t_{1/2}$ 延长。与一般成年人相比，相同剂量下的血药浓度呈现增高现象，这种作用在首过效应较大的药物口服给药时会更明显。这对药物的疗效和毒性均会产生较大影响。

年龄增加对不同种类的肝 CYP450 酶活性的影响有所不同，对 CYP2C19、CYP3A4、CYP1A2 的降低作用较明显，而对 CYP2C9、CYP2D6 的活性影响相对不明显。

除 CYP450 酶外，年龄增加可能会导致药物脱水酶活性的增加，而使结合酶的活性降低，但尚无试验证实这会对药物在体内的消除速度产生显著影响。

（四）年龄增加对药物肾排泄的影响

老年人在药物肾排泄方面的变化可归结为三种因素作用的结果。

首先，年龄增加会引起肾血流量的减少（每年减少 1% ~ 2%），65 岁年龄时对肾血流量可降低 45% ~ 50%，肾血流量的减少导致肾小球滤过率的下降，从而使药物的肾消除减慢，药物在机体的 $t_{1/2}$ 延长。

其次，年龄增加会导致肾小管对药物分泌能力的下降，这对以肾小管分泌为主要排泄途径的药物的消除速度会产生较大影响。

除上述两种因素外，老年人体内药物与血浆蛋白结合率的变化也会对药物肾排泄产生影响。由于血浆蛋白结合率随年龄增加而下降，游离性药物浓度增加会引起药物肾小球滤过量增加，从而产生排泄加快的倾向。

（五）老年人药物不良反应与药物相互作用

(1) 老年人药物不良反应据统计，约 1/3 因药源性不良反应而住院治疗的患者和约 1/2

药源性死亡的患者都发生在年龄超过 60 岁的老人。

老年人疾病较多，难以区分是来自于疾病本身还是来源于药物不良反应，因而对药物不良反应的诊断和处理更为复杂。如氨基糖苷类药物引起的急性肾衰与慢性肾衰很难明确诊断。

(2) 老年人药物相互作用药物之间的联合用药会改变合用药物的代谢或清除，如胺碘酮可使地高辛的肾脏清除减慢，造成洋地黄中毒，需密切监测。同时也存在食物－药物直接相互作用，如葡萄柚汁减少 CYP3A4 底物药物的吸收，使药物失效。这些药物间相互作用在老年人中更为明显。

（六）老年患者的用药原则

虽然药物在老年人体内的吸收可能会有减少和减慢的倾向，但这种变化一般不会对药物体内过程产生根本的影响，而药物代谢和排泄能力的降低和药物在组织中分布趋势的增加则会使部分药物引起中毒的可能性大大增加，所以在临床上应根据不同药物的药动学特性和患者的生理病理状态对用药剂量作及时的调整。

二、妊娠期及哺乳期的药物代谢动力学

（一）妊娠期药物代谢动力学

在妊娠期，胎盘分泌绒毛膜促性腺激素会抑制胃酸的分泌，导致消化酶活性降低，消化功能减弱，药物在胃肠中停留时间延长，再者妊娠期会出现恶心、呕吐等症状，从而使药物的口服吸收更慢而且更安全。

在妊娠期，孕妇的血容量增加，药物在血浆中的浓度降低，使疗效下降。同时单位体积内血浆蛋白含量降低、药物与血浆蛋白结合率降低，血浆内游离药物浓度增加，到达组织和胎盘的药物也相应的增加。因此，在妊娠期要注意加大用药的频率，尤其是对于高蛋白结合的药物，但也需考虑对胎儿的影响。

在妊娠期，雌激素水平增高，胆汁在肝脏中会出现淤积，从而使药物从肝脏中的代谢和清除减慢。因此，对于肝代谢活性限速药物需要注意调整剂量。

在妊娠期，孕妇的肾血流量与肾小球滤过率增加，药物从肾脏的排泄速度加快。

（二）哺乳期的药物代谢动力学

在哺乳期，几乎所有药物均可通过血浆乳汁屏障转运至乳汁，故哺乳期用药尤其应重视，母亲用药的成人剂量将直接影响哺乳儿。易进入乳汁的药物主要有青霉素类、红霉素类、四环素、氯霉素、卡那霉素等。同时脂溶性强的非离子型药物易溶于乳汁的脂肪中，易于被哺乳儿吸收，反之水溶性药物难以向乳汁转运。

药物与血浆蛋白结合后难以通过生物膜屏障，从而难以进入乳汁。因此，蛋白结合率高的药物如磺胺难以转运至乳汁。

若母体的肝肾功能不全时，对药物的代谢与排泄都产生一定的影响，乳汁内药物的

浓度也会发生相应的改变。

(三) 妊娠期及哺乳期用药原则

FDA 将妊娠期用药分为 A、B、C、D 和 X 五级，妊娠期患者必须用药时，应选取对胎儿安全的药物，即 A 级或 B 级药物，同时尽量减少药物的种类；哺乳期用药则应尽可能选择向乳汁分泌较少的药物。

三、儿童的药物代谢动力学

(一) 胎儿的药物代谢动力学

胎儿期药物吸收主要通过胎盘、羊水、皮肤吸收；由于胎盘屏障的存在，大多数药物不易从母体进入胎儿体内，但一些极性小、分子量小、脂溶性高、离子化程度低及血浆蛋白结合率低的药物容易通过胎盘。

药物在胎儿体内主要分布于血流量大的组织如脑和肝脏，但缺氧时脑中分布增加。胎儿的血浆蛋白含量较低，导致药物游离浓度相对较高，使其更易分布到胎儿的一些重要器官产生毒不良反应，所以临床上对孕妇的用药应格外慎重。

胎儿的肝药酶系统尚不发达，对药物解毒能力低，同时肾脏发育不全，排泄缓慢，易蓄积中毒。但是，大部分进入胎儿的药物最终通过羊水或其他途径又回到母体内，由母体完成其消除和药物解毒过程。

(二) 新生儿 (3 ~ 30 日) 和乳儿 (1 ~ 10 个月) 的药物代谢动力学

新生儿对药物的吸收能力较强，一方面是因为其胃肠道相对吸收面积大、通透性强，另一方面是因为胃酸及代谢酶引起的药物失活较少。

新生儿又分为成熟儿和非成熟儿。新生儿体液约占其体重的 70%，早产儿更多，药物通过血液循环到达靶器官的比例较高，药物作用相对较强。

对成熟儿童来说，出生后肝微粒体酶的活性急剧增加，如出生后 1d 的酶活性为正常人的 2% ~ 5%，出生后 5d 的活性即可达正常人的 15% ~ 25%，而对结合型代谢的增加更快，出生后 3d 即可达到正常人的 50%。相比之下，未成熟儿童的代谢能力增加要缓慢得多，这是临床上导致灰婴综合征的主要原因。

从新生儿到乳儿的成长过程中药物代谢能力不断得到加强，对一些药物来说乳儿时期是人一生中药物代谢能力最旺盛的时期，药物的 $t_{1/2}$ 从未熟儿、新生儿到乳儿逐渐变短，而从乳儿到小儿 (2 ~ 8 岁)，到成人，再到老人又逐渐变长。应该指出的是，药物代谢速度从新生儿到乳儿的这一变化受幼儿性别的影响很大，且随药物的不同而有所差异，一般来说，男婴的增加明显，而女婴的增加不明显，对有些药来说，女婴的代谢能力有可能出现下降的情况。

但是新生儿肾小球滤过率低，导致药物排泄减慢，从而使药物间相互作用时间延长。

（三）儿童用药的指导原则

由于儿童对药物的吸收与分布速度较快而代谢和排泄较慢，易导致药物在体内蓄积而引发不良反应，故应注意控制药物使用剂量。

四、在肝功能不全患者中的药物代谢动力学

肝功能不全状态对药物在体内动力学的影响是多方面的，首先是肝药酶活性会有所降低，使药物代谢速度变慢、肝清除率下降、肝血流量减少，这与肝脏受损的程度有很大关系，同时肝功能不全时血浆蛋白的浓度降低，会导致游离药物浓度的增加。此外，肝病有时会引起胆管闭塞症，对药物的胆排泄会产生影响。以下分不同情况予以讨论。

（一）对药物代谢酶活性的影响

肝功能不全时药物代谢酶 CYP450 的活性将受到不同程度的影响，急性肝病时这种影响较小，在脂肪肝、慢性肝炎、肝硬化时 CYP450 酶的量和活性会依次降低，据报道肝硬化时肝 CYP450 酶的含量约下降一半，氨替比林的体内 $t_{1/2}$ 可由正常人的 6.5h 延长至 28.9h。

肝病对不同 CYP450 酶活性的影响会有所不同，但目前这方面所做的工作较少，有待于今后进一步研究。与 CYP450 酶相比，肝病对葡萄糖醛酸结合酶与硫酸结合酶的活性影响较小。

（二）对药物血浆蛋白结合的影响

肝脏是蛋白质合成的重要场所，与药物结合的主要血浆清蛋白和 α- 酸性糖蛋白均在肝脏中合成。肝功能障碍时蛋白合成减少，血浆蛋白浓度降低，同时血浆中游离脂肪酸、尿素等内源性物质蓄积，与药物竞争血浆蛋白结合位点，上述两种作用均导致游离药物浓度增加，使其更易分布于靶组织，导致药物的作用增强或不良反应发生率增高。

（三）肝血流量减少、肝清除率下降

肝硬化时，肝外侧支循环形成，门静脉部分血流不经肝而直接进入大循环，导致肝血流量明显减少，肝内在清除率也随之显著下降，尤其对于肝血流量限速的药物，如利多卡因在肝血流量减少时，其内在清除率显著下降。但对于肝代谢活性限速药物，与肝血流量无关，其肝清除率改变不明显。

（四）药物的首过效应下降、生物利用度增加

肝硬化时，门脉回流受阻，肝血流量减少、肝内在清除率降低、肝摄取比下降，导致药物首过效应下降、生物利用度提高。首过效应明显的药物，其曲线下面积 (AUC) 和生物利用度明显增加，但是对于几乎无首过效应的药物，其 AUC 和生物利用度变化不明显。

（五）肝病患者临床用药原则

肝功能不全对患者的药物代谢酶的活性会产生影响，所以在临床用药中应根据肝功

能检查的指标对用药剂量进行调整，尽量避免使用对肝脏有损害的药物。对于肝病时导致血浆中游离药物增加的现象，在临床血药浓度监测中可利用测定游离性药物浓度的方法，对其剂量进行调整，来提高临床用药的安全性和有效性。

五、在肾功能不全患者中的药物代谢动力学

肾脏是药物排泄的主要器官之一，肾脏功能异常则影响肾小球滤过率、肾血流量、肾小管分泌以及肾小管的重吸收，从而改变药物的药物代谢动力学特征，大多数水溶性药物可经肾脏直接排出体外，肾功能不全时这类药物的生物 $t_{1/2}$ 就会延长。一些脂溶性药物在肝脏经 I 型代谢后水溶性增加，再通过肾脏排泄，由于某些代谢产物仍具有活性作用，肾功能不全时这样的代谢物就会在体内积蓄，并可能导致出现毒不良反应。

肾病患者的血浆蛋白浓度通常会有所降低，这对血浆蛋白结合率高的药物的体内过程会有较大影响，由于游离药物所占比例增加，会促进药物的代谢、排泄，并使药物在体内的分布容积增大。

主要经肝脏代谢而消除的药物，在肾功能不全时其消除速度也会发生变化。如肾功能不全时，安替比林的氧化反应代偿性增加，导致其消除速度增加。

经肾脏排泄比例低的药物，其排泄的程度受影响较小，但主要经肾脏排泄的药物在肾功能不全时，其消除速率变慢、消除 $t_{1/2}$ 延长导致原型药物或活性代谢物蓄积。

药物对肾功能的影响也是临床用药过程中值得注意的因素，氨基糖苷类抗生素和部分头孢菌素在较高血药浓度时可引起肾毒性，由于这些药物主要经肾脏排泄，肾功能降低可使血药浓度增加，进一步加重对肾脏的损害程度。

基于药物代谢动力学的改变，肾功能不全时给药方案需要进行调整，常见的调整剂量方法主要是减少给药剂量而给药间隔时间不变、延长给药间隔时间而剂量不变、既减少给药剂量又延长给药间隔；如肾功能轻度障碍时，药物维持量减为正常量的 2/3 ～ 1/2，或给药间隔时间延长至正常的 1.5 ～ 2 倍；中度障碍时，药物维持量减为正常量的 1/2 ～ 1/5，或给药间隔延长至正常的 2 ～ 5 倍；重度肾功能障碍时，药物维持量减为正常量的 1/5 ～ 1/10，或给药间隔延长至正常的 5 ～ 10 倍。

第三节　群体药物代谢动力学

一、关于群体药物代谢动力学的基本概念

群体药物代谢动力学这一概念是 20 世纪 70 年代由 Sheiner 等药物代谢动力学专家，将经典的药物代谢动力学理论与统计模型结合起来而提出的一种药动学理论，该理论主要用于分析药物代谢动力学特性中存在变异性的情况，研究药物在体内过程的群体规律

和药物代谢动力学参数的统计学分布及其影响因素。群体药物代谢动力学可以将患者的个体特征与药物代谢动力学参数联系起来并作为患者临床个体化给药的依据。

群体药物代谢动力学将变异分为两类，一种是确定性变异，是一类可以观察并衡量的个体间因素，如年龄、性别、身高、体重、种族、合并用药等病理生理状态、实验时间、场所等；另一种变异统称为随机性变异，包括测定误差、计算误差等一切不可预测的误差。

在群体药物代谢动力学的研究过程中，通常把一些基本的药物代谢动力学参数（如 CL、V_d、F 等）的平均值作为群体药物代谢动力学参数或者称为群体典型值。将群体平均值与标准差结合构成药物代谢动力学参数的群体分布。大量的研究证实，药物代谢动力学参数的分布规律一般符合正态分布或取对数后符合正态分布。而将试验人群按年龄、性别、体重、病种等分类后再进行统计分析，会发现对某类患者来说标准差显著变小。这些按体征分类后的药物代谢动力学参数被称为次群体药物代谢动力学参数，利用次群体药物代谢动力学参数作为患者用药剂量调整的依据时，必然会提高其准确度。

二、群体药物代谢动力学的研究意义

临床上治疗药物监测的目的是实现个体化治疗，通常可以通过经典药物代谢动力学和群体药物代谢动力学两种方法对药物浓度进行监测，获得个体药物代谢动力学参数，分析并了解药物的药物代谢动力学特征，指导临床合理用药。

群体药物代谢动力学通过收集大量患者零散的临床常规监测的药物浓度数据，应用专业软件建立群体模型，计算相关的群体药物代谢动力学参数，然后结合患者的 1～2 个药物浓度测定值和患者的个体生物学信息，利用药物群体药物代谢动力学参数混合运算和 Bayesian 反馈法，即可得到该患者的个体药物代谢动力学参数。群体药物代谢动力学免除了患者多次采样的痛苦，充分利用了零散的治疗药物监测常规数据，还能快速求算出群体药物代谢动力学参数，预测血药浓度，制订个体化给药方案，为特殊人群的合理用药提供了强有力的工具。当然，临床实际情况十分复杂，也不能完全按照软件拟合的结果进行剂量调整，要综合考虑患者的病理生理状态以及建模过程中未发现的影响因素和系统误差，拟订全面、合理的个体化用药方案，使患者受益。

三、群体药物代谢动力学参数的估算方法分类

群体药物代谢动力学参数的估算方法可分为参数法和非参数法两种。参数法需要考虑各个变量的分布，假设各个变量为正态分布，用均值、中间值等来反映变量的整体水平。但是实际情况中，很多变量并不是正态分布。非参数法则不需要考虑各个变量的分布，可以为任何分布。它用变量的某一数值以及取得该数值的概率构成一个数据对来表示变量的一个水平。

参数法主要包括单纯聚集分析法 (NPD)、二步法 (TS) 和非线性混合效应模型法 (NONMEM)；非参数法则包括非参数最大似然值法 (NPML) 和非参数期望极大值法 (NPEM)、拟参数法或半参数法 (SNP)。

单纯聚集分析法是将所有个体的血药浓度－时间数据集中起来取平均值，再进行拟合得到群体药物代谢动力学参数，由于所得参数不能反映个体间的误差，其临床使用价值不大。二步法先得到不同个体的血药浓度－时间数据，并利用该数据计算出各个体的药物代谢动力学参数，再计算出各参数的平均值和标准差，并以此作为其他患者用药的依据，这种方法一般取点较多，试验周期较长，另外用少数个体的数据代表整个人群，其准确度一般较差。使用较多的为非线性混合效应模型法和非参数期望极大值法。

（一）非线性混合效应模型法 (NONMEM)

NONMEM 法是 20 世纪 70 年代由 Sheiner 等药物代谢动力学专家提出的一种临床药物代谢动力学参数计算方法。其中确定性变异通过固定效应模型估算，随机性变异由统计学模型确定，将固定效应和随机效应统一考察，即为混合型效应模型。该模型适用于各类数据，能定量考察固定效应对参数的影响，较好地解决了估算复杂模型参数的权重问题。后来美国旧金山加州大学 NONMEM 课题组应用 FORTRAN 语言编制了相应的计算机软件。该软件是进行群体药物代谢动力学分析的有力工具。

NONMEM 法只需要对患者采集 2 ～ 3 次血样，与 NPD 法和 TS 法相比操作比较简便且更易为患者接受，通常 NONMEM 法所得参数的误差小于上述另两种方法。

（二）非参数期望极大值法 (NPEM)

NPEM 法是利用概率密度分布的手段，将药物代谢动力学参数看成参数值在一定范围内的群体"集聚"，以确定群体参数估算值的概率分布和概率密度。

目前这一方法已有相应的应用程序，比如 USC*PACK 软件。该软件是 1995 年美国南加州大学应用药物代谢动力学专家组根据非参数期望极大值法和迭代二步贝叶斯法编制的，和 NONMEM 一样得到了美国 FDA 的认可，与 NONMEM 法一样，该法也可以用临床上相对分散的血药浓度数据来估算群体药物代谢动力学参数并能将结果用三维立体图直观显示，被认为也是一种较好的估算群体药物代谢动力学参数的方法。北京大学药学院的卢炜教授所在的课题组借助 USC*PACK 软件建立了中国癫痫儿童丙戊酸、拉莫三嗪、卡马西平等的群体药物代谢动力学模型。结合 Bayesian 反馈法，可以根据任意时间点的血药浓度，推算峰谷浓度，并可以预测剂量改变后的血药浓度及峰谷浓度。这为制订合理的个体化给药方案带来了极大的便利。

四、群体药物代谢动力学在临床的应用

近年来，随着群体药物代谢动力学研究的发展，其在临床的应用也越来越广，群体药物代谢动力学结合了药物代谢动力学模型和统计学模型，使得其可以对多种因素进行分析，所以可借助群体药物代谢动力学进行定量化的临床药物相互作用研究。同时由于新药临床试验中受试者例数太少，受试对象属于匀质群体，这种情况下生理病理状态以及特殊群体带来的影响也需要使用群体药物代谢动力学对给药方案进行设计与优化。美国 FDA 已同意对婴儿及肿瘤患者等群体采用群体药物代谢动力学模型进行新药的临床药

物代谢动力学评价，从而促进新药的研发，当然，由于药物作用存在明显的个体差异，群体药物代谢动力学研究最主要的目的仍然是指导临床用药，优化个体给药方案。

（一）群体药物代谢动力学参数结合 Bayesian 反馈法优化个体给药方案

在临床实际应用过程中通常会将上述的群体药物代谢动力学参数估算法如 NONMEM 法等和 Bayesian 反馈法结合应用，以更好地进行临床药物代谢动力学研究和患者的用药剂量调整。Bayesian 反馈法是 Sheiner 等于 1977 年提出的一种由群体药物代谢动力学参数预报个体药物代谢动力学参数，并用于个体给药方案制订的一种方法。由于该法的依据是 Bayes 理论，所以被称为 Bayesian 法。该方法是在群体药物代谢动力学参数的基础上，采用患者的 1～2 个血药浓度作为反馈，可以得到较理想的个体药物代谢动力学参数。从 Bayesian 法提出至今，已有大量文献资料报道了其在药物临床监测中的应用。所研究的药物通常治疗浓度范围狭窄，如氨基糖苷类抗生素、环孢素、地高辛、利多卡因、苯妥英钠、锂盐、氨茶碱、华法林和一些抗肿瘤药物等。

（二）个体化剂量调整

本试验中主要是 22 例药物代谢动力学数据中的峰值附近的浓度比较高，但在临床使用上还是以稳态谷浓度为主要的考察指标。此方法在低浓度的时候预测比较好，预测浓度在实测浓度的上下均匀分布，而在高浓度的时候，主要由于临床上在高浓度的数据比较少，浓度的分布不够均匀。结合患者的生理病理特征预测患者的血药浓度，再给予适当的剂量调整，达到个体化给药的目的。

第四节　临床药物相互作用研究

体内药物相互作用 (DDI) 是指一种药物引起其他药物的体内代谢或药效发生改变。其中代谢相互作用主要由药物代谢酶及转运体介导，可发生在药物吸收、分布、代谢和排泄的各个环节。药物代谢相互作用有时可起到增效或减毒作用，但有时也会降低疗效或引发严重不良反应。以下按药物在体内处置的各环节分别进行介绍。

一、药物相互作用对药物吸收的影响

肠道存在的代谢酶和转运体所介导的药物间相互作用可改变药物吸收速率和程度。其中代谢酶 CYP3A 和外排转运体，如 P-GP 的抑制剂可通过减弱其他药物的代谢或外排从而增加药物吸收，如通过肠道给予酮康唑抑制 CYP3A4 活性后，能显著增加奥美拉唑生物利用度。反之，它们的诱导剂则可使相应的药物吸收减少。如利福平是典型的 P-GP 的诱导剂。当 8 名健康受试者每天服用 600mg 利福平，连服 9d 后，十二指肠的 P-GP 表达提高了 4.2 倍，在静脉注射 (30mg) 或者口服 (100mg) 他利洛尔后，他利洛尔的 AUC 与未服用利福平时相比，分别降低了 21% 和 35%。

除此之外，发生在药物吸收环节的相互作用因素还包括：

(1) 引起胃肠道 pH 改变：对于弱酸性或弱碱性药物，当合并用药改变了胃肠道 pH 时，可能会改变药物的解离度影响其吸收。如弱酸性药物水杨酸类、磺胺类、巴比妥类与抗酸药 (碱性) 同时服用，就会增加弱酸性药物的解离度，减少吸收，使血药浓度降低，药物的疗效下降。

(2) 形成难吸收的复合物：药物与硫酸亚铁、氢氧化铝凝胶等阳离子金属药物同服易发生螯合反应产生络合物，难以吸收。

(3) 有些可通过影响胃肠蠕动功能或改变肠道菌群而改变其他药物的吸收速度与程度。

二、药物相互作用对药物分布的影响

大多数药物吸收入血后，均不同程度地与血浆蛋白发生结合。与血浆蛋白结合的药物不能向组织分布，也不能被代谢和消除。同时服用两种或两种以上药物时，药物之间可通过竞争血浆蛋白而影响彼此的作用。这种情况下，治疗窗较窄，蛋白结合率较高的药物易引发药物相互作用，产生不良反应。如保泰松可以提高双香豆素的抗凝血作用，其机制可能与蛋白结合的替换作用有关。保泰松的蛋白结合率为 98%，而香豆素的蛋白结合率为 99%。此外，组织血流量以及靶器官上分布的转运体都受到影响，也会进一步影响相应药物的分布。同时现已证实体内的血脑屏障、血睾屏障、胎盘屏障等某些屏障结构对调控药物体内分布发挥着重要的作用。这些屏障组织中大多存在 PGP 等外排转运体，它们能将药物外排至细胞外，从而改变药物的组织分布，如 P-GP 可降低长春新碱、鬼臼毒素等脂溶性高的药物在脑脊液中的含量。

三、药物相互作用对代谢的影响

代谢是大多数药物体内处置过程的重要环节。影响药物代谢而产生的药物相互作用约占药代动力学相互作用的 40%，是最具有临床意义的一类相互作用。这种药物相互作用的发生，主要是药物对生物转化酶系统诱导和抑制的结果，即药物的酶诱导作用和酶抑制作用。酶的诱导一般是长期的，可使药物代谢增加，易导致药物浓度降低、药效下降，具有酶诱导作用的药物称为酶的诱导剂或者酶促剂。常见的酶促引起的药物相互作用见表 2-2。但是对于代谢产物拥有更强的活性或者较大毒不良反应的药物而言，酶的诱导会增加不良反应的发生。另外诱导剂的给药途径、给药剂量和时间以及诱导剂的 $t_{1/2}$ 等都会对酶的诱导产生影响。抗焦虑药三唑仑口服后主要由 CYP3A4 代谢，而利福平是常见的 CYP3A4 的诱导剂。正在服用三唑仑的患者，若加服利福平会使三唑仑代谢加快，药效降低甚至消失从而导致焦虑症病情加重。

表 2-2　常见的酶促引起的药物相互作用

药酶诱导剂	药效减弱的药物
苯巴比妥	双香豆素、糖皮质激素类、性激素、灰黄霉素、苯妥英钠、洋地黄毒苷、奎尼丁、维生素 K
苯妥英钠	双香豆素、糖皮质激素类、维生素 D、华法林
利福平	双香豆素、糖皮质激素类、雌激素、甲苯磺丁脲
氨基比林	氢化可的松、戊巴比妥
灰黄霉素	口服抗凝药

一般而言，酶抑制作用所致代谢性药物相互作用的临床意义远大于酶诱导作用，约占全部相互作用的 70%，酶诱导作用占 23%，其他为 7%。

酶的抑制作用发生较快，发生率较高，常表现为消除速度减慢、血药浓度升高，药效增强甚至中毒。常见的酶促引起的药物相互作用见表 2-3。能引起酶抑制作用的药物称为药物代谢抑制剂或酶抑制药物。如地西泮是长效苯二氮䓬类药物，主要被 CYP2C19 和 CYP3A4 代谢，伏立康唑是 CYP3A4 的抑制剂，当两者合用时，伏立康唑治疗组相对于对照组，地西泮的 $AUC_{0\sim\infty}$ 增加了 2.2 倍，$t_{1/2}$ 延长到 61h。因地西泮的清除极大地降低增加发生临床危险的可能，因而需要引起注意。

表 2-3　酶抑制引起的相互作用

药酶抑制剂	药效增强的药物
氯霉素	苯妥英钠、甲苯磺丁脲、氯磺丙脲、双香豆素类
西米替林	华法林、苯妥英钠、茶碱、苯巴比妥、地西泮、普萘洛尔
红霉素	氨茶碱
环丙沙星	氨茶碱、双香豆素类、咖啡因
异烟肼	苯妥英钠、卡马西平、阿司匹林
对氨基水杨酸	异烟肼、苯妥英钠
呋喃唑酮	麻黄碱、间羟胺
利他林	双香豆素类、苯妥英钠、巴比妥类

通常药物代谢酶的抑制作用会受到如下因素的影响：

(1) 抑制剂剂量的增加会伴随抑制能力的增强，抑制剂血药浓度达到稳态时其抑制能力是最强的。

(2) 抑制剂的 $t_{1/2}$ 会影响酶抑制作用的时间。

(3) 低摄取比的药物肝清除受肝血流量影响较小，主要受酶活力的限制，相对而言更容易发生酶的抑制作用。

四、药物相互作用对药物排泄的影响

药物经机体吸收、分布及代谢后以原型或代谢物排出体外。肾脏是药物排泄的主要器官。药物经肾脏排出体外，主要是肾小球滤过，肾小管重吸收和肾小管分泌综合作用的结果。进入肾小管的药物有的可以被重吸收，不能被重吸收的随尿液排出体外。通常，肾排泄环节引发药物相互作用的因素主要有两个，一是尿液 pH 影响肾小管的重吸收；二是肾近曲小管存在的药物主动分泌系统存在竞争性。如果合用药物对上述药物排出体外的过程产生影响，就可影响药物在体内的停留时间和血液浓度，最终影响药效。

药物相互作用可以分为对临床有益的和不利的两种。有益的药物相互作用可因提高临床疗效、减少不良反应、节约治疗成本而被临床积极应用；不利的药物相互作用可导致疗效降低、无效甚至发生不良反应。临床上应避免不利的药物相互作用，积极利用有利的药物相互作用。

第三章　静脉麻醉药

第一节　静脉麻醉药概述

一、静脉麻醉药的分类

根据静脉麻醉药的化学结构以及作用机制的不同，可将静脉麻醉药分为7类，详见表3-1。

二、静脉麻醉药的不良反应

据WHO统计，美国住院患者的药物不良反应发生率约为6.7%，其中每年约有超过10万人死于药物不良反应。在我国的近2亿住院患者中，有10%～30%发生各种药物不良反应，其中每年造成死亡达到近20万人。另外，英国的一项药物不良反应报告分析显示，在发生药物不良反应的11000例住院患者中，有6600例患者在住院期间曾接受过麻醉药，而在术中同时接受吸入麻醉药和局部麻醉药的患者死亡率高达9%。可见，由麻醉药导致的不良反应已给人类健康和生命安全造成不容忽视的危害，这就要求麻醉医师在用药前全面了解药物的药理性质，严格掌握药物的适应证，更加合理地联合使用麻醉药，尽量避免或使其对机体的危害降至最低。

(一)药物不良反应的分类

药物不良反应存在多种分类方法，通常按照Edwards和Aronson所描述的方法，按药物不良反应与剂量有无关联分为2类。A型药物不良反应又称为剂量相关的不良反应，该反应大多为药物药理学作用的延续，随剂量和疗程的增加而出现或加重，减量或停药后可减轻或消失。虽发生率高，但可以被预测，因而死亡率低。B型药物不良又称为剂量不相关的不良反应，该反应的发生取决于患者的特异性体质，而与药物剂量和疗程无明确关系。患者的特异性体质可能由遗传基因决定，也可能是药物获得性变态反应。B型药物不良反应在一般药理学、毒理学研究中不易发现，只有在患者接触药物后才出现，因此在患者首次用药时难以预防其发生。虽然B型药物不良反应的发生率低，但往往来势凶猛、病情严重、死亡率高。本节将详细阐述临床常用静脉麻醉药的不良反应及其发生机制。

(二)A型药物不良反应

1.静脉麻醉药对中枢神经系统的不良反应

多年来，人们一直认为麻醉药的效应随其药理作用消失而消失，一旦药物消除，靶器官将恢复到以前的状态。但越来越多的证据表明事实并非如此，婴幼儿和老年人在使用麻醉药后可能出现长期甚至永久性的神经结构和神经认知功能的改变。

表 3-1　静脉麻醉药分类

药物	化学结构	作用机制
右美托咪定	α_2 肾上腺素受体激动药	选择性地激动蓝斑核 α_2 肾上腺素受体
地西泮、咪达唑仑	苯二氮䓬类	作用于苯二氮䓬受体，增加 GABA 与 GABA 受体的亲和力
依托咪酯	咪唑衍生物	可能主要作用于 GABA 受体
丙泊酚	烷基酚类化合物	可能主要作用于 GABA 受体
硫喷妥钠	巴比妥类	可能作用于 GABA 受体，抑制兴奋性递质的突触传递
氯胺酮	苯环利定衍生物	可能主要作用于丘脑 - 新皮质投射系统，兴奋边缘系统，主要抑制 NMDA 受体
氟哌利多	丁酰苯类	作用于突触后膜的 DA 受体，减少突触传递

(1) 静脉麻醉药对发育期大脑的神经毒性作用。

①实验证据：目前，静脉麻醉药广泛应用于婴幼儿手术、各种诊断操作时的麻醉和 ICU 的镇静。然而，一系列基础研究表明全身麻醉药可以引起发育期啮齿和灵长目类动物大脑的结构改变，并导致长期的认知功能障碍。而在临床上，全身麻醉药是否引起婴幼儿的神经认知功能障碍还存在争议。最近 2 项临床队列研究证实，婴幼儿时期特别是 3 岁以下的儿童多次接受全身麻醉药后，会导致神经细胞凋亡、神经广泛退行性变，以及成长过程中行为改变和学习障碍的风险增加。但 Brambrink 等对双胞胎的研究却发现，麻醉药对其青年期的学习成绩没有任何影响。上述临床研究与动物实验一样均存在明显的局限性，即无法将全身麻醉药的影响与疾病本身、遗传因素、术中的麻醉管理、术后的生命体征和营养支持以及外科手术对神经认知功能的影响区分开来，这也使在临床中寻找全身麻醉药引起神经变性的证据变得更为困难。

②静脉麻醉药引起发育期大脑退行性病变：静脉麻醉药引起发育期大脑退行性病变主要包括诱导发育期神经元细胞凋亡和影响突触可塑性，从而影响发育期及成熟期大脑的结构和功能，导致长期的学习和记忆功能障碍。全麻药损伤发育期大脑的敏感时期为突触形成关键期，在啮齿动物为出生前 2 天至出生后 1 周，在人类为妊娠晚期至婴儿期。

A. 静脉麻醉药诱导发育期神经元细胞凋亡：如前所述，目前临床麻醉中常用的静脉麻醉药主要通过激动 $GABA_A$ 受体和 (或) 抑制 NMDA 受体产生麻醉作用。大量离体和在体实验均显示，咪达唑仑、丙泊酚和氯胺酮可诱导 5 ～ 7 日龄啮齿和灵长目类动物大脑多个脑区的神经元细胞凋亡，而抑制凋亡可减少麻醉药诱导的发育期神经元毒性。然而，动物实验中常单次注入大剂量或重复多次注入静脉麻醉药，因而诱发神经元细胞凋亡及认知功能障碍的麻醉药需要量远远高于临床使用量。

B. 静脉麻醉药影响发育期神经系统突触形成：最近的研究表明，5～7日龄大鼠接受丙泊酚单独麻醉或异氟烷、咪达唑仑、一氧化二氮联合麻醉后，内侧额叶皮质锥体细胞树突棘和突触形成明显减少。然而，2～4周龄大鼠在接受丙泊酚、咪达唑仑或氯胺酮麻醉后，不改变树突棘的分支结构，但可增加树突棘的数目，促进大部分新形成树突棘整合入神经环路，并且这种突触联系可以持续数周甚至数月。树突棘是突触建立联系的基本位点，其数目、形状及分布的改变可直接影响神经元的兴奋性。可见，静脉麻醉药可通过改变突触形成期神经环路的某些特征，进而影响长期神经功能。

③静脉麻醉药致发育期大脑神经毒性的可能机制。

A. 兴奋－抑制机制：新生大脑突触发育依赖于神经元的兴奋性和抑制性的协调。在突触形成关键时期，兴奋性增强或抑制性增强可能导致突触退化，在某些病理情况下甚至引起线粒体细胞色素 C 释放，触发内源性凋亡。静脉麻醉药可作用于发育期神经元并改变其兴奋性，导致树突棘发生异常改变以适应神经元兴奋性的改变，从而影响突触功能，最终导致长期的认知功能障碍。

B. 神经元内钙稳态紊乱：在发育期神经元，丙泊酚通过激活 $GABA_A$ 受体，细胞内的 Cl^- 净流出，从而导致神经元除极，继而 NMDA 受体激活及电压依赖性 Ca^{2+} 通道开放，细胞外的 Ca^{2+} 内流，内流的 Ca^{2+} 通过钙触发钙释放机制促使内质网内的 Ca^{2+} 释放入胞质，导致 Ca^{2+} 持续升高。而氯胺酮等 NMDA 受体拮抗剂作用于发育期的神经系统，引起神经元内的 Ca^{2+} 降低，在终止氯胺酮作用 24 小时后 NMDA 受体表达代偿性增高，导致神经元内的 Ca^{2+} 失衡。静脉麻醉药所致的胞质内 Ca^{2+} 异常升高主要通过以下几条通路引起凋亡。

C. 进入异常的细胞周期：神经元是终极分化的细胞，处于细胞周期的 G_1/G_0 期，不再经过有丝分裂增殖。新近研究表明，氯胺酮导致新生大脑的细胞周期蛋白 D 表达增高，随后细胞周期蛋白激酶 4、腺病毒 E2 启动子结合转录因子 1 和细胞死亡调节子等促进细胞周期进程的蛋白上调，并最终激活 caspase-3；而下调细胞周期蛋白表达，则减轻氯胺酮诱导的神经元细胞凋亡。在复杂的酶系统调控下并通过细胞周期各阶段的检测点后，神经元才能脱离细胞有丝分裂周期。细胞周期蛋白表达异常，特别是不完整、不协调的表达会很快导致细胞凋亡。

D. 神经生长因子缺失及相关信号通路异常：发育期神经元内的很多营养因子及其相关信号通路对神经元的存活和生长极为重要，某些神经营养因子和信号通路的缺失可能引起神经元细胞凋亡。在神经系统发育中，脑源性神经生长因子 (BDNF) 是一个极为关键的营养因子，它与其受体原肌球蛋白受体激酶 B(TitB) 结合，激活磷脂酰肌醇 3- 激酶 / 蛋白激酶 B(PI3K/AKT) 信号通路，促进神经元发育和存活及突触形成、成熟和稳定等过程。突触囊泡内合成的是前 BDNF(proBDNF)，proBDNF 由基础合成和活动调节合成两部分构成。在突触间隙，纤溶酶促使 proBDNF 水解为成熟的 BDNF(mBDNF)。在丙泊酚的作用下，抑制神经元电活动，抑制调节性 proBDNF 的合成和组织型纤溶酶原激活物的释放，导致纤溶酶减少，proBDNF 向 mBDNF 转化减少。而 proBDNF 的基础合成则没有受到影响，这就导致 proBDNF 在突触间隙内聚集。proBDNF 优先作用于 p75 神经营养素受体 (p75NTR)，进而激活 Ras 基因家族同源物 A(RhoA)，导致细胞骨架去多聚化，从而抑制神经树突生长，最终引起神经元细胞凋亡。而抑制 p75NTO 则可明显缓解异氟烷的神经元毒性。

研究发现，氯胺酮、丙泊酚可抑制 AKT 及胞外信号调节激酶 (ERK)1/2 磷酸化，促进发育期纹状体神经元细胞凋亡，并导致长期的认知功能障碍。

E. 影响转录因子的表达：突触可塑性和长期记忆的形成需要转录因子的参与。环磷腺苷反应元件结合蛋白 (CREB) 是一种重要的核转录因子，激活的 CREB 可促进具有 cAMP 反应单元的基因转录。CREB 具有调节神经元生成、发育、存活、突触可塑性及药物成瘾等广泛的生物学功能。研究发现，氯胺酮通过下调发育期海马神经元 ser-133 位点的磷酸化 CREB 表达，抑制促神经元存活基因的表达，如 B 细胞淋巴瘤基因 2(Bcl-2) 及 bdnf 基因等，从而诱发海马神经元细胞凋亡。而 p-CREB 表达降低与氯胺酮导致的记忆巩固减弱有关。

F. 促发神经炎症反应：神经炎症反应包括小胶质细胞活化和促炎因子的表达上调。小胶质细胞作为中枢神经系统 (CNS) 内的巨噬细胞，有 2 种功能状态，生理状态下为静息态，此时小胶质细胞呈现分支状，在大脑发育期，静息态小胶质细胞的作用为清除死亡的细胞和轴突碎片；分泌神经营养因子，营养、支持神经元和胶质细胞的正常功能；对神经元生长、分化及轴突剪切及突触形成和校正发挥关键性的调控作用。在外界刺激下，小胶质细胞被激活呈现阿米巴状，分泌促炎因子 IL-1β 和 TNF-α，促炎因子表达上调一方面可通过正反馈机制激活更多的小胶质细胞从而分泌更多的促炎因子，另一方面促炎因子通过与神经元膜上的相应受体结合，促进神经元细胞凋亡并抑制轴突生长。最近的研究表明全身麻醉药可通过激活小胶质细胞促发神经炎症反应，导致神经元细胞凋亡并影响成熟期的学习记忆功能。

(2) 静脉麻醉药对老年人认知功能的影响。大量研究发现，麻醉和手术后可出现术后认知功能障碍 (POCD)，尤以老年患者较为多见。另外，早期研究显示麻醉和手术能促进阿尔茨海默病 (AD) 的发病。这表明麻醉因素可能是 POCD 和 AD 的危险因素之一。

①静脉麻醉药与 POCD：POCD 常发生于麻醉及手术后的数周或数月，多发生于老年患者，是术后中枢神经系统的并发症之一，属轻微的神经认知功能紊乱，常表现为认知能力异常、记忆受损、焦虑、人格改变、精神错乱等，严重者可出现痴呆。POCD 的发病机制至今尚未明确。目前认为，POCD 是在老年患者中枢神经系统退化的基础上，由手术和麻醉诱发，多种因素联合作用所致的神经功能减退。近年来已有大量研究关于静脉麻醉药对记忆认知的影响及其机制，但结果复杂而多样。Morgan 等采用双盲、安慰剂

对照观察 54 例健康志愿者给予 0.4mg/kg 和 0.8mg/kg 氯胺酮对记忆的影响，结果发现氯胺酮产生剂量依赖性的间断记忆和工作记忆损害，使语义过程减慢，而对其他几种记忆功能无影响，说明氯胺酮可产生选择性的记忆损害。动物实验结果发现氯胺酮可损害术后的空间学习及记忆能力，同时伴有 NMDA 受体亚单位的变化。另外，O'Gorman 等在被动回避实验中发现低剂量的丙泊酚使大鼠产生顺行性遗忘，当增加到麻醉剂量时则产生逆行性遗忘作用。Kingston 等研究发现丙泊酚能抑制 NMDA 受体 NR1 亚基磷酸化从而影响 NMDA 受体的功能，而 NR1 亚基丝氨酸磷酸化增加谷氨酸能神经传递抑制 NMDA 受体的失活。但也有研究发现咪达唑仑、丙泊酚对老年大鼠的认知功能没有明显影响，氯胺酮对老年大鼠的认知功能有短暂性的抑制作用，药物引起的海马 NR，mRNA、NR2BmRNA 表达的变化与认知功能无关。

②静脉麻醉药与 AD：AD 首次于 1907 年由精神病学家 Alois Alzheimer 描述报道，AD 患者临床上表现为不可逆转的、进行性的神经退行性病变，它缓慢破坏记忆力和思维能力。AD 患者的特征性病理改变是神经元细胞外 Aβ 沉积所致的斑块和神经元胞质内 tau 蛋白磷酸化所致的神经纤维缠结。近年来，许多离体实验发现麻醉药可促发 AD 的发病过程，培养细胞出现 AD 样病理改变，因而使人们高度怀疑麻醉药可能成为 AD 的危险因素之一。Eckenhoff 等在离体实验中发现高浓度的丙泊酚可增加嗜铬细胞瘤细胞中的 Aβ 寡聚化并产生细胞毒性。然而，Palotas 等使用 Western-blot 和 RT-PCR 测定大鼠腹腔内注射丙泊酚和硫喷妥钠后的脑内淀粉样前体蛋白 (APP) 和 mRNA 水平，结果未发现明显变化。Kalman 等发现大鼠腹腔内注射地西泮或咪达唑仑后，Western-blot 法测定鼠脑内的 APP 浓度也无明显改变。上述研究结果仅限于离体实验，而今后需要更多的在体或临床研究进一步证实静脉麻醉药对 AD 发病过程的促进作用。

2. 静脉麻醉药对心血管系统的不良反应

除氯胺酮以外，几乎所有静脉麻醉药在麻醉诱导期间会降低动脉压，其可能是由于药物引起的外周血管扩张和心肌收缩力下降所致。且静脉麻醉药引起的此效应呈血药液度依赖性。心排血量减少的机制包括以下几方面。

(1) 直接的心肌抑制作用。

(2) 由于外周血管扩张，潴留在容量血管内的血容量增加，导致心室充盈减少。

(3) 中枢神经系统的交感输出一过性降低。而药物引起的外周血管扩张则可能与影响平滑肌细胞内钙释放、抑制内皮细胞前列腺素合成、减少血管紧张素 II 诱发的钙内流、激活 ATP 敏感性钾通道以及刺激一氧化氮合成有关。

3. 静脉麻醉药对呼吸系统的不良反应

大多数静脉麻醉药呈剂量依赖性地抑制呼吸中枢。诱导剂量的静脉麻醉药可使呼吸频率减慢，潮气量减少。其中，丙泊酚、硫喷妥钠和苯二氮䓬类药物可引起呼吸暂停，且发生率和持续时间取决于剂量、注射速度和联合用药。

4.静脉麻醉药对其他系统的不良反应

依托咪酯对肾上腺皮质功能有一定的抑制作用。早期研究发现，长时期输注依托咪酯应用于 ICU 患者镇静，可能导致患者的死亡率增加。而随后的大量研究证实，单次静脉注射依托咪酯虽然会出现肾上腺皮质功能轻微抑制的现象，但这种抑制多是暂时性的。皮质醇水平虽较麻醉诱导前降低，但仍然在正常范围内，且麻醉后数小时很快恢复。依托咪酯对内分泌系统的不良作用是可逆性的且剂量依赖性抑制 11β- 羟化酶，该酶可将11- 脱氧皮质醇转化成皮质醇，对 17α- 羟化酶的影响很小，其结果导致皮质醇前体 11-脱氧皮质醇、17- 羟孕酮及 ACTH 增多。依托咪酯产生的对 11β- 羟化酶和 17α- 羟化酶合成皮质醇和醛固酮的阻断作用可能与依托咪酯结合细胞色素 P450 酶形成的游离咪唑基有关，从而导致人体甾体生成所需要的维生素 C 的再合成被抑制。

(三)B 型药物不良反应

1.静脉麻醉药与卟啉病

卟啉病是机体合成血红素的过程中，由于缺乏某种酶或酶活性降低使合成受阻而引起的一组罕见的卟啉代谢障碍性疾病。由于卟啉的代谢异常，患者排泄物中的卟啉含量也偏高，以致尿液呈现紫色的现象。正常情况下，血红素可通过反馈抑制调节 δ- 氨基-γ- 酮戊酸合酶 (ALA synthase) 来严格控制自身的合成。而在病理情况下，如失血、感染及脱水等，此反馈抑制调节被中断从而导致 ALA 合酶活性增加，最终使 ALA 系卟啉原前驱物质产生增多。静脉麻醉药巴比妥类、依托咪酯、氯胺酮均能刺激 ALA 合酶的活性，诱发潜在性卟啉病患者的急性发作。

2.静脉麻醉药与过敏反应

临床麻醉中，经静脉途径给药主要出现的是 I 型超敏反应，又称为过敏反应，是指被致敏的机体再次接触相同的抗原后迅速发生的，导致组织损伤的免疫反应。它在 4 种超敏反应中发生速度最快，几秒钟至几十分钟出现症状，具有明显的个体差异和遗传背景。其发生反应的过程为外源性或内源性变应原刺激机体的单核吞噬细胞系统而引起浆细胞反应，产生特异性的反应素 ——IgE，IgE 分子附着于肥大细胞或嗜碱性粒细胞的 IgE 受体，由此使机体处于致敏状态，而当机体再次接触同种变应原时，附着于肥大细胞的 IgE 与特异性变应原桥联，激发相关细胞释放过敏介质如组胺、5-HT、白三烯、前列腺素等，这些介质能引起平滑肌收缩、毛细血管扩张、通透性增加和腺体分泌增加。根据这些活性物质作用的靶细胞不同，可发生呼吸道过敏反应、消化道过敏反应、皮肤过敏反应，甚至过敏性休克。

第二节 丙泊酚和磷丙泊酚

一、丙泊酚

（一）简史

丙泊酚是一种新型的静脉麻醉药，最初是在 20 世纪 70 年代苯酚衍生物的研究中发现其催眠作用的，在结构上和临床所用的其他静脉麻醉药完全不同。1977 年 Kay 和 Roily 最先报道了丙泊酚可作为麻醉诱导药物，此后随研究的逐渐深入，丙泊酚开始广泛应用于临床。

由于丙泊酚不溶于水，最初的临床制剂为聚氧乙基蓖麻油溶液，但由于过敏反应与这种溶媒有关，制剂遂改为乳剂。丙泊酚具有起效迅速、作用时间短、长时间持续输注后无明显的蓄积、苏醒迅速完全、与吸入麻醉药相比又有抗呕吐和无环境污染等优点，已普遍用于麻醉诱导与维持，也常用于术中、术后及 ICU 的镇静。

（二）理化性质

丙泊酚的化学名称为 2，6- 二异丙基苯酚，是烷基酚一族的成员，分子量为 178。室温下为乳白色油状物，pH 为 7.0，难溶于水，借助增溶剂可溶于水制成注射液。室温下稳定，对光不敏感。市场上制剂的规格为含 1% 丙泊酚的 20mL 玻璃安瓿，以及 50mL 的预充注射器，另外还有 50mL 和 100mL 的瓶装制剂。安瓿以氮气密封，使用前应振荡混匀。如需使用低浓度的丙泊酚，可用 5% 葡萄糖溶液稀释。

（三）体内过程

1. 分布

丙泊酚的亲脂性强，注入体内后能迅速地从血液分布到全身各器官和组织中。开始为快速分布相，其次为快速中间相，最后缓慢消除。在分布后的时相，丙泊酚的血药浓度下降很快，平均 $t_{1/2}$ 为 35 ～ 45 分钟。所有患者均出现缓慢终止相，此相反映丙泊酚从血流灌注缺乏区如脂肪组织向血液回流再排出体外的过程。当丙泊酚的血药浓度在 0.1 ～ 20μg/mL 范围内时，其蛋白结合率为 95%。

有学者研究了不同剂量范围及持续输注后丙泊酚的药代动力学，并曾按二室或三室模型进行评价，也有学者认为其更适合三室模型。丙泊酚中央室的分布容积为 20 ～ 40L，稳态分布容积为 150 ～ 700L。丙泊酚的清除率很高，为 1.5 ～ 2.2L/min。

丙泊酚的药代动力学会受不同因素影响，如性别、年龄、体重、疾病、服用药物等。丙泊酚能通过降低肝血流而降低其自身的清除率。另外丙泊酚会改变心排血量，因此可能会影响房室间的清除，从而影响临床疗效。心排血量的增加会导致丙泊酚血药浓度的下降，反之亦然。女性的分布容积高于男性，但消除 $t_{1/2}$ 与男性相似。老年人的清除率降低，但中央室容积小。儿童的中央室容积大 (50%)，而清除率较高 (25%)。另外接受冠状动脉搭桥术的患者的药代动力学参数与其他成人不同，患者接受体外循环后，中央室容积和初始清除率会增高，因此初始丙泊酚输注速率须升高以维持同样的血药浓度。肝脏疾病患者的稳态分布容积及中央室容积增大，清除率没有变化，但消除 $t_{1/2}$ 略有延长。肾脏疾病不改变丙泊酚的药代动力学。肝、肾功能不全不影响其清除率，这提示肝脏代谢此药的能力很强，另外还存在肝外代谢。

2. 代谢和排泄

丙泊酚在肝脏通过与葡糖醛酸及硫酸基结合迅速代谢，产生的水溶性代谢产物经肾脏排出。丙泊酚主要在肝脏代谢，88% 经羟化或以螯合物的形式从尿中排出，其中母体化合物的含量不到 1%，仅 2% 随胆汁从粪便中排出。丙泊酚存在肝外代谢和肾外排泄，其清除率超过肝脏血流。肺在肝外代谢中有着重要作用，单次给药后，将近 30% 的摄取和首过清除由肺脏完成。持续输注的丙泊酚通过肺脏后，血药浓度会下降 20% ～ 30%，使循环动脉中测得的丙泊酚的代谢产物——2，6- 二异丙基 -1，4- 对苯二酚的血药浓度也会升高。体外实验发现人肾脏和小肠组织中的微粒体可以形成丙泊酚葡糖苷酸。丙泊酚能浓度依赖性地抑制细胞色素 P450，因此会影响依赖这一酶系统的药物的代谢，如阿片类药物。

（四）作用机制

丙泊酚主要作用于突触，调节突触前膜递质的释放及前后膜受体的功能达到麻醉作用。丙泊酚抑制兴奋性神经递质的释放，主要通过抑制 Na^+ 通道来减少谷氨酸的释放；对于去甲肾上腺素，丙泊酚非竞争性地抑制 K^+ 引起的 Ca^{2+} 内流，抑制 K^+ 诱发的去甲肾上腺素释放；对于乙酰胆碱的抑制则在大脑中有区域选择性，不同部位的抑制程度不同。对于抑制性神经递质，丙泊酚浓度依赖性地增强 K^+ 引起的 γ 氨基丁酸 (GABA) 的释放，也能增强甘氨酸 (Gly) 的释放。但其主要是作用于突触后膜的 $GABA_A$ 受体，抑制兴奋的传递。

（五）临床应用

1. 用于麻醉诱导和维持

丙泊酚作为一种快速短效的静脉麻醉药，起效迅速，体内消除快，苏醒过程快速完全，长时间使用无明显的蓄积，适合于各类手术的麻醉诱导和维持，其在临床的应用带来了静脉麻醉的革命，特别在短小手术及门诊手术的麻醉中更有优势，也被批准用于心脏及神经外科手术的麻醉。

临床上丙泊酚的麻醉剂量从 1 ～ 2.5mg/kg 不等，未用术前药的成年人的 ED95 为 2.25 ～ 2.5mg/kg。决定诱导剂量的主要因素有年龄、体重指数和循环血容量，年龄大、身材瘦及血容量不足的患者诱导量应酌减。术前应用阿片类药物、苯二氮䓬类药物可显著降低丙泊酚的诱导剂量。对于超过 60 岁的老年人，推荐的诱导剂量为无术前用药者 1.75mg/kg、给术前用药者 1mg/kg。儿童的药代动力学与成人有别，诱导剂量应增加，ED95 为 2 ～ 3mg/kg。为防止儿童患者及接受心脏手术的患者诱导后血压显著下降，诱导前需补充容量，且丙泊酚应间断小剂量递增 (10 ～ 30mg) 或维持输注给药直至患者意识消失。无论术中采用何种麻醉药，作为短小手术的麻醉诱导药物，丙泊酚苏醒较快，精神运动功能恢复更为迅速。与其他静脉麻醉药相比，采用丙泊酚作为麻醉诱导药，术后恶心、呕吐的发生率也显著降低。

丙泊酚作为麻醉维持药物，可以间断单次注射、连续静脉滴注，但通常采用微量泵持续输注，这些年还采用计算机靶控输注 (TCI)。在充足的诱导剂量之后，麻醉维持通常需要每分钟单次给 10 ～ 40mg 丙泊酚，但因给药过于频繁，维持阶段还是更适合采用持续输注的方式。在诱导剂量以后，通常需要以 100 ～ 200μg/(kg·min) 的速度持续输注以维持麻醉，输注速率须根据个体需求、手术刺激、合并用药等调整。

单独使用丙泊酚，意识消失所需的血药浓度为 2.5 ～ 4.5μg/mL。以下给药方案可维持丙泊断的血药浓度在 3 ～ 4mg/mL，即最初 20 秒内注射 1mg/kg 丙泊酚，接下来的 10 分钟以 10mg/(kg·h) 的速率持续输注，再接下来以 8mg/(kg·h) 的速率再输注 10 分钟，以后输注速率降为 6mg/(kg·h)。对这些血药浓度及丙泊酚药代动力学特性的了解，使药代动力学模型驱动的输注系统成为可能。

由于丙泊酚药代动力学的优势，其作为麻醉维持药物时恢复快于巴比妥类药物，其恢复速度与恩氟烷及异氟烷相当，地氟烷麻醉恢复的速度稍快于丙泊酚。对于时长短于 1 小时的浅表手术，使用丙泊酚麻醉，恢复迅速并减少术后恶心、呕吐的优点是十分显著的。但若丙泊酚仅用于长时间或大手术的诱导，其恢复时间及术后恶心、呕吐的发生率则与硫喷妥钠 / 异氟烷麻醉相当。

2. 镇静

丙泊酚可用于术中镇静及 ICU 内机械通气患者的镇静。持续输注丙泊酚更便于调控镇静程度，无论输注时间多长，输注终止后患者可立即恢复。与咪达唑仑镇静相比，丙泊酚的可控性及恢复速度更佳。对于机械通气的患者，早恢复就意味着早拔管。快通道心脏手术后采用丙泊酚镇静，患者均可早期拔管。冠状动脉搭桥术后的患者无论采用丙泊酚或咪达唑仑镇静，其有害的心血管系统变化及缺血事件的发生率均相似。丙泊酚也被成功地用于患者自控镇静，其效果比咪达唑仑好，可能是因为丙泊酚起效更为迅速、作用时间更短、苏醒更快。

(六) 不良反应及其注意事项

1. 体循环血压下降

丙泊酚具有心血管抑制作用，引起低血压的原因与外周血管阻力降低、心脏前负荷减少、交感神经活性和心肌收缩力下降有关。运用丙泊酚进行单次诱导即可致动脉压一过性下降，对于术前使用阿片类和 P 受体拮抗药治疗的高血压患者其程度尤为严重，即使是左心功能良好的患者，丙泊断仍使平均动脉压 (MAP)、心率 (HR)、心脏指数 (CI)、全身血管阻力 (SVR) 短暂下降。研究证实，丙泊酚引起的低血压还与其注射速度、注射剂量和对中枢神经系统的影响有关。丙泊酚引起的血压下降一般持续较短时间，其引起持续性低血压的情况多见于老年人、女性、一般情况差或同时使用吗啡类药物的患者。

针对应用丙泊酚引起血压下降的防治策略，有效的措施列举如下。

(1) 麻醉诱导前适当地扩充心脏前负荷可防止低血压的出现，即在诱导前的 10 ~ 15 分钟内输注乳酸盐林格液 10 ~ 12mL/kg 进行适量的扩容。

(2) 使用阈下剂量的氯胺酮 (0.3 ~ 1mg/kg) 与丙泊酚合用，亦可以减少和对抗丙泊酚的心血管副反应。

(3) 预先静脉注射小剂量的麻黄碱 (0.1mg/kg 或 0.2mg/kg) 能够显著改善丙泊酚诱导时的低血压。

(4) 麻醉诱导时采用间歇注药的方法使用丙泊酚不仅对循环的扰乱较少，而且又能满足气管插管条件，较单次给药更安全、合理，尤其适合于老年患者、高血压及心功能不全患者。

(5) 如果使用丙泊酚的过程中出现持续性低血压，应减浅麻醉，并根据中心静脉压加速输液，必要时用麻黄碱、去氧肾上腺素等药物升高血压。

2. 心律失常

丙泊酚可以抑制引起心率增加的压力发射，对交感神经的抑制作用大于副交感神经，从而导致运用丙泊酚后有些患者出现心动过缓，甚至心率＜ 50 次 /min。但有时丙泊酚也可导致患者发生窦性心动过速、室性期前收缩、ST 段下降等情况。

运用丙泊酚期间，医务人员应严密观察患者的心电图变化情况，并及时处理异常情况。应对措施。

(1) 丙泊酚麻醉前常规准备阿托品，当心率低于 55 次 /min 时应及时用药，即注射阿托品 0.5 ~ 1mg 使心率恢复正常。

(2) 发生心动过速时一般为丙泊酚麻醉药量不足所致，如心率＞ 100 次 /min 时可追加丙泊酚剂量 (1 ~ 2mg/kg)。

(3) 若出现频发性室性期前收缩则要使用利多卡因 (1 ~ 2mg/kg) 静脉注射，或运用其他抗心律失常药物。

3. 呼吸抑制

丙泊酚临床运用过程中极易导致患者发生呼吸抑制，即使诱导剂量的丙泊酚也可引起患者呼吸频率减慢和潮气量降低，甚至可引起呼吸暂停，其程度和发生频率大于同类的其他静脉麻醉药。有效措施。

(1) 静脉推注丙泊酚后患者出现不同程度的呼吸减慢，但大多数情况都在正常范围内，患者在面罩吸氧的情况下血氧饱和度均可维持平稳，不需处理。

(2) 若患者出现吸气时痰鸣、血氧饱和度下降至 90% 以下、呼吸浅慢、口唇发干，应托起下颌，加大氧流量面罩吸氧，视病情给予辅助呼吸。经上述处理后血氧饱和度可恢复正常，一般不需要气管插管。

(3) 适宜控制丙泊酚注射给药的速度。丙泊酚随着注药速度的增加，麻醉起效时间明显缩短，但对呼吸、循环的抑制却加重，故临床上静脉推注丙泊酚时速度不宜过快，以3mg/s 为佳，可在 30 ~ 60 秒内注入诱导剂量。

(4) 在与吗啡类药物同时使用时应减少丙泊酚的用量，以减轻药物之间的不良相互作用。

4. 注射部位

疼痛丙泊酚静脉注射痛的发生率在成人为 30% ~ 90%、儿童为 28% ~ 85%，这种疼痛可以立刻发生或延后发生。丙泊酚与所有酚类药物一样可以强烈刺激皮肤、黏膜和血管内膜而产生疼痛，这种疼痛是因为丙泊酚激活血浆内的胰舒血管素 - 激肽系统，继而产生具有致痛作用的物质缓激肽，但缓激肽并不是引起疼痛的唯一因素。

5. 过敏反应

丙泊酚作为麻醉诱导药物，引起过敏反应时有报道。丙泊酚引起过敏反应可能与患者具有遗传性过敏史、存在药物及其他物质过敏史及丙泊酚引起机体组胺释放等有一定的关系。丙泊酚引起过敏反应时的临床表现可以为患者胸前区出现大片红色斑块或丘疹，多发生在丙泊酚静脉诱导后数分钟；极少患者可出现过敏性休克，表现为胸闷、呼吸困难、荨麻疹、血压下降；更为严重者可发生喉头水肿、支气管痉挛，甚至危及患者生命。

（七）与其他药物的相互作用

丙泊酚与咪达唑仑在催眠方面的协同作用已被临床所证实，它们的协同作用强于硫喷妥钠与咪达唑仑，但在抑制伤害性刺激产生的机体活动方面两者并无协同作用。诱导时两者合用不但可减弱循环及呼吸功能的变化，也可明显减弱丙泊酚的注射痛。

由于丙泊酚无明显的镇痛作用，对心血管有抑制作用，因此在临床上常与强效镇痛药联合应用。丙泊酚和阿芬太尼之间可发生药效学方面的协同作用，两者合用比单独应用可产生更强的镇静和镇痛作用。而丙泊酚和芬太尼联合用于麻醉诱导仅有相加作用。丙泊酚与阿芬太尼合用时的血药浓度比单独静脉注射丙泊酚时平均高21%。同样，在丙泊酚的血药浓度达 1000ng/mL 的基础上再给阿芬太尼，阿芬太尼的血药浓度明显高于单独给阿芬太尼时，因为丙泊酚可抑制细胞色素 P450 的活性，从而降低了阿芬太尼的排泄。

利多卡因和丁哌卡因可明显增强丙泊酚的作用与剂量相关。当静脉应用 3.0mg/kg 利多卡因或 1.0mg/kg 丁哌卡因时，可分别减少丙泊酚催眠剂量的 34.3% 和 39.6%。因此，若在丙泊酚之前使用过利多卡因或丁哌卡因，应酌情减少丙泊酚的用量。

丙泊酚与常用的吸入麻醉药及肌松药之间未发现有明显的协同作用。丙泊酚可增加肾上腺素的敏感性，在丙泊酚麻醉期间应用肾上腺素容易引起心律失常。

（八）禁忌证

对本品过敏的患者禁用；癫痫患者使用时可能导致惊厥的风险；妊娠期或产科手术麻醉禁用；禁用于因哮喘或会厌炎接受重症监护的各年龄段儿童的镇静；有脂肪超载特殊风险的患者应检测血脂水平，高脂血症患者禁用；糖尿病患者慎用。

（九）用法和用量

1. 诱导麻醉

静脉滴注。大多数年龄＜55岁的成年患者诱导麻醉时需要2.0～2.5mg/kg丙泊酚，滴注速度为每10秒约40mg；神经外科患者为避免明显的低血压和脑灌注压降低，应采用每10秒给予20mg的慢速率；老年人的剂量为1.0～1.5mg/kg，速度约每10秒给20mg；8岁以上的儿童一般需要2.5mg/kg。

2. 维持麻醉

(1) 静脉滴注：诱导用药以后，应该立即输注丙泊酚来维持。成年人连续静脉注射的维持剂量为4～12mg/(kg·h)，诱导用药后的初始阶段，第1个10～15分钟通常需要较快速用药，在维持麻醉的第1个0.5小时内输注速率相应减少30%～50%；老年人需要较低的维持剂量和较低的输液速度；儿童可以通过重复给药连续输注进行维持麻醉，一般在9～15mg/(kg·h)。

(2) 静脉注射：成年人行一般外科手术时，给药范围为20～50mg。

(3) ICU镇静：起始镇静剂量为0.3mg/(kg·h)，应连续缓慢输注；然后以0.3～0.6mg/(kg·h)的量增加，药物剂量调整的最短时间间隔为5分钟。

(4) 给药方式：未稀释的丙泊酚注射液能直接用于输注，当使用未稀释的丙泊酚直接输注时，建议使用微量泵或输注泵，以便于控制输注速率。

二、磷丙泊酚

丙泊酚脂肪乳具有起效快、恢复快的优点，但是临床发现该药的治疗指数低，能够诱发全身麻醉，且与低血压、心律失常、高甘油三酯血症和胰腺炎有关，长时间、大剂量使用可能引起丙泊酚输注综合征，并且会导致注射部位疼痛，注射液渗透物可致血栓性静脉炎或组织炎症。鉴于丙泊酚的诸多不良反应，研究人员在丙泊酚的分子中引入1个磷酸基后其水溶性增加，可制成水溶性注射液，从而减少不良反应如抑制心肺功能、过度镇静的风险。因制剂中不含脂肪、卵磷脂和防腐剂，不存在引起过敏、细菌感染和高血脂等问题。磷丙泊酚钠于2008年12月12日由TOA批准上市，商品名为Lusedra。该药由美国Eisai公司研发，为静脉注射剂。最新研究不断表明，磷丙泊酚作为新镇静催眠药物其前景广阔，适用于成年患者的临床诊断或治疗处置。

（一）理化特性

磷丙泊酚为丙泊酚的磷酸酯，又称 GPI-15715，化学名称为磷酸 -2，6- 二异丙基苯氧甲基单酯二钠盐，水溶性好，给药途径为静脉注射。磷丙泊酚进入体内后经肝和血管内皮细胞中的碱性磷酸酶转换成丙泊酚。磷丙泊酚本身没有药理活性，只有转变为丙泊酚才能对中枢神经系统产生抑制作用，1.86mg 磷丙泊酚相当于 1mg 丙泊酚。

（二）体内过程

1. 分布

静脉注射磷丙泊酚后，经内皮细胞中的碱性磷酸酶可快速分解成活性成分丙泊酚、无机磷酸盐、甲醛，而最终甲醛分解成二氧化碳和水；静脉注射磷丙泊酚虽可增加血清无机磷水平，但无相关的副反应的报道；平滑肌能调控丙泊酚释放，增加血浆中的丙泊酚浓度，丙泊酚迅速进入脑组织并达到平衡，从而发挥剂量依赖性的麻醉作用。所以磷丙泊酚对身体没有损害。

Ⅰ 期临床试验表明，静脉给予 6mg/kg 和 18mg/kg 后，磷丙泊酚的血药浓度峰值（C_{max}）分别为 (78.7±15.4)mg/L 和 (211±48.6)mg/L，达峰时间分别为 4 分钟和 2 分钟（释放出的丙泊酸达到峰值所需的时间为 12 分钟和 8 分钟），AUC 值分别为 (19.0±7.2)μg/(mL·h) 和 (50.3±8.4)μg/(mL·h)，表明效应与剂量成正比关系，且个体差异小。磷丙泊酚水解需时 8 分钟，给予 6.5mg/kg 后健康志愿者与患者的终末 $t_{1/2}$ 分别为 46 分钟和 52 分钟，释放出丙泊酚的终末 $t_{1/2}$ 为 (2.06±0.77) 小时，由于快速重新分布，$t_{1/2}$ 不能体现镇静作用的维持时间。它的分布属于二室模型，而丙泊酚为三室模型分布。

2. 代谢和排泄

磷丙泊酚通过碱性磷酸酶完全代谢，代谢产物包括丙泊酚、甲醛和磷酸。丙泊酚则由 CYP2D6 代谢成丙泊酚葡糖苷酸（占 34.8%）、对苯二酚 -4- 硫酸盐 (4.6%)、对苯二酚 -4- 葡糖苷酸 (11.1%) 和对苯二酚 -4- 葡糖苷酸 (5.1%)。甲醛转变为甲酸盐后，过量的甲酸通过四氢叶酸通路被氧化成 CO_2 后消除，如果甲酸盐没有被及时清除会产生积蓄中毒。不过，迄今尚未见到因使用磷丙泊酚和其他磷酸酯前药如磷苯妥英中毒的报道。磷丙泊酚和丙泊酚脂肪乳的起效时间不同，前者为 4～8 分钟，后者为 2 分钟，相同剂量的磷丙泊酚与丙泊酚脂肪乳相比起效时间会滞后。磷丙泊酚的分布容积为 (0.33±0.069)L/kg，水解后丙泊酚的分布容积为 5.8L/kg。两者的血浆蛋白结合率均达到 98%，丙泊酚可以通过胎盘屏障和进入乳汁中。体外研究表明，磷丙泊酚与芬太尼、哌替啶、吗啡、咪达唑仑等药物合用不会引起这些药物药代动力学参数的改变。

（三）作用机制

磷丙泊酚的作用机制与丙泊酚相同，它们都是一种短效的静脉全身麻醉药，被广泛用于临床麻醉。

1. 作用于 GABA 受体

丙泊酚可作用于突触后膜，突触后膜上的 GABA 受体是其产生全麻作用的主要靶位。丙泊酚对于 Na^+ 通道具有抑制作用。电压门控 Na^+ 通道的激活，可使突触前膜除极而引发 Ca^{2+} 内流，引起神经递质释放；或者当细胞膜外的 K^+ 浓度升高时，激活电压门控 Ca^{2+} 通道，导致 Ca^{2+} 内流，引起神经递质释放。因此丙泊酚对 Ca^{2+} 依赖性谷氨酸和 GABA 的释放产生抑制作用，而对非 Ca^{2+} 依赖性谷氨酸和 GABA 释放无影响。

2. 激活瞬时感受电位 TRP V1 和 TRP A1

近年研究发现，瞬时感受电位蛋白 (TRP) 家族在哺乳动物体内扮演着细胞感受器的角色，将细胞外环境的变化翻译为膜兴奋性和第二信使信号，如 Ca^{2+} 的变化，能够感受胞内外的各种刺激。TRP 通道在人体遍布于多种组织和细胞中，并参与人体几乎所有的生理功能和许多病理变化。有研究学者指出，丙泊酚还可通过激活 TRP V1 和 TRP A1 途径而产生麻醉作用。丙泊酚通过激活 TRP V1，进一步活化蛋白激酶 Cε(PKCε)，产生抑制性钾电流 (I_g)。活化蛋白激酶 C 还可以进一步提高内皮型一氧化氮合酶 (eNOS) 系统的活性，所以丙泊酚在转录水平通过上调 eNOS 基因启动子的转录活性，催化精氨酸分解成一氧化氮 (NO)，NO 自由扩散到附近的靶细胞，结合并激活可溶性的鸟苷酸环化酶 (GC)，进而促进产生环鸟苷酸环化酶 (cGMP)，激活 PKG，进一步使靶蛋白磷酸化，促进平滑肌松弛，扩张血管，产生麻醉效果。

3. 作用于 AMPA 受体

α- 氨基羟甲基噁唑丙酸 (AMPA) 受体主要介导中枢神经系统的快速兴奋性突触传递，对突触的传递效率、神经元的整合功能以及突触可塑性均有重要影响。AMPA 受体是由 GluR1 ～ GluR44 个亚基组成的异四聚体复合物，其中 GluR1 和 GluR4 为钙离子通透性 AMPA 受体、GluR2 为钙离子非通透性受体。丙泊酚可使神经元特殊丝氨酸位点 845 的 AMPA 受体亚基 GluR1 磷酸化，胞外的 Ca^{2+} 不能内流，不能引起突触后膜去极化，抑制兴奋性突触传递。这也是全身麻醉的分子靶向机制之一。

4. 通过其他途径产生麻醉作用

胞外信号调节激酶 (ERK) 属于丝裂素活化蛋白激酶 (MAPK) 超家族的经典成员，是将细胞外的刺激信号转导到细胞内并引起细胞核内反应，最终影响基因转录和调控的通路，也是真核细胞转导胞外信号到胞内引起细胞反应的四大信号系统之一。一定浓度的丙泊酚通过 ERK 途径来诱导神经细胞表达 c-Fos 蛋白和早期生长反应因子 -1(Egr-1)。丙泊酚通过激活 MAPK/ERK 途径诱导即时早期基因 (IEG) 表达 c-Fos 蛋白和 Egr-1，这也是新发现的丙泊酚醇作用路径。

（四）临床应用

1. 在内镜诊治过程中的临床应用

通常认为，常规内镜诊治过程中，中等程度的镇静（清醒镇静）能产生足够的控制疼痛和焦虑作用，大多数患者不会产生失忆。不同国家的镇静处置方法差异很大，对大多数患者许多国家仍使用传统的中等程度镇静方法。特别是做支气管镜检查时，应用传统镇静药物的不良反应会增加，如焦虑、疼痛、口咽部不适、咳嗽、胸部不适、整个过程的耐受性差。虽然麻醉师实施镇静的深度非常重要，但是持续镇静在麻醉中更重要，因为中等程度的持续镇静更安全，在麻醉状态下患者可保持清醒。

所研制的前体药大部分以加强药物渗透为目标，增加口服前体药的脂溶性或提高静脉注射前体药的水溶解度，前体药物的设计可提高原药的生物利用度。多数口服前体药物可以避免首过效应，而静脉注射前体药可延长其体内存留的时间。磷丙泊酚具有提高丙泊酚的生物利用度、避免首过效应、延长体内存留时间等特点。它不仅保留丙泊酚镇静作用起效快的特点，而且比丙泊酚的作用时间延长，在结肠镜和支气管镜检查中的应用效果良好。

2. 用于小型手术

Gan 等开展了一项Ⅲ期、开放式、无对照临床试验，旨在评价磷丙泊酚在小型手术中的安全性，123 名患者在接受芬太尼 5 分钟后给予 6.5mg/kg 的起始剂量（患者大多 < 65 岁），补充剂量根据实际情况给予。共计有 82.1% 的患者发生与治疗有关的不良反应，主要为感觉异常 (62.6%) 和皮肤瘙痒 (27.6%)，不良反应通常在用药后的 5 分钟内发生，还包括如恶心 (4.1%)、低血压 (3.3%)、呕吐 (3.3%)、头痛 (2.2%) 和血氧过低 (1%)。本试验发现的不良反应与其他试验结果是一致的，主要为感觉异常和皮肤瘙痒，可能与药物中的磷酸酯有关。使用 FDA 批准的剂量 (6.5mg/kg)，感觉异常的发生率为 47.6% ～ 68.4%；皮肤瘙痒的发生率为 8.0% ～ 14.7%；低血压的发生率为 2% ～ 4%；血氧过低是与镇静有关的副反应，发生率为 10% ～ 14%。总体来说，不良反应的程度在轻微与中度之间，不到 1% 的患者因药物不良反应退出试验。

3. 用于牙科门诊

研究者对磷丙泊酚和咪达唑仑用于门诊牙科手术的疗效与安全性做了对照，60 名患者随机分成 2 组，所有参与试验者给予磷丙泊酚或咪达唑仑前均接受 1μg/kg 芬太尼。磷丙泊酚组先给予 6.5mg/kg，如需要再给予 1.6mg/kg。咪达唑仑组的起始剂量为 0.05mg/kg，补充剂量为 0.02mg/kg。结果显示，磷丙泊酚组的身体恢复时间平均值为 11.6 分钟，咪达唑仑组为 18.4 分钟 (P < 0.01)；认知能力恢复 2 组没有明显差异。磷丙泊酚组的不良反应是多数患者感觉会阴部不适，咪达唑仑组的多数患者出现心动过速，其他参数如镇静安全性、维持时间或满意度都无显著性差异。结果表明，门诊牙科医师使用磷丙泊酚 6.5mg/kg 可以作为咪达唑仑的替代品用于口腔小手术，安全性和耐受性都比较好。

4. 用于 ICU 患者

Candiotti 等报道，目前用于 ICU 插管患者镇静的药物非常有限。磷丙泊酚用于 ICU 患者以往未见报道。本试验共计有 60 名患者参与安全性与有效性评价，采用随机、开放式方法，使用拉姆齐镇静评分 (RSS) 系统。结果表明患者的 RSS 为 2～5 分（> 90% 的镇静时间），用于 ICU 患者的短期麻醉诱导和镇静作用维持，耐受性和有效性均可，与丙泊酚相比，不良反应、血液中的甲酸盐浓度没有明显区别。Mohrien 等报道，苯二氮䓬类药物如咪达唑仑可加重危重患者的精神错乱，延长物理通气时间，器官功能的改变也使危重患者对常用的镇静剂的反应发生变化，结合其他影响因素，今后 ICU 镇静剂的选择可能是将磷丙泊酚 + 氯胺酮 + 瑞芬太尼作为标准组合。

5. 用于冠状动脉旁路移植术

Fechner 等开展了一项磷丙泊酚用于冠状动脉旁路移植术的试验（Ⅰ期临床、开放式、单中心前瞻性研究），评价其安全性与有效性。患者随机给予磷丙泊酚（或丙泊酚）+ 阿芬他尼作为全身静脉麻醉药，连续记录患者的脑电双频指数、动脉血压、心率、肺动脉导管测量值，并严密监测血液中的甲酸盐、磷酸盐和 Ca^{2+} 浓度，利用不良反应、神经病学检查、临床检验和生命体征对药物的安全性和耐受性进行评估。磷丙泊酚和丙泊酚用于全身麻醉的剂量分别为 (11.3±2.5)mg/(kg·h) 和 (4.4±1.0)mg/(kg·h)，患者的脑电双频指数值表明，磷丙泊酚的全麻和镇静效果与丙泊酚相当，没有甲酸盐中毒的迹象，唯一与磷丙泊酚有关的不良反应是会阴部肛门周围暂时性烧灼感。结果提示，磷丙泊酚可以作为全身麻醉药用于做冠状动脉旁路移植手术的患者，但期待未来有更多的心脏手术来验证其安全性。

（五）注意事项和不良反应

磷丙泊酚应由有资质的麻醉医师使用。孕妇（妊娠分级为 B)、自然分娩、剖宫产、哺乳期妇女、年龄 < 18 岁的患者不推荐使用（因为其安全性还没确定）。镇静过程中要不断观察患者有无低血压、窒息、呼气道阻塞和氧气饱和度下降等情况，药物剂量 > 6mg/kg 可能会产生深度镇静风险，必须保证专用导气管、物理通风、辅助供氧和心血管复苏药物随时可用。过量使用可能导致心肺功能抑制，甲酸浓度过高会产生阴离子间歇性代谢性酸中毒、酮血症、丙酮尿、呼吸衰竭和失明。磷酸盐过量可能导致血钙过低、感觉异常、肌肉痉挛和癫痫。与丙泊酚乳剂相比，磷丙泊酚引起的注射部位疼痛减少。最常见的不良反应是短暂的感觉异常 (49%～74%) 和皮肤瘙痒 (16%～28%)，程度轻微，具有自限性。其他较严重的不良反应是咳嗽，恶心、呕吐，会阴部烧灼感、麻刺感和瘙痒，通常在首次用药后的 5 分钟发生，原因不明，可能与制剂中存在的磷酸盐有关。镇静有关的不良反应如低氧 (4%)、呼吸抑制、窒息和低血压也有报道。不过低氧大多发生在年龄 > 75 岁的老年人，窒息的发生与患者的年龄和用药剂量有关 (< 1%～3%)。

（六）用法和用量

静脉注射。开始时快速推注 6.5mg/kg，之后根据需要追加 1.6mg/kg，65 岁以上和患有全身性疾病的患者的剂量为标准剂量的 75%。

第三节　氯胺酮

一、简史

氯胺酮是苯环己哌啶的衍生物。它属于静脉全身麻醉药，临床上用作手术麻醉药或麻醉诱导剂，具有一定的精神依赖性。氯胺酮可以产生一种分离麻醉状态，其特征是僵直状、浅镇静、遗忘与显著镇痛，并能进入梦境、出现幻觉。1965 年由 Corssen 和 Domino 在人体应用，1970 年氯胺酮作为一种麻醉药获得了 FDA 批准。接近 20 世纪末，氯胺酮的应用开始变质，它成为狂野派对及其他类似活动中常用的迷幻药物，各国开始收紧对其的应用，并将其列为危险精神科药物等名录以加强监控。

因氯胺酮能够产生良好的麻醉和止痛效果、短暂的持续期、对心血管和呼吸系统安全的特性而得到广泛使用，在儿科手术中的使用尤为显著。首次广泛应用是派发于参加越战的美国士兵。除了麻醉作用外，氯胺酮亦因其镇痛作用强，直至目前仍广泛应用。目前兽医亦广泛使用本品，也在发展中国家作为麻醉药被加以利用。

二、理化性质

氯胺酮的分子量为 238kD，为白色结晶盐，具有水溶性，具有不燃性，解离常数为 7.5。

氯胺酮药液呈微酸性 (pH 为 3.5～5.5)，脂溶性为硫喷妥钠的 5～10 倍。常用其盐酸盐，是右旋与左旋氯胺酮 2 对应异构体的消旋体。右旋氯胺酮的麻醉效价是左旋氯胺酮的 4 倍。

三、体内过程

(一) 分布

氯胺酮的脂溶性为硫喷妥钠的 5～10 倍，其 pKa 为 7.5，静脉注射后 1 分钟、肌内注射后 5 分钟其血药浓度达到峰值。血浆蛋白结合率低 (12%～47%)，进入循环后迅速分布到血运丰富的组织。由于其脂溶性高，易于透过血脑屏障，加之脑血流丰富，脑内浓度迅速增加，其峰浓度可达血药浓度的 4～5 倍。然后迅速从脑再分布到其他组织。苏醒迅速主要是再分布的结果。

(二) 代谢和排泄

已知氯胺酮进入体内之后，大部分经肝脏微粒体酶代谢，形成去甲氯胺酮，然后羟基化生成羟基去甲氯胺酮。这些产物经过结合反应形成水溶性葡糖醛酸衍生物，经肾脏排出。目前对于代谢产物的活性研究较少，去甲氯胺酮的活性明显低于氯胺酮，仅为氯胺酮活性的 20%～30%。对于其他的代谢产物活性知之甚少。

有必要进一步研究氯胺酮的代谢机制和影响其代谢的遗传机制。在人类 P450 家庭中，主要有 3 族 (CPY1、CPY2 和 CPY3)19 种同工酶参与外来化学物的代谢。CPY1、CPY2 和 CPY3 家族约占肝 P450 总含量的 70%，并负责大多数药物的代谢。已知 CPY2B6、CPY3A4 和 CYP2C9 在肝微粒体中均具有较高的活性，遗传多态性、酶抑制、酶诱导及生理因素均可引起细胞色素 P450 活性的改变，有一定的临床意义。Hijazi 认为人肝脏微粒体中氯胺酮的代谢主要是由 CPY2B6 催化的。Mssner 等发现 CPY3A4、CPY2B6 和 CYP2C9 抑制剂都能降低氯胺酮的代谢，CPY3A4 抑制剂对氯胺酮的代谢抑制作用最强。究竟有几种 P450 酶参与氯胺酮的代谢和哪种酶起到决定性作用目前还没有定论，有待于进一步的研究。

四、作用机制

（一）氯胺酮拮抗 N- 甲基 -D- 天冬氨酸 (NMDA) 受体

氯胺酮是 NMDA 受体的非竞争性阻断药，阻断兴奋性神经传导是氯胺酮产生全身麻醉作用的主要机制。氯胺酮通过与 NMDA 受体的苯环己哌啶位点结合，非竞争性地抑制谷氨酸对该受体的激活，且对 NMDA 受体的阻断有时间和刺激频率的依赖性。已有研究表明氯胺酮的镇痛、麻醉作用与 NMDA 受体上氯胺酮的原发作用位点被阻断有关。该药通过选择性地阻滞脊髓网状结构束对痛觉的传入信号，阻断痛觉向丘脑和皮质区传播，从而产生镇痛作用。同时还激活边缘系统，使两者的功能分离。边缘系统兴奋可导致患者在苏醒期情绪方面的过度活动。

（二）非 NMDA 谷氨酸受体

以前认为氯胺酮不与非 NMDA 谷氨酸受体结合，近来发现氯胺酮抑制非 NMDA 谷氨酸受体，而这一抑制可能由谷氨酸、NO、环磷鸟苷系统介导。

也有研究报道，氯胺酮能激活阿片受体，从而产生镇痛作用。

五、临床应用

氯胺酮具有独特的药理学特点，特别是由于其容易发生苏醒反应，所以并不适合临床常规使用。不过氯胺酮在麻醉诱导时的拟交感作用和支气管扩张作用使其在麻醉中仍占有一席之地。氯胺酮可用于麻醉前用药、麻醉诱导和维持。小剂量的氯胺酮可以常规用于预防性镇痛，预防阿片类药物耐受和痛觉过敏现象。在以上药理学特点之后，氯胺酮适用于临床的角色也依赖于其药理学特点的变化。

（一）麻醉及镇静

氯胺酮的诱导适合于合并有心血管疾病 (非缺血性心脏病) 及呼吸系统疾病的患者，特别是麻醉风险高的患者 (ASA Ⅳ级)。

在儿科麻醉用药中，氯胺酮扮演着重要角色，它常被用为诱导和维持麻醉，其常规剂量为 0.5 ～ 2mg/kg(i.v.) 或 4 ～ 5mg/kg(i.m.)。由于其对心血管方面的影响小，对于有心脏疾病的儿童进行手术十分流行使用氯胺酮。在儿科紧急事件中的清醒镇静、内镜检查、导管插入术和影像学检查中氯胺酮的使用也十分普遍。在特护病房中，对于使用机械通气的患者，氯胺酮经常作为一个辅助用药连续输注，来维持患者的镇静状态。而对于哮喘持续状态需要人工通气的儿童则首选氯胺酮作为镇静剂，因为氯胺酮有支气管扩张效果。

（二）止痛

手术前给予氯胺酮能够降低中枢神经系统对痛觉刺激的敏感性，进而降低在手术第1个24小时内对吗啡的需求量，同时也减轻术后恶心和呕吐。对于新生儿，1mg氯胺酮减低由于气管吸取术造成的疼痛，且不减弱心率和血压。口服10mg氯胺酮对于烧伤敷料更换的儿童能够起到止痛和镇静作用。

（三）抗抑郁作用

研究发现氯胺酮输注72小时后患者的抑郁症状出现治疗性的改善。难治性抑郁症患者输注氯胺酮(0.5mg/kg)产生的抗抑郁作用快速(用药后的2小时内出现)且相对持续(持续至用药后1～2周)，氯胺酮的这种快速抗抑郁效果和在难治性抑郁症患者上的疗效已成功用于临床治疗。有病例报道，用于抑郁症合并酒精依赖或者合并疼痛综合征患者的治疗，氯胺酮的快速抗抑郁效果明确。但是，目前氯胺酮抗抑郁的机制尚不十分清楚。

（四）抗炎作用

严重的术后炎症反应使得心脏外科手术的死亡率增加。很多学者对此开展研究并发现，在心脏手术中体外循环引起促炎和抗炎因子的分泌，这些因子如IL-6和C反应蛋白等有调节炎症级联反应的作用。低剂量的氯胺酮(0.5mg/kg)可抑制心脏手术后血清C反应蛋白、IL-6和IL-10的增加。此外，对心脏手术患者分别以不同剂量的氯胺酮(0.25mg/kg和0.5mg/kg)进行麻醉诱导，2种剂量均能有效降低体外循环转流后(至少24小时内)的血清IL-6水平，但是降低幅度的差异无统计学意义。低剂量的氯胺酮也可以降低子宫切除术等其他种类手术后患者血清IL-6的表达水平。动物实验还表明，氯胺酮也可降低肿瘤坏死因子和IL-8的水平，还可以抑制转录因子激活蛋白-1和核因子κB(NF-κB)，这些都是介导炎症产生的因子。

六、不良反应

氯胺酮的不良反应主要表现在以下几个方面。

(1) 氯胺酮的精神方面的不良反应是非常常见的，在苏醒期出现恐惧、幻觉等表现会给患者带来非常不适的体验。

(2) 氯胺酮由于其对循环系统的兴奋作用，可能导致血压的忽然变化，增加心肌耗氧量。

(3) 氯胺酮可以增加颅内压及眼压；氯胺酮可以增加非去极化型肌肉神经阻滞，机制尚不清楚。

七、与其他药物的相互作用

(1) 氯胺酮与苯二氮䓬类药物并用时可延长作用时间并减少不良反应的发生，剂量应酌情减少。

(2) 与氟烷等含卤全麻药同用时，氯胺酮的作用延长，苏醒延迟。

(3) 与抗高血压药或中枢神经抑制药合用，尤其是氯胺酮的用量偏大时，静脉注射过快可导致血压剧降或 / 和呼吸抑制。

(4) 对服用甲状腺素的患者，氯胺酮有可能引起血压过高和心动过速。

八、禁忌证与注意事项

禁忌证包括以下几方面。

(1) 精神分裂症等精神疾病的患者禁用。

(2) 颅内压升高及颅内占位的患者禁用。

(3) 开放性眼外伤或其他眼压升高可能导致严重后果的眼科疾病患者禁用。

(4) 缺血性心肌病患者禁用。

(5) 动脉瘤患者由于其需要平稳的血流动力学，应禁用。

(6) 出现术后谵妄 (如震颤性谵妄、可能有脑外伤、高龄及老年痴呆等) 的患者禁用。

由于现有的氯胺酮制剂大多加入了防腐剂，在防腐剂未被证实无神经毒性的情况下，严禁氯胺酮蛛网膜下腔给药，同样也不应用于硬膜外麻醉。椎管内使用氯胺酮尚未被 FDA 批准。

第四节　依托咪酯

一、简史

依托咪酯为咪唑类衍生物，系催眠性静脉麻醉药，其催眠效应为硫喷妥钠的 12 倍。依托咪酯对循环、呼吸系统的抑制作用轻，有一定的脑保护作用，连续输注无明显的蓄积，停药后可迅速恢复。此药的安全剂量范围大，动物实验发现其 LD_{50}/ED_{50} 为 26，而硫喷妥钠仅为 4.6，且无致畸作用。增加注药速度，依托咪酯的作用强度和毒性轻度增加，但对安全范围无影响。目前依托咪酯主要用于全身麻醉诱导和短小手术的麻醉维持。

二、理化性质

依托咪酯为咪唑类的羟化盐，其化学名称为 (+)-1-(α- 甲苄基) 咪唑 -5- 羧酸乙酯，分子量为 244。依托咪酯有 2 种同分异构体，只有右旋异构体才具有催眠效应。此药系白色结晶性粉末，其盐易溶于水，但不稳定，仅在 24 小时内可安全使用。其水溶液每毫升含依托咪酯 1.5mg，pH 为 3.3。此药的商品制剂主要供麻醉诱导，溶于 35% 的丙二醇中，每安瓿含 0.2% 的依托咪酯 10mL，即 2mg/mL，在室温下可保存 2 年，pH 为 6.9。此配方的目的除增加药物的稳定性外，还可减少注射部位疼痛的发生率。

三、体内过程

（一）分布和清除

依托咪酯的解离常数 (pKa) 为 4.2，在生理 pH 下呈极度的疏水性。为了增加溶解度，溶剂采用 35% 的丙二醇或者脂肪乳剂，还研制出了溶于环糊精的制剂。

静脉注射后，依托咪酯很快进入脑和其他血流灌注丰富的器官中，其次是肌肉内，脂肪摄取较慢。注药后 1 分钟脑内浓度达峰值，患者便进入睡眠状态，然后很快从脑内向其他组织转移。脑内药物浓度下降后，患者迅速苏醒。2 种光学异构体 [R(+)] 与 [S(-)] 在血、脑和肝中的分布基本上无差别，但 [S(-)] 几乎没有催眠作用，表明脑组织中存在立体特异性受体。

依托咪酯与血浆蛋白结合达 76.5%(几乎全是白蛋白)，血浆蛋白减少，游离部分增多，药效增强。依托咪酯的稳态分布容积为 2.2 ～ 4.5L/kg。初期分布 $t_{1/2}$ 为 2.7 分钟，再分布 $t_{1/2}$ 为 29 分钟；清除 $t_{1/2}$ 为 2.9 ～ 5.3 小时。此药的肝脏清除率很高，达 18 ～ 25mL/(kg·min)，其摄取率为 0.5 ～ 0.9。因此，影响肝药血流的药物会改变依托咪酯的清除 $t_{1/2}$。此药在体内的再分布是影响时效的重要因素，对肝功能异常患者的催眠作用时间无明显变化，但肝硬化患者的分布容积加倍而清除率无改变，所以消除 $t_{1/2}$ 相应延长。随着年龄增加，初期分布容积减少，清除率降低。消除 $t_{1/2}$ 相对短，而清除相对快，使此药既适合单次注射或重复给药，也适宜连续静脉输注。

（二）代谢和排泄

依托咪酯在肝脏和血浆内迅速水解成 R(+)-1-(1- 甲基苄基)-1H- 咪唑 -5- 羟基酸而失去作用，其主要代谢产物为羧酸，肝微粒体酶和血浆酯酶参与水解过程。有文献报道，注药后 7 分钟代谢产物即可在血浆内达峰值。依托咪酯在体内的代谢速度很快，其时效短，不仅与药物在体内的再分布有关，也主要是迅速水解代谢的缘故。除 2% ～ 3% 以原型随尿排泄外，85% 的代谢产物随尿排出，仅 13% 的代谢产物经胆系排泄。此外，还有少量依托咪酯经氧化脱羟基作用代谢为苯乙醇酸和苯甲酸由泌尿系统排出。

四、作用机制

与巴比妥类相似，依托咪酯的催眠作用也是通过作用于 $GABA_A$ 受体拮抗突触间的传递。依托咪酯可抑制网状激活系统，对脊髓神经原有的易化也有抑制作用，而对进入丘脑的传入神经系统或脑干神经元的自发活动只有轻微作用。

研究指出，不同浓度的依托咪酯对 $GABA_A$ 受体具有 2 种效应。在临床剂量相关液度，依托咪酯通过激动剂正向调节 $GABA_A$ 受体活性。换句话说，当依托咪酯出现时，$GABA_A$ 受体能够被低于正常激活浓度的较低浓度的 GABA 激活。临床浓度的依托咪酯亦可减慢突触 $GABA_A$ 受体介导的抑制性突触后电流的衰减，延长突触后抑制和降低神经元回路的反应频率。在临床剂量的依托咪酯相关浓度亦可观察到突触外受体的增强性激活，增加强直性抑制漏电流，同时降低神经元的兴奋性。依托咪酯对突触外 $GABA_A$ 受体介导的强直性电流的影响可能比对突触电流的影响更加重要。在不存在 GABA 时，高于临床浓度的依托咪酯亦可直接激活突触 $GABA_A$ 受体通道，这种作用可称为直接激活。依托咪酯介导调节 GABA 的激活和直接激活，这 2 种作用都作用于 $GABA_A$ 受体上的同一类位点。依托咪酯与其位点的结合可通过受体是否处于开放或关闭状态来决定。本质上，依托咪酯与关闭受体的结合能力较弱，但与开放受体的结合紧密。

五、临床应用

（一）全身麻醉诱导

依托咪酯麻醉时循环稳定、呼吸抑制轻微，安全界限较大，其半数有效量／半数致死量比值为 26.4，这些特点在快速诱导药物中是唯一的。所以依托咪酯适合于有心血管系统疾病、呼吸系统疾病、颅内高压等患者。依托咪酯的诱导剂量为 0.2 ~ 0.4mg/kg，一般剂量为 0.3mg/kg，起效快，其持续时间与剂量有关。依托咪酯诱导时可获得稳定的血流动力学，对高血压、冠状动脉粥样硬化性心脏病患者是非常有利的，是目前最安全的静脉麻醉诱导药。在严重败血症、脓毒症休克及创伤患者的麻醉诱导时选用依托咪酯亦可获得稳定的血流动力学。

（二）麻醉维持

持续输注依托咪酯后，其时量相关 $t_{1/2}$ 较短，提示多次给药或持续输注仍可迅速苏醒。但需谨防长时间用药引发的肾上腺皮质功能不全，特别是重症感染、肾上腺皮质功能不全以及长期使用糖皮质激素的患者，须慎用依托咪酯。麻醉维持应用依托咪酯后抑制肾上腺皮质功能是短暂性的，虽导致皮质醇水平下降，但维持在正常范围内，可安全用于无肾上腺皮质功能减退的患者的全身静脉麻醉。依托咪酯用于麻醉维持的方法有 3 种。

(1) 单次静脉注射 0.2 ~ 0.6mg/kg 诱导后，按照 5 ~ 20μg/(kg·min) 的速度静脉维持。

(2) 两步模式，即先在 10 分钟内以 100μg/(kg·min) 的速度输注，随后以 5 ~ 20μg/(kg·min) 的速度静脉维持。

(3) 三步模式，即先在 3 分钟内以 100μg/(kg·min) 的速度输注，随后 27 分钟内以 20μg/(kg·min) 的速度输注，最后以 5 ~ 20μg/(kg·min) 的速度维持。一般应在患者苏醒前 10 分钟停止输注。

（三）门诊患者手术或特殊检查

依托咪酯是一种短效静脉麻醉药，具有起效快、恢复迅速、苏醒后意识完全恢复且对手术无记忆、心血管反应小等优点。因此，适用于门诊患者施行简短的手术或特殊检查，如人工流产、内镜检查等，使用后既不影响呼吸功能，又可抑制心血管反应，效果满意，安全性高。研究认为，不同剂量的依托咪酯持续输注对犬肾上腺皮质功能的抑制具有剂量和时间依赖性，拟观察其在临床麻醉维持中的应用情况，尤其是其在儿童、老年及肿瘤等患者的全身静脉麻醉维持值得进一步研究和观察。

六、不良反应

麻醉诱导时，10%～65.5%的患者在上肢等部位出现肌阵挛，严重者类似于抽搐，有时肌张力显著增强，肌阵挛明显的患者血清钾略升高，其因果关系尚有待于进一步的研究。术前给氟哌利多和芬太尼可减少其发生，严重者需用其他全麻药控制。

注射部位疼痛的发生率为10%～50%，在手背部或者腕部的小静脉穿刺，以及慢速注射时疼痛的发生率高，故认为静脉壁接触药物的时间是影响疼痛发生的重要因素。经肘部较大的静脉注射，术前给芬太尼，或在注药前自同一静脉先注射利多卡因可使疼痛减轻。静脉注射麻醉后数日并发血栓性静脉炎者较多，其发生率与用药剂量有关，0.3mg/kg的发生率为13%，剂量超过0.9mg/kg则可高达37%，甚至麻醉后14小时仍有24%的发生率。而硫喷妥钠麻醉后血栓性静脉炎的发生率显著低。

麻醉后恶心、呕吐时有发生，甚至高达30%～40%，加用芬太尼使其发生率增多，对于有恶心、呕吐倾向的患者最好避免使用依托咪酯。

研究显示，依托咪酯可能有潜在性的卟啉生成作用，故对此种患者应禁用。

七、与其他药物合用

依托咪酯是一种假性胆碱酯酶抑制药，理论上可增加去极化型肌松药的作用。血浆胆碱酯酶活性低的患者在依托咪酯诱导后再给琥珀胆碱，后者的作用会明显延长。

八、用法和用量

依托咪酯的诱导剂量为0.2～0.6mg/kg，起效甚快，持续时间与剂量相关，给予0.1mg/kg睡眠约持续100秒。儿童直肠给药诱导给予6.5mg/kg，4分钟可进入睡眠。作为麻醉维持，依托咪醋连续静脉输注10μg/(kg·min)需与N_2O及阿片类药物复合。

依托咪酯用于镇静时剂量按5～8μg/(kg·min)，但仅限于短时间的操作，例如心律转复术。长时间用药因其对肾上腺皮质功能的抑制，应视为禁忌。

第五节　巴比妥类

一、概述

巴比妥酸是由脲和丙二酸构成的，本身无镇静作用，由诺贝尔化学奖获得者 J.F.W Adolph von Baeyer 于 1864 年首次合成。巴比妥类作为口服镇静剂作用时间长，临床应用较广。直到 Redonnet 于 1920 年推出 somnifen，即二乙基巴比妥酸盐与二烯丙基巴比妥盐的混合物，次年由 Bardet 首次引入临床，应用于产科分娩，随后 Fredet 与 Perlis 将其应用于外科手术，静脉用巴比妥类药才开始被逐渐广泛应用于临床。

多海索比妥是第一个超短效巴比妥类药，由 Kropp 与 Taub 研制，1932 年 7 月由 H.Weese 及 W.Scharpff 引入临床。1929 年 Zerfas 等报道了异戊巴比妥钠的应用，该药很快成为北美最常用的静脉麻醉药。硫巴比妥盐于 1903 年被发现，但发现其在动物实验中导致犬死亡。1935 年 Tabem 与 Volwiler 合成了一系列含硫的巴比妥类药，其中硫喷妥钠由于起效迅速、作用时间短，而且无环己巴比妥钠的兴奋作用，故其临床应用较广。

在珍珠港袭击期间，尽管硫喷妥钠由于引起多例患者死亡而被称为"战伤患者的理想安乐死方式"，但其仍在临床中普遍使用，并经历了时间的考验而成为经典的静脉麻醉药。几十年来虽然还有许多其他巴比妥类衍生物被合成，但效果无一能与之相媲美。

二、体内过程

巴比妥类药物为 5,5- 二取代巴比妥类化合物。该药可引起中枢神经系统的非特异性抑制作用，作用于中枢神经的不同部位，使之从兴奋转向抑制，出现镇静、催眠和基础代谢率降低。中等剂量可起麻醉作用，大剂量时出现昏迷甚至死亡。巴比妥类药物口服时容易从胃肠道吸收，其钠盐的水溶液经肌内注射也易被吸收。吸收后分布至全身组织，其中脑和肝脏内的浓度较高。药物进入脑组织的快慢取决于药物的脂溶性，脂溶性高的药物出现中枢抑制作用快，如异戊巴比妥；脂溶性低的药物出现中枢抑制作用慢，如苯巴比妥。

5 位取代基的氧化是巴比妥类药物代谢的主要途径，也是决定药物作用时间长短的因素。当 5 位取代基为芳烃或饱和烷烃时，如苯巴比妥，一般代谢氧化为醇类或酚类，由于其不易被代谢而易被重吸收，因而作用时间长；当 5 位取代基为支链烷烃或不饱和烃时，如戊巴比妥、司可巴比妥，在体内容易发生此类氧化代谢失活，因而构成了中、短效催眠药。2 位碳上的氧原子以其电子等排体硫取代，如硫喷妥，解离度增大且脂溶性也增加，易通过血脑屏障进入中枢发挥作用，故起效很快；而由于脂溶性大，它可以再分配到其他脂肪和肌肉中，使脑中的药物浓度很快下降，所以持续时间最短。

巴比妥类药物的代谢方式主要是经肝脏的生物转化，其中包括 5 位取代基的氧化、氨上脱烷基、2 位脱硫、水解开环等。代谢结果使药物的脂溶性下降，在脑内的浓度降低，失去镇静催眠活性。未经代谢的原型药物可自肾小球重吸收再发挥作用。麻醉诱导常用的有硫代巴比妥酸盐类的硫喷妥钠和硫戊巴比妥钠，以及羟基巴比妥酸盐类的甲乙炔巴比妥钠。

三、药理作用和作用机制

关于巴比妥类药对中枢神经系统的作用机制研究较多，但是除了作用于 GABA$_A$ 受体外，其他的作用机制还不清楚。根据巴比妥类药对中枢神经系统神经生理作用的选择性可将其分为 2 类：一类为增强抑制性神经递质的突触作用，另一类为阻断兴奋性神经递质的突触作用。GABA 是哺乳类中枢神经系统中的主要抑制性神经递质，被证实参与巴比妥类药产生的麻醉作用。GABA$_A$ 受体是一种氯离子通道，至少由 5 个亚基构成，具有 GABA、巴比妥类药、苯二氮䓬类药及其他分子的特异性作用部位。巴比妥类药与体结合可增强氯离子的电导，使突触后神经元细胞膜超极化，兴奋性阈值升高，从而增强或模拟 GABA 的作用。低浓度时，巴比妥类药可使 GABA 与其受体解离减少，延长 GABA 激活的氯离子通道开放时间，从而增强 GABA 的作用，巴比妥类药的镇静－催眠作用可能与此有关。高浓度时，巴比妥类药作为激动剂直接激活氯离子通道，而无须与 GABA 结合。"巴比妥麻醉"与其在较高浓度时与 GABA 的作用有关。

巴比妥类药也可抑制兴奋性递质的突触传递作用，如谷氨酸、乙酰胆碱。巴比妥类药也是特异性地作用于突触离子通道而阻断兴奋性中枢神经系统的传导。尽管相关的研究很多，但在巴比妥类药麻醉中具体起何作用尚不清楚。

同其他中枢神经系统抑制药一样，巴比妥类药对脑组织代谢的作用较强。20 世纪 70 年代的研究表明巴比妥类药物可剂量依赖性地抑制脑组织代谢，导致脑电图进行性减慢、ATP 消耗减少，以及减轻不完全性脑缺血损伤。为研究硫喷妥钠的剂量与代谢抑制的关系，在实验中给予犬大剂量的硫喷妥钠并应用体外循环维持循环稳定。当脑电图变为等电位时，脑组织的代谢活动降至基础值的 50%。实验结果证实了组织器官的代谢与其功能是相偶联的。但是巴比妥类药仅能减少与神经元信号和冲动传导有关的代谢活动，不影响基础代谢功能。唯一可抑制细胞基础代谢活动的方法是低温。因此硫喷妥钠对脑代谢的抑制程度最大可达 50%，减少氧需求，所有代谢能量都用于维持细胞的完整性。

脑血流量 (CBF) 减少及颅内压下降时，脑氧代谢率 (CMRO$_2$) 与脑灌注量均下降，呈平行变化趋势。随着 CMRO$_2$ 的降低，脑血管阻力增加，CBF 减少，CBF 与 CMRO$_2$ 的比值不变。因此巴比妥类给药时 CBF 减少，颅内压也降低。而且即使巴比妥类药降低平均动脉压，也不干扰脑灌注压，因为脑灌注压等于平均动脉压减颅内压。巴比妥类药虽然可使平均动脉压降低，但颅内压的下降程度更大，所以脑灌注压并不降低。

四、临床应用

临床上巴比妥类药可用于麻醉诱导和维持以及麻醉前给药，还可用于有不完全性脑缺血风险的患者以提供脑保护。在美国，硫喷妥钠、硫戊巴比妥钠和甲乙炔巴比妥钠是静脉麻醉和麻醉维持最常用的3种巴比妥类药。硫喷妥钠作为静脉诱导药是一种很好的催眠剂，主要是通过甘氨酸受体和阿片受体介导。与其他药物相比，硫喷妥钠起效迅速(15～30秒)、诱导平稳。硫喷妥钠广泛应用的另一个原因是苏醒较快，尤其是单次注射诱导后。硫喷妥钠无镇痛作用，麻醉和外科手术中应辅以其他镇痛药物以减弱对伤害性刺激的反射。硫喷妥钠反复给药能可靠地维持意识消失及遗忘，因此可用于全身麻醉的维持。但硫喷妥钠并非平衡麻醉中催眠药的最佳选择，因其应用时追加镇痛药要比用咪达唑仑时频繁，这可能与硫喷妥钠的血药浓度下降时有抗镇痛作用有关。

甲乙炔巴比妥钠是麻醉诱导时唯一可与硫喷妥钠相比高低的静脉巴比妥类药，诱导剂量为1～2mg/kg，诱导和苏醒迅速。甲乙炔巴比妥钠也可作为催眠药用于麻醉维持。同硫喷妥钠一样，也无镇痛作用，因此术中应辅以阿片类药或吸入麻醉药以维持满意的麻醉平衡。甲乙炔巴比妥钠的清除较硫喷妥钠快，外周部位需较长的时间才能发生蓄积和饱和，因此用于麻醉维持优于硫喷妥钠。甲乙炔巴比妥钠短时间输注(＜60分钟)时，调整输注速度维持催眠[50～150μg/(kg·min)]，患者的苏醒与丙泊酚相似。尚未确定其输注的安全上限，但是有报道，神经外科患者应用大剂量的甲乙炔巴比妥钠(24mg/kg)后出现癫痫发作。一些临床医师建议将甲乙炔巴比妥钠作为儿科患者的麻醉前用药。甲乙炔巴比妥钠直肠给药时吸收迅速，给药后的14分钟血浆浓度达峰值，产生催眠作用。推荐剂量为25mg/kg，配成10%的溶液，使用F14导管插入直肠7cm处滴入药液。采用此方式给药，患儿可迅速进入睡眠。

五、不良反应及其注意事项

巴比妥类药的不良反应常见的有嗜睡、精神依赖性、步履蹒跚、肌无力等"宿醉"现象。长期应用后可发生药物依赖性，表现为强烈要求继续应用或增加剂量，或出现心因性依赖、戒断综合征。服用巴比妥类药物的患者如出现剥脱性皮炎，可能会致死。一旦出现皮疹等皮肤反应，应立即停药。静脉注射巴比妥类药，特别是快速给药时，容易出现呼吸抑制、暂停，支气管痉挛，瞳孔缩小，心律失常，体温降低甚至昏迷。巴比妥类药物极度过量时，大脑的一切电活动消失，脑电图变为直线，若不并发缺氧性损害，则该情况可逆，不代表临床死亡。巴比妥类药注射的并发症有40%的患者感觉有大蒜或洋葱味、变态反应、局部组织刺激，偶尔发生组织坏死；头、颈及躯干可出现荨麻疹样皮疹，也可能出现面部水肿、荨麻疹、支气管痉挛和过敏等更严重的反应。

与甲乙炔巴比妥钠相比，硫喷妥钠和硫戊巴比妥钠诱导时较少引起兴奋症状，但是咳嗽、呃逆、肌震颤和抽动的发生率要高约5倍。硫喷妥钠和硫戊巴比妥钠引起的组织刺激和局部并发症要多于甲乙炔巴比妥钠。硫喷妥钠由于药脂/血/气分配系数高和不易离子化容易透过血脑屏障，酸碱度决定其分布与解离情况，酸中毒时药效增加。若药物误入动脉则后果严重，故硫喷妥钠需正确经静脉给药，避免其局部毒性作用。

六、禁忌证

严重肺功能不全、肝硬化、血卟啉病、贫血、未被控制的糖尿病、过敏者禁用巴比妥类药。

七、与其他药物的相互作用

巴比妥类药物为肝药酶诱导剂，可提高肝药酶活性，长期用药不仅加速自身的代谢，还可以加速其他药物的代谢。长期应用的患者若合用对乙酰氨基酚类药，会降低对乙酰氨基酚类药物的疗效，增加肝中毒风险。与糖皮质激素、洋地黄类、环孢素、奎尼丁、三环类抗抑郁药合用，可降低这些药物的效应。与抗凝血药合用，抗凝作用减弱，停用巴比妥类药物后又可引起出血倾向，因此在调整抗凝血药的剂量时需定期检测凝血酶原时间。

患者在应用氟烷、甲氧氟烷等麻醉药前若长期服用巴比妥类药物，体内麻醉药的代谢产物将增多，其肝毒性也增加。巴比妥类与氯胺酮同时使用，特别是大剂量静脉给药，有血压降低、呼吸抑制的风险。与中枢神经抑制药或单胺氧化酶抑制剂合用，可引起中枢神经系统抑制效应增强，因此2种药物的剂量均应降低。

八、常用的巴比妥类药物

（一）苯巴比妥

1. 药理学特点

化学名称为 5- 乙基 -5- 苯基 -2，4，6(1H，3H，5H)- 嘧啶三酮，为长效巴比妥类，其中枢抑制作用随剂量而异。具有镇静、催眠、抗惊厥作用。并可抗癫痫，对癫痫大发作与局限性发作及癫痫持续状态有良效；对癫痫小发作的疗效差；而对精神运动性发作则往往无效，且单用本品治疗时还可能使发作加重。本品还可增强解热镇痛药的作用，并能诱导肝脏微粒体葡糖醛酸转移酶活性，促进胆红素与葡糖醛酸结合，降低血浆胆红素浓度，治疗新生儿高胆红素血症(脑核性黄疸)。有文献指出苯巴比妥的血药浓度与不良反应之间存在相关性，与疗效的相关性较弱。

2. 临床应用

(1) 镇静，如焦虑不安、烦躁、甲状腺功能亢进、高血压、功能性恶心、小儿幽门痉挛等症。

(2) 催眠，偶用于顽固性失眠症，但醒后往往有疲倦、嗜睡等后遗效应。

(3) 抗惊厥，常用其对抗中枢兴奋药中毒或高热、破伤风、脑炎、脑出血等病引起的惊厥。

(4) 抗癫痫，用于癫痫大发作和部分性发作的治疗，出现作用快，也可用于癫痫持续状态。

(5) 麻醉前给药。

(6) 与解热镇痛药配伍应用，以增强其作用。

(7) 治疗新生儿高胆红素血症。

（二）司可巴比妥

1. 药理学特点

为短效巴比妥类催眠药，其催眠作用与异戊巴比妥相同。可非选择性地抑制中枢神经系统，使兴奋系统由兴奋转向镇静、催眠，甚至深昏迷，在相当高的治疗量时可以达到麻醉的效应。本品起效快，随后 15 分钟起效，维持时间短，为 2～3 小时。脂溶性高，易通过血脑屏障，46%～70% 与血浆蛋白结合，在肝内代谢，与葡糖醛酸结合后经肾脏由尿排出。$t_{1/2}$ 一般为 20～28 小时。

2. 临床应用

(1) 主要用于入睡困难的失眠患者。

(2) 用于破伤风引起的惊厥 (限注射给药)。

(3) 麻醉前给药。

（三）硫戊巴比妥

硫戊巴比妥为巴比妥类镇静催眠药，主要成分为戊巴比妥钠，常用于镇静、催眠、麻醉前给药及抗惊厥。

1. 药理作用

本品对中枢神经系统有广泛的抑制作用，随用量而产生镇静、催眠和抗惊厥效应，大剂量时则产生麻醉作用。作用机制认为主要与阻断脑干网状结构上行激活系统有关。

2. 药代动力学

口服易吸收，主要在肝脏代谢后经肾脏排泄，$t_{1/2}$ 为 21～42 小时，生物利用度为 100%，总清除率为 1.5L/h，表观分布容积 (V_d) 为 70L，蛋白结合率为 55%。

3. 用法和用量

口服，一次 50～100mg，剂量一次不超过 200mg，一日用量不超过 600mg。

4. 不良反应

常有倦睡、眩晕、头痛、乏力、精神不振等延续效应。偶见皮疹、剥脱性皮炎、运动功能障碍、中毒性肝炎、黄疸等。也可见巨幼红细胞贫血、关节疼痛、骨软化。久用可产生耐受性与依赖性，突然停药可引起戒断症状，应逐渐减量停药。

5. 禁忌证

肝、肾功能不全，呼吸功能障碍，颅脑损伤，卟啉病患者，对本品过敏者禁用。用药期间避免驾驶车辆、操纵机械和高空作业，以免发生意外。

6. 药物相互作用

(1) 本品与乙醇、全麻药、中枢神经抑制药或单胺氧化酶抑制剂等合用时，中枢抑制作用增强。

(2) 本品与口服抗凝血药合用时，可降低后者的效应。

(3) 本品与口服避孕药或雌激素合用，可降低避孕药的可靠性。

(4) 本品与皮质激素、洋地黄类、土霉素或三环类抗抑郁药合用时，可降低这些药物的效应。

(5) 本品与苯妥英钠合用，苯妥英钠的代谢加快、效应降低。

(6) 本品与卡马西平和琥珀酰胺类药合用时，可使这 2 类药物的清除 $t_{1/2}$ 缩短而血药浓度降低。

(7) 本品与奎尼丁合用时，可增加奎尼丁的代谢而减弱其作用。

在动物实验中硫戊巴比妥与硫喷妥钠的麻醉效果相当，相对于硫喷妥钠其麻醉持续时间较长，且使用剂量小，但所造成的动物死亡率高。

（四）美索比妥

1. 理化性质

美索比妥的化学名称为 5- 烯丙基 -1- 甲基 -5-(1- 甲基 -2- 戊炔基)，是静脉注射的麻醉药。美索比妥钠是一个快速、超短效的巴比妥类麻醉药，静脉注射后很快就被脑组织吸收，且迅速在身体的其他部位中重新分布。

2. 药代动力学

本品的起始作用非常迅速 (30 秒)，作用非常短暂 (5 ～ 10 分钟)，在体内很快重新分布，经肾脏缓慢排出，在脂肪组织中的蓄积不很显著。与硫戊巴比妥和硫喷妥钠相比，2 倍剂量美索比妥的作用时间只有它们的一半。美索比妥不同于既定的巴比妥酸盐麻醉药，它不含硫，其累积效应和恢复更快速少于硫巴比妥类。在动物实验中，给药 24 小时后不能在血液中检测到药物。

3. 适应证

(1) 全身麻醉中的诱导麻醉药。

(2) 用于手术可减小疼痛刺激。

(3) 可作为其他麻醉药的辅助用药，用于长时间的手术麻醉。

(4) 诱导安眠状态。

4. 注意事项

与所有有效的麻醉药一样，只能在医院或门诊设置有连续监测呼吸系统 (如脉搏、血氧) 和心脏功能的地方使用。准备抢救药品及设备，包括面罩通气和气管插管，做好人员培训保证熟练使用以确保气道管理。深度镇静患者应持续监测其生命体征。重复或连续注射可能造成积蓄，导致作用延长和严重的心血管和呼吸抑制。通常应有必备的抢救设备 (如气管内套管、氧气)。孕妇或虚弱患者如哮喘连续发作，循环、呼吸、肾、肝或内分泌功能受损者等使用本品应小心。

5. 不良反应

呼吸抑制、中度的低血压和打嗝。此外还有头痛、呕吐、谵妄、肌肉抽搐、喉咙痉挛、支气管痉挛、血栓性静脉炎、过敏反应 (包括瘙痒、荨麻疹、鼻炎、呼吸急促)、腹痛等。

（五）硫喷妥钠

详见第六节。

第六节　硫喷妥钠

一、简史

硫喷妥钠属于超短时作用的巴比妥类药物，1864 年 Adolf von Baeyer 发现了第一个巴比妥类药物巴比妥酸，但它没有镇静作用，第一个具有镇静作用的巴比妥类药物由德国柏林的 Emil Fischer 于 1903 年合成，但短效巴比妥药物 30 年后才被合成。1932 年苯巴比妥使用于临床静脉麻醉，1934 年硫喷妥钠才出现在人们的视野中，与戊环己巴比妥钠相比起效迅速、作用时间短且无兴奋作用。

二、理化性质

硫喷妥钠的化学名称为乙基 (1- 甲基丁基) 硫代巴比妥酸钠盐。系淡黄色非结晶性粉末，味苦，有硫臭气味，在室温下不稳定。钠盐可溶于水，2.5% ～ 5% 水溶液的 pH 为 10.6 ～ 10.8，水溶液不稳定，生理盐水稀释后放置一般不超过 72 小时，溶液混浊不透明者不宜再用。此药的杀菌和抑菌作用可能与其 pH 较高有关。干粉密封于安瓿瓶中，临用前配制溶液。

硫喷妥钠为超短时作用的巴比妥类药物，由于硫原子的引入，使药物的脂溶性增大，易于通过血脑屏障迅速产生作用。但同时也容易被脱硫代谢，生成戊巴比妥，所以为超短时作用的巴比妥类药物。静脉注射后很快产生麻醉，其主要优点是作用快、诱导期短、无兴奋现象、呼吸道并发症少，一次静脉注射后可维持麻醉 10 ～ 30 分钟，麻醉后恶心、呕吐少见。但麻醉时间短，痛觉消失和肌肉松弛也不够完全。适用于短小手术、诱导麻醉与抗惊厥。

二、体内过程

（一）分布

硫喷妥钠有较高的脂溶性，与中枢神经系统有较高的亲和力。静脉注射后 1 分钟内起效，静脉注射后 30 ～ 40 秒即可出现催眠效果。由于脑血流丰富，该药的脑 / 血分配系数很高，且很少离子化，故易于透过血脑屏障。经直肠给药 8 ～ 10 分钟起效，但由于直肠给药的生物利用度不稳定，因此不作为常规给药途径。

硫喷妥钠在体内的分布大致可分成 3 个阶段。第一阶段首先到达血流丰富的内脏器官，注药 1 分钟，约 55% 的药物便已进入只占总体重 6% 的脑、心、肝、肾等组织，28% 进入肌肉等组织，脂肪吸收 5%，而血浆只剩 12%。药物在体内的分布借助于血流和在组织中的分布扩散作用，这与组织的血流灌注程度、药物亲和力以及药物在血液和组织中的液度有密切关系。第二阶段由于药物浓度差，经血流再分布于血流灌注少而缓慢，但组织容量大的肌肉、结缔组织、骨骼和皮肤内，使脑中的药物含量减少。注射 30 分钟，只有 5% 的药物存留于脑等内脏器官，而肌肉等组织内高达 75% ～ 80%。这一再分布过程约 80% 的药物由内脏器官转移至肌肉等组织，其速度很快，以致脑内浓度峰值仅能维持 5 分钟，20 分钟时脑内仅剩 1/10，30 分钟时脑内浓度峰值的 96% 已被转移出去。肌肉中的浓度达高峰时，脑内浓度已显著降低，于是患者很快苏醒。所谓的"超短时间作用"，并非因其在体内迅速被破坏或排泄，而是再分布的结果，故称之为速效巴比妥类药更确切。第三阶段为脂肪摄取，脂肪组织血液贫乏，开始时分布极少。药物由内脏器官向肌肉转移时，其含量也随之增多，在 2.5 ～ 6 小时浓度达峰值，这时肌肉中的浓度反而显著降低。约经 8 小时体内达平衡时，脂肪含 60%，内脏含 4%，除已代谢的部分外，其余在肌肉组织内。达到平衡后，硫喷妥钠在各组织器官中的分布如下：脑脊液比血浆浓度略低，脂肪组织比血浆浓度高 6 ～ 12 倍，这是因为硫喷妥钠是脂溶性的，其油 / 水分配系数为 580，容易在脂肪组织中蓄积且不易排出。因此，临床上单次应用后患者能迅速苏醒主要是由于药物再分布的结果。若多次使用且剂量过多，则脂肪就成为药物的贮库，产生蓄积作用，而后药物又从脂肪组织向脑内再分布，使患者苏醒后可能有较长时间的睡眠。

硫喷妥钠静脉注射后，首先与血浆蛋白（以白蛋白为主）疏松结合而暂时失去活性，其蛋白结合率为 60.4% ～ 96.7%。儿童与成人相比，儿童的血浆蛋白结合率明显降低，这或许可以解释为什么新生儿比成人的诱导剂量要小。

硫喷妥钠与血浆蛋白的结合直接影响其在体内的分布。结合的数量减少，游离者增多，使药物弥散加快，加速体内分布，促使脑和心肌内的药物浓度升高，导致硫喷妥钠的作用加强、时效延长。若患者存有尿毒症、肝硬化、贫血、营养不良等原因致使血浆蛋白水平低，结合部分少，自由部分增加，导致对本品特别敏感，使其作用时间长、麻醉程度也较深。硫喷妥钠与血浆蛋白的结合还受血液 pH 的影响，如麻醉中通气不足，使 CO_2 蓄积会使 pH 下降，结合部分增多，因而麻醉效果降低、时效缩短。

（二）代谢和排泄

除少量 (0.3%) 通过肾脏以尿液形式排出外，大部分在肝内被微粒体酶所代谢，肾脏、大脑及肌肉参与少量代谢。肝脏的清除率为 0.08 ～ 0.20，提示流经肝脏的药物按此比率代谢，机体的总清除率为 1.6 ～ 4.3mL/(kg·min)。其代谢过程是硫喷妥钠 5 位碳上的侧链在肝微粒体酶的作用下氧化，生成醇、酮、酚或羧酸。这些代谢物无药理活性，极性更强，易溶于水，以这些形式或是与普通糖醛酸结合后从肾脏排出。硫喷妥钠的消除 $t_{1/2}$ 较长，因此反复应用都有蓄积作用。脂溶性低的药物如苯巴比妥有相当部分自肾脏排泄而消除，因可被肾小管重吸收，故持续时间较长。

由于硫喷妥钠的分子量小，脂溶性高，极易通过胎盘，静脉注射后 1 分钟脐静脉血药浓度达到峰值，但胎儿的血药浓度比母体低。剖宫产时给母体注射硫喷妥钠后，新生儿体内硫喷妥钠的消除 $t_{1/2}$ 为 15 小时。

四、作用机制

γ- 氨基丁酸 (GABA) 受体是硫喷妥钠最可能的结合位点。硫喷妥钠属于短效巴比妥类，主要具有全身麻醉作用。其作用机制为通过突触后效应，减少抑制性神经递质从神经元膜上受体解离的速度，从而增强 GABA 的作用。苯二氮䓬 (BDZ) 受体、GABA 受体、GABA 调变蛋白和 Cl⁻ 通道在神经细胞膜上组成一个超分子功能复合体。小剂量的巴比妥类药能减慢 GABA 与其受体的分离，从而延长 GABA 激活的 Cl⁻ 通道开放的时间；大剂量能直接激活 Cl⁻ 通道。硫喷妥钠的全麻作用很快，静脉注射后 30 秒内起作用，但作用持续时间较短。止痛作用很差，小剂量反可使痛阈下降。硫喷妥钠能降低脑代谢，脑血流也有相应的下降，浅麻醉时脑血流可下降约 1/3，深麻醉时可下降 50%。随着脑血容量下降，颅内压也下降，因之适用于颅内肿瘤等烦内压高患者。小剂量不抑制迷走神经，由于迷走神经反射活动相对较活跃，故给人的感觉是迷走神经张力增加。

五、临床应用

硫喷妥钠因有抑制呼吸、循环和浅麻醉时的抗镇痛效应，以及苏醒延长，现已不单独以此药施行麻醉，目前主要用于全麻诱导、抗惊厥和脑保护。主要用于全麻诱导，很少用于全麻维持。镇痛效能不显著，故极少单独应用，可反复小量静脉注射用于复合麻醉。用于控制惊厥，静脉注射起效快，但不持久。对症治疗还需要用苯二氮䓬类药或苯妥英钠。可用于纠正全麻导致的颅内压升高，但对病理性颅内高压效果不明确。肌内注射或直肠灌注可用于儿童基础麻醉，但现已少用。

（一）麻醉诱导

硫喷妥钠在 1 次臂－脑循环时间内快速起效，在 1 分钟内作用达高峰，随后从脑向其他组织再分布，故单次剂量的有效作用时间仅持续 5 ～ 8 分钟。健康成人的诱导量为 2.5 ～ 4.5mg/kg，儿童为 5 ～ 6mg/kg，根据性别、年龄、全身情况、术前用药情况、合并疾病等因素酌情增减。

短小手术如脓肿切开、骨折、关节脱位复位等可应用本品缓慢静脉注射 3 ～ 4mg/kg，同时吸氧辅助呼吸，待意识消失、无痛反应时即可开始手术。若术中患者出现四肢和头动或呻吟应追加 2 ～ 3mg/kg，如患者出现明显的痛觉反应时应辅助局部麻醉或给予镇痛，若手术需肌松时应给予短效的小剂量肌松药，以取得更好的麻醉效果，并能更好地防止因麻醉过浅而导致咽喉、气管痉挛的发生。

（二）麻醉维持

作为平衡麻醉或全静脉麻醉的催眠成分，硫喷妥钠可用以维持患者意识消失。在麻醉诱导后再分次追加硫喷妥钠，每次 50～100mg，同时给芬太尼并吸入氧化亚氮，适用时间不长的手术。长时间的手术麻醉采用分次注入与连续滴注法易致蓄积过量，现已很少应用。

（三）抗惊厥

硫喷妥钠可用于痉挛或惊厥的对症治疗，能迅速控制癫痫、破伤风、高热或局麻药中毒引起的痉挛或惊厥。为控制惊厥状态，应立即静脉注射 2.5% 硫喷妥钠溶液 75～125mg(或 3～5mL)，对 2 次发作则可在 10 分钟之内缓慢注射 125～250mg 接近于麻醉剂量的药物。但现在常用苯二氮䓬类药处理癫痫发作。电惊厥治疗时可采用巴比妥类药催眠，但甲乙炔巴比妥钠出现心律失常的机会较硫喷妥钠少。

（四）脑保护

硫喷妥钠降低脑代谢，从而对脑提供保护作用，其机制可能是干扰氧化氮鸟苷酸系统而抑制兴奋性传导。硫喷妥钠的剂量达 40mg/kg 使脑电图呈平台时，能减少体外循环心脏直视手术后的神经精神合并症。心肺复苏后静脉注射 30mg/kg 硫喷妥钠可用以防治缺氧性脑损伤。在神经外科术中，给予 1.5～3.5mg/kg 硫喷妥钠可以降低颅内压，因此可用于颅脑外伤及开颅手术患者降颅内压治疗。但这样大剂量的硫喷妥钠对呼吸、循环难免抑制，须进行相应的支持治疗。

（五）精神疾病的治疗

精神错乱患者进行麻醉分析或麻醉精神治疗时可以用硫喷妥钠，通常的剂量和方法为让患者从 100 开始倒数，同时 2.5% 硫喷妥钠溶液 100mg/min(或 4mL/min) 持续输注，直到患者数数错误而尚未入睡时停止输注，此时患者应处于半睡半醒、言语连贯的状态。

六、不良反应

（一）抑制呼吸系统

硫喷妥钠有剂量依赖性的呼吸抑制作用，合用阿片类药物更能加重其对呼吸的抑制作用。该药对交感神经抑制明显，副交感神经的作用占优势，喉头及支气管平滑肌处于敏感状态，有发生喉痉挛的倾向，支气管哮喘患者不适合此药。

（二）抑制循环系统

硫喷妥钠为超短效巴比妥类静脉全麻药。增强脑内抑制性递质 γ- 氨基丁酸的抑制作用，从而影响突触传导，抑制网状结构上行激活系统，起效快，镇静催眠效应强，但直接抑制心肌功能并扩张血管，引起循环功能降低。应用于血容量不足 (创伤或中毒所致) 和脑外伤患者易出现严重循环和呼吸抑制，严重时可致心脏停搏、心血管疾病、低血压休克、重症肌无力及呼吸抑制、气道阻塞或支气管哮喘患者。给药后呼吸抑制、呼吸暂停、血压骤降、心排血量降低的发生率增高，常显示病情危急。静脉注射过快或反复给药因总用量偏大，可导致严重的低血压和呼吸抑制。动脉注射时立刻出现剧烈疼痛，并向末梢放射，引起皮肤苍白及脉搏消失，这是由于血管痉挛使血流减少所致。对缩窄性心包炎、严重瓣膜狭窄、严重高血压和血容量不足患者慎用。

（三）皮肤反应

硫喷妥钠呈强碱性，误注入皮肤可引起急性皮肤反应，包括红斑、瘙痒、颤抖和荨麻疹等。硫喷妥钠也可产生固定性药疹 —— 皮肤或黏膜的特征性红斑丘疹，停药后斑疹会逐渐消退，但有时须口服类固醇激素或局部用激素来对症处理。

药物从血管外渗可引起神经炎及皮肤坏死，导致注射部位疼痛。如果发生上述情况，建议用不加肾上腺素的局麻药如 1% 利多卡因在受损皮区进行浸润治疗。

（四）误入动脉

误注入动脉可引起动脉炎和血栓形成，应立即停止注射，通过同一针头注入扩血管药物或不加肾上腺素的局麻药；若针头已经拔除，应在该穿刺点远端动脉注射给药。

误注入动脉的后果极为严重，此时患者上肢可立即发生剧烈的烧灼性疼痛、皮肤苍白、脉搏消失，继而出现一系列局部急性缺血的体征，如溃疡、水肿、手指青紫、肢体坏死等，系因化学性动脉内膜炎并形成血栓的缘故。遇此意外时，应立即在原动脉其周围注射普鲁卡因、罂粟碱或妥拉唑林，并进行臂丛或星状神经节阻滞，以解除动脉痉挛，改善血液循环。肝素抗凝可治疗和预防血栓形成，有效地减轻缺血性损伤及坏死范围。

（五）过敏反应

用药数分钟后少数患者发生过敏反应，发生率约为三万分之一，表现为皮疹、潮红、血压剧降、支气管痉挛和腹痛、腹泻。主要是由于注射硫喷妥钠后，因抗原－抗体反应、组胺等活性物质释放引起过敏性休克，应立即给予血管活性药物和输液、面罩正压给氧、肾上腺皮质激素和抗组胺药。

（六）引起血卟啉病

硫喷妥钠能增加卟啉生成，导致潜在性血卟啉病急性发作。此病是血卟啉代谢异常引起的，硫喷妥钠能刺激 δ- 氨基乙酰丙酸合成酶(ALA 合成酶) 的活性，ALA 系卟啉原的前驱物质，从而使卟胆原和尿卟啉原的产生增多。发作时急性腹痛，呈阵发性绞痛，神经精神症状有弛缓性瘫痪、谵妄、昏迷，严重者死亡。虽不是每种类型的卟啉病 (急性间歇性卟啉病或多样性卟啉病更易发生，后者在南非常见) 均受影响，但因其后果严重，故可疑病例均应视为绝对禁忌证。

（七）其他

孕妇用药后可导致胎儿窒息。本品使贲门括约肌松弛，胃内容物溢出，易造成反流误吸。本品肌内注射有导致深部肌肉无菌性坏死的报道。麻醉术后尤其是腹腔镜手术后易引起患者术后呕吐。老年人用量偏大，清醒延迟持久，在似醒非醒的过程中可因窒息而猝死，故老年人的用量应酌减。约 40% 的成年人在注射硫喷妥钠后意识尚未消失前自觉有洋葱或大蒜的味觉，年轻者更为普遍。

七、与其他药物的相互作用

服用中枢神经抑制药如乙醇、抗组胺药、异烟肼、单胺氧化酶抑制剂者，将使硫喷妥钠的中枢抑制作用增强。与苯二氮䓬类、阿片类等镇静或镇痛药物合用会产生药物相加作用，使呼吸、中枢抑制作用加重，须减少剂量或呼吸支持治疗。同时给予氨茶碱能减弱硫喷妥钠的镇静程度与缩短其作用时间。长期给予巴比妥类药物能诱导肝微粒体的药物代谢酶，这可加速其本身与其他依赖于细胞色素 P450 系统代谢酶的药物的代谢作用。硫喷妥钠不能用酸性溶液(包括乳酸林格液、乙酸林格液等)配制；不可与硫喷妥钠同时给药或在溶液中混合的药物有泮库溴铵、维库溴铵、阿曲库铵、阿芬太尼、舒芬太尼和咪达唑仑。

八、禁忌证与注意事项

(1) 没有合适的静脉通路时，硫喷妥钠为强碱性溶液，刺激性强，不能肌内注射；药液从血管外渗或误注入皮肤都会产生剧烈疼痛甚至皮肤坏死，因此必须有完整的静脉通路。

(2) 对硫喷妥钠制品、巴比妥酸盐等过敏的患者禁用。

(3) 急性、间歇性或非典型血卟啉病患者(卟啉合成中的酶诱导以及临床征象均可因本品而加剧)禁用。

(4) 麻醉前或麻醉中难以保持呼吸道畅通或呼吸道堵塞的患者，如颈部、口咽喉部的感染、畸形、瘢痕挛缩、肿瘤及气道狭窄、上消化道出血及饱胃、支气管哮喘、卟啉病患者禁用。

(5) 休克、脱水未纠正前、心力衰竭、缩窄性心包炎患者均为禁忌。

(6) 严重心功能不全或周围循环衰竭、严重肝功能不全或严重肾功能不全、尿毒症患者禁用。

(7) 产妇贫血、低蛋白血症或长期使用皮质激素者也应禁用。

九、剂量及用法

(一) 成人剂量

1. 全身麻醉诱导

2.5% 硫喷妥钠溶液先给予 2mL 的实验剂量，然后间隔 30 ～ 40 秒间断静脉注射50 ～ 100mg，直到能够完成气管插管；或者 2 ～ 3mg/kg 单次静脉注射快速诱导插管。

2. 精神疾病麻醉分析

让患者从 100 开始倒数，同时 2.5% 硫喷妥钠溶液 100mg/min(或 4mL/min) 持续输注，直到患者数数错误而尚未入睡时停止输注，此时患者应处于半睡半醒、言语连贯的状态。

3. 降低颅内压

在神经外科术中，给予 1.5 ～ 3.5mg/kg 硫喷妥钠可以降低颅内压，但应注意维持充足的通气量。

4. 治疗癫痫发作

为控制惊厥状态，应立即静脉注射 2.5% 硫喷妥钠溶液 75 ～ 125mg(或 3 ～ 5mL)，对 2 次发作则可在 10 分钟之内缓慢注射 125 ～ 250mg 接近于麻醉剂量的药物。

5. 经直肠给药基础麻醉

经直肠途径给予硫喷妥钠进行基础麻醉是可行的，但药物的吸收情况很难预测。正常健康人推荐的麻醉前镇静剂量为 30mg/kg，基础麻醉量为 45mg/kg。体重超过 90kg 的患者，总量不应超过 3 ～ 4g。

(二) 儿童剂量

1. 基础麻醉诱导与维持

未给其他术前药的健康儿童患者 (5 ～ 15 岁) 硫喷妥钠的单次诱导剂量为 5 ～ 6mg/kg，2.5% 硫喷妥钠溶液每隔 30 秒间断缓慢静脉注射，麻醉诱导的推荐剂量为 4 ～ 5mg/kg。体重在 30 ～ 50kg 的儿童，硫喷妥钠麻醉维持的剂量通常为 25 ～ 50mg 间断静脉推注。

儿童与成人相比，硫喷妥钠的诱导剂量相对较大；婴幼儿 (1 ～ 6 个月) 硫喷妥钠的诱导剂量为 5 ～ 8mg/kg，1 ～ 12 岁的儿童为 5 ～ 6mg/kg，而新生 (0 ～ 14 天) 的平均诱导剂量为 3.4mg/kg。

2. 肌内注射硫喷妥钠基础麻醉

小儿 15 ～ 20mg/kg 肌内注射，但也可能产生呼吸、循环抑制和喉痉挛等并发症，故此法很少用。

3. 经直肠给药基础麻醉

推荐剂量为 40% 硫喷妥钠混悬液 30mg/kg。对需要镇静准备进行 MRI 检查的儿童患者，经直肠给予硫喷妥钠是一种安全有效的方法。

4. 骨髓内途径给药

在婴幼儿或较小的儿童难以建立完整的静脉输液通路时，可以考虑骨髓内途径给药。

第四章 吸入麻醉药

第一节 吸入麻醉药的作用机制

吸入麻醉药由于其诱导和苏醒迅速、可控性好而广泛应用于临床，但是其作用机制仍然不是很明确。在 2005 年，Science 杂志就将吸入麻醉药的作用机制列为科学界的 125 个难解之谜之一。对于这一机制的研究是目前科学界的热点之一，近十几年来的研究成果正在逐步揭开吸入麻醉药的神秘面纱，科学工作者进行了无数次的实验研究，并提出假说与观点。随着细胞和分子生物学的发展，分子克隆技术和膜片钳等技术的应用已经证实这种作用机制涉及多种受体、离子通道、神经递质与神经网络。

一、吸入麻醉作用机制的脂质理论

1846 年 10 月 16 日，乙醚麻醉演示成功成为现代麻醉学划时代的开端，随后的近 170 年来，吸入麻醉药广泛地运用于临床，同时人们坚持不懈地探索其作用位点和机制。早期以 Hans Meyer 和 Ernest Overton 的研究最为突出，他们发现吸入全麻药在非极性溶剂中有较高的脂溶性，麻醉效能与其疏水性呈正相关。这个主导吸入麻醉药作用机制研究 100 多年的发现就是著名的 Meyer-Overton 法则。随着对细胞结构和神经电生理的认识，人们提出全麻药可能是和神经细胞的脂质成分发生松散的物理－化学结合，致使膜脂质的正常结构和功能发生改变而产生麻醉作用，这就是 Meyer HH 和 Overton CE 分别在 1899 年提出的"脂质学说"：所有脂溶性化合物吸收后均可作为麻醉药，全麻药的麻醉强度与其脂溶性呈正相关，全麻药在高脂肪含量的细胞和组织中的麻醉强度最强。

在"脂质学说"的引导下，以人工脂质膜为模型，提出了多种"膜干扰假说"。其中较有影响力的是"临界容积学说"：溶解在细胞膜中的全麻药可增加细胞膜的总容积，当达到某一临界阈值时即产生麻醉效应。另有研究显示全麻药可增加细胞膜的流动性，由此推测细胞膜脂质流动性的改变能影响膜蛋白的功能，并产生麻醉效应，即"膜流动性学说"。以后的研究还发现，大部分全麻药可在单纯脂质系统中抑制脂质成分由胶质向液晶态的相转变，认为神经细胞的膜脂质在麻醉过程中存在相互转变过程，并提出相应的"相转变假说"。临床相关浓度的麻醉药可提高膜脂质对阳离子的通透性，而"缬氨霉素转运载体"和"短杆菌肽通道"等阳离子载体能为全麻药所调节，由此提出全麻作用的"膜通透性降低学说"。以上假说均被后来的研究陆续否定。虽然 Meyer-Overton 法则和以此为基础构建的脂质学说在一定程度上可解释产生麻醉效应的化合物在结构上的多样性，但是临床相关浓度的全麻药引起的细胞膜理化特性的改变都相对微弱，一些与该法则和学说相违背的现象不断被发现，脂质微环境和麻醉药－蛋白质作用的研究成果使得脂质学说面临严峻挑战。最近的转基因动物通过改变很少的蛋白质结构，即能改变一些麻醉药的作用的现象更是脂质学说所不能解释的。虽然目前脂质学说遇到很多挑战，但 Meyer-Overton 法则还是研究麻醉机制需要考虑的一个重要基础，而且目前也没有能提出比脂质学说更有说服力的理论。于 20 世纪 80 年代由 Franks 和 Lieb 提出的蛋白质作用学说已经渐渐被很多学者关注。全身麻醉药与蛋白质相互作用的现象十分普遍，尤其与细胞膜上的受体通道蛋白的相互作用可直接影响神经信号的传递，导致麻醉作用的产生。而且全身麻醉药同分异构体麻醉作用的质或量的差异，或采取分子生物学方法改变受体通道蛋白多肽链上的氨基酸组成，可使全身麻醉药的作用受到明显影响等，均提示全身麻醉药是直接与膜上的功能性蛋白作用的结果。

除了细胞膜脂质和蛋白质外，细胞的胞质中一些涉及信号转导的蛋白质、酶等也成为麻醉药作用的研究目标，然而这方面目前还没有比较令人兴奋的研究结果。

（一）对脂质学说的质疑

质疑脂质学说的依据主要有以下几条：

(1) Meyer-Overton 法则的"偏离"或"断点"效应是对该学说的最主要的挑战：Meyer-Overton 法则认为，同系化合物的麻醉效能与其疏水性成正比，而许多疏水性高的化合物在整体动物实验中其麻醉强度却较低（偏离）或无麻醉作用（断点）。

(2) 立体异构效应：全麻药异构体之间的麻醉作用存在显著性差异，立体选择性被认为是全麻蛋白质学说的有力证据。

(3) 脂溶性化合物的致惊厥效应。

(4) 微弱的膜脂质变化不足以影响细胞膜功能。

(5) 全麻药对虫荧光素酶活性的抑制作用与其对动物的麻醉作用成正比，并遵循 Meyer-Overton 法则的经典研究，以及全麻药能与胆固醇氧化酶等多种蛋白发生特异性结合。

(6) 全麻药可以和离子通道或其他中枢蛋白发生相互作用，并对神经元的兴奋性和突触传递产生影响。

(7) 全麻药的同分（或光学）异构体可影响其对整体动物的麻醉作用及对离子通道的作用，而受体、通道亚基或肽链的改变也可影响全麻药的麻醉作用。

（二）蛋白质假说的提出

脂质学说难以对与 Meyer-Overton 法则相违背的现象作出合理的解释。20 世纪 60 年代以后，全麻机制研究的重点从脂质学说转向蛋白质学说。根据不同溶剂模型的比较，Franks 等在 Meyer-Overton 法则和早期研究结果的基础上进一步推测全麻药的作用位点：脂质双层内部的脂性疏水性基质、蛋白质与脂性基质的疏水界面膜内的蛋白质表面卷曲折叠形成的疏水间隙、蛋白质在水相中的疏水间隙。虽然提出了蛋白质在全麻机制中的作用，但 Franks 等对作用位点的假设仍未摆脱疏水性结构的限制，因此上述假设仍不能对各种质疑作出合理的解释。后来人们提出了全麻药作用的复合蛋白结合靶位思想：要么存在单一的蛋白质结合位点，但能满足为数众多的全麻药特异性较低的结合；要么存在多个蛋白质结合位点，每一位点可以与部分全麻药相结合而产生麻醉作用。与单一的蛋白结合靶位模型相对应，多蛋白结合靶位的观点认为，在同一蛋白质上存在多个相互联系的不同的结合位点，每个位点可与一些全麻药结合。目前的研究结果倾向于后一种观点。

（三）蛋白质学说的确立

越来越多的研究表明，全麻药的作用靶位应该是蛋白质，而受体偶联的跨膜离子通道可能是最终的作用位点。蛋白质学说认为，全麻药的分子作用靶位是膜蛋白质而不是膜脂质，全麻药主要作用于细胞膜上受体偶联的通道蛋白而发挥麻醉效应。支持该学说的直接证据主要有核磁共振 (nuclear magnetic resonance，NMR) 为全麻药与蛋白质相互作用的分子动力学提供依据、光亲和标记显示吸入麻醉药能够和多种膜蛋白直接结合在脂质－离子通道界面上。据此，对蛋白质结合位点的推测如下：蛋白质分子表面上一些疏水性的内陷结构，裂隙、凹槽或袋口等"窝洞"，蛋白质－脂质结合界而非蛋白－蛋白结合界。Penelope 等认为，全麻药要么加强抑制性突触传递，要么抑制兴奋性突触传递而产生麻醉作用。存在于突触前后膜上的主要抑制性神经递质和受体有 γ-氨基丁酸 (γ-aminobutyricacid，GABA)、甘氨酸及其相应受体偶联的氯离子通道；主要兴奋性神经递质和受体有谷氨酸、乙酰胆碱、儿茶酚胺、5-羟色胺及其受体偶联的阳离子通道。其中，以全麻药加强 GABA 受体偶联的氯离子通道和抑制谷氨酸受体偶联的阳离子通道在全麻中的作用较为肯定。而全麻药阻滞突触前膜 Na^+ 通道和电压门控钙通道的激活，以及增强背景钾电导致突触前神经元超极化而抑制突触前神经元的兴奋和轴突传导的作用亦不能忽略。

（四）膜脂质对膜蛋白功能的调节

全麻药与膜脂质的相互作用能够解释一些蛋白质学说不能回答的问题。目前认为，膜蛋白和膜脂质均与全麻作用机制相关。全麻是麻醉药作用于膜脂质，并主要与膜蛋白相互作用的结果，前者可解释疏水性与麻醉作用的相关性，后者可解释断点效应和立体异构效应。具体而言，麻醉作用位点定位在脂质－离子通道界面上。

二、吸入麻醉药对中枢神经系统整体功能的影响

全世界每年有成千上万的患者需要接受全身麻醉。近年来关于全身麻醉药对中枢神经系统作用的研究，基本认同全身麻醉药尤其是吸入全身麻醉药对哺乳动物大脑缺血缺氧损伤明显具有保护作用。吸入麻醉药广泛应用于接受神经外科手术的患者及有脑

缺血缺氧隐患的患者。但是，有研究证实处于发育期的儿童暴露于吸入麻醉药后，在其成长过程中会出现行为改变及精神症状。而术后认知功能障碍 (postoperative cognitive dysfunction，POCD) 的发生也与吸入麻醉药的使用相关。动物实验证实，大鼠暴露于吸入麻醉药后，神经细胞发生凋亡、神经出现广泛退行性变，之后出现学习认知功能障碍，并有研究者对认知功能障碍及神经细胞凋亡之间的关系作出论证。

1. 吸入麻醉药对脑组织的影响

目前认为，吸入麻醉药对 GABA 受体和甘氨酸受体功能的激活作用、对中枢毒蕈碱样乙酰胆碱受体和 N- 甲基 -D- 天冬氨酸 (N-methyl-D-aspartic acid，NMDA) 能受体功能的抑制作用，以及对神经元烟碱受体、5- 羟色胺能受体、肾上腺素受体功能的调制作用是其产生麻醉作用的中枢机制。脑组织是脊椎动物中枢神经系统的高级部位，是人体最复杂的器官，对内环境的变化非常敏感，吸入麻醉药作用于中枢产生麻醉效应时，改变大脑微环境，对大脑造成损伤。婴幼儿的脑组织处于发育期，老年人的大脑发生了广泛的结构和生理性改变，对神经毒性物质异常敏感，容易在微弱的刺激下发生神经凋亡，进而发生神经毒性损伤。有研究发现大鼠接受吸入麻醉后，脑细胞发生凋亡。研究吸入麻醉药对发育中大脑及老年人脑的神经毒性成为探究吸入麻醉药神经毒性的主要方向。

2. 吸入麻醉药对学习认知功能的影响

(1) 对动物的影响：早期研究认为，有些吸入麻醉药对记忆有巩固作用。如氟烷可产生逆行性遗忘作用，增强小鼠对回避训练记忆的巩固；恩氟烷也能够促进小鼠对 8 臂迷宫空间学习的巩固。但是，近来很多研究报道吸入麻醉药可影响脑的认知功能甚至形态结构，如孕晚期大鼠接受七氟烷吸入麻醉 6 小时后，其仔鼠学习空间信息的能力和对获取信息的记忆功能可能受到影响。新生大鼠接受临床剂量的七氟烷麻醉 6 小时，成年后出现永久性学习障碍，并且社交能力下降。老年大鼠连续 5 天吸入七氟烷后，空间认知能力明显下降。Cully 等给予老年大鼠异氟烷、氧化亚氮混合麻醉后，大鼠完成空间记忆任务的能力下降。

(2) 对人的影响：神经系统多次重复地暴露于麻醉药的高血药浓度下，可能会导致大量神经细胞死亡进而出现认知功能障碍，而人类麻醉暴露大多是 1 次而且时间短，且麻醉药介导的病理影响很难检测。目前尚无临床数据显示使用麻醉药一定造成中枢神经系统毒性，同时也无有效的方法来排除其存在的可能性。有研究发现幼儿过量吸入异氟烷 24 小时后，可出现短暂的共济失调、激惹和幻觉，但吸入异氟烷 < 15 小时的患儿没有出现症状，出院 4 ～ 6 周后随访检查，这些患儿均未见异常症状，但无更长期的随访结果。麻醉后恢复期急性损伤的神经细胞被清除后可能不出现任何神经功能障碍。有研究证明麻醉药会对儿童的行为产生影响，儿童暴露于麻醉后，夜间做噩梦增加、易怒、畏食，并且暴露年龄越小，变化越显著，麻醉诱导越不满意，发生率越高。吸入麻醉药的神经毒性还表现在 POCD，POCD 是指麻醉后患者记忆力、抽象思维及定向力等方面的障碍，同时伴有社会活动能力的减退，即人格、社交能力和技能的改变。POCD 在老年患者中

十分常见，可持续数月或数年，少数患者甚至发生永久性认知功能障碍，严重影响患者的生活质量。随着研究的深入，现已逐渐认识到，影响POCD发生的因素是多个方面的，并非某种单一因素独立作用的结果。有研究证明，吸入麻醉药可通过提高阿尔茨海默病相关蛋白的齐聚反应，导致的细胞毒性为POCD的发生提供条件。

3. 影响认知功能的可能机制

(1) 对大脑细胞凋亡、神经退行性变的影响：凋亡或程序性死亡是一种基因调控的细胞主动死亡过程，在中枢神经系统的正常状态下可出现，有些神经元在成为稳定的成熟神经元之前即发生死亡。凋亡本是神经系统清除多余细胞的"自杀式"行为。神经系统的稳定受到各种因素的影响，如果神经系统的微环境被破坏，就会发生非正常的细胞凋亡，造成神经系统结构功能障碍。

GAGA受体兴奋剂和NMDA受体拮抗剂可以通过激活内源性与外源细胞凋亡程序，使大脑细胞凋亡，出现神经退行性变。而吸入麻醉药同时具有GAGA受体兴奋性与NMDA能受体抑制性。有研究发现，大鼠接受无毒剂量的异氟烷麻醉后，其脑组织出现剂量依赖性的细胞凋亡、神经退行性变。恒河猴接受5小时的异氟烷麻醉后，大脑凋亡细胞数量明显增加，达到未接受麻醉的对照组的13倍。

学习记忆是一个极复杂的神经过程，它涉及神经系统可塑性变化及适应性行为变化。学习记忆功能的实现需要大脑完整的结构作支持，如果大脑结构不完整或神经受到损伤，相应的学习记忆功能就会受损。如大脑额叶损伤后，计划与环境相关行为的能力及使用记忆来指导自己行为与各种情况相适应的能力消失。而损伤海马后，学习和记忆功能会受损已是公认的事实。大脑暴露于吸入麻醉药后发生的细胞凋亡不同于"自杀式死亡"，会破坏脑组织的完整性，进而出现相应脑区破坏后的功能障碍。

阿尔茨海默病是老年人的常见疾病，是由原发性神经退行性变引起的，主要表现为脑细胞的广泛死亡。吸入麻醉导致的细胞凋亡加剧了这种神经退行性变，从而影响认知功能。初生大鼠接受吸入麻醉后，大脑产生广泛的神经退行性变，并导致海马神经元突触传递功能损害，进而产生持久性的学习、记忆功能障碍。

(2) 对脑代谢的影响：吸入麻醉药在发挥中枢作用时，通过改变脑灌注、颅内压、信号转导路径等方式影响脑代谢，对缺血缺氧性脑损伤起到保护作用。同时，吸入麻醉药改变大脑内受体及蛋白因子的表达。阿尔茨海默病患者脑部的病理改变主要为皮质弥漫性萎缩、沟回增宽、脑室扩大、神经元大量减少，并可见老年斑、神经元纤维结等病变，胆碱乙酰化酶及乙酰胆碱水平显著降低，提示类似于阿尔茨海默病患者的病理改变的脑结构变化会影响认知功能。β淀粉样蛋白是老年斑的主要组成成分，有研究证明吸入麻醉药使β淀粉样蛋白聚集，并增加其细胞毒性。

海马在人类的学习过程中发挥重要作用，海马功能受损或代谢异常会造成认知功能障碍。有研究证明，吸入麻醉药可改变海马代谢产物的表达，影响微环境。Rampil等发现吸入异氟烷后能对机体产生影响，使大脑中的mRNA和蛋白表达水平发生改变。暴露在 1.2% 的异氟烷 5 小时后，海马有近 1% 的蛋白表达发生了变化。同时有研究表明，大脑中的烟碱乙酰胆碱受体参与许多复杂的功能，特别是学习、记忆等认知功能。大鼠在吸入 1.2% 的异氟烷 5 小时后，老年大鼠海马的烟碱乙酰胆碱受体表达量下降，吸入麻醉药通过改变海马代谢产物影响认知功能。

(3) 对突触可塑性的影响：神经系统作为机体最重要的系统，其自身的功能与回路在整个生命过程中随时随地处于可修饰、可调节或可塑的状态或过程。学习记忆是通过修饰塑造神经系统完成的，中枢神经系统可塑性是学习记忆等高等整合功能的前提和基础。突触是神经系统可塑性最强的部位，突触可塑性是学习记忆的神经基础，神经递质是导致突触可塑性的初始和关键环节。突触可塑性遭到破坏，必然会影响学习记忆的整合功能，出现学习记忆障碍。

作为突触可塑性的 2 个重要模式：长时程增强 (long-term potentiation，LTP) 和长时程抑制 (long-term depression，LTD) 是学习记忆的神经细胞学基础，LTP 及 LTD 是依赖于神经系统兴奋性传递与抑制实现的。吸入麻醉药发挥中枢作用时，会影响神经突触传递，从而影响 LTP 与 LTD 的形成。已有研究发现，七氟烷、异氟烷等吸入麻醉药均能影响 LTP 或 LTD 的产生和维持。Ishizeki 等研究发现七氟烷可抑制 LTP 诱发，并且随着七氟烷浓度的升高，其抑制作用增强，GAGA 受体抑制剂荷包牡丹碱可以阻断这种抑制。Simon 等对离体大鼠海马切片使用异氟烷后，海马 CA1 区 LTP 的形成受到抑制，$GABA_A$ 受体抑制剂苦味毒可阻止异氟烷的这种抑制作用，同时异氟烷抑制 CA1 区 LTD 的形成。以上研究说明，吸入麻醉药可通过激活 $GABA_A$ 受体抑制 LTP 及 LTD 的形成，从而影响突触可塑性。

三、吸入麻醉药对中枢神经系统分子靶位的影响

大脑中枢神经递质系统包括多种兴奋性和抑制性神经递质，其中胆碱能、谷氨酸能、GABA 能中枢神经递质受体系统不但在学习记忆过程中起重要作用，而且还影响发育期脑细胞的迁移、增殖和分化等过程。

1. 谷氨酸能神经递质受体系统

(1) 谷氨酸：谷氨酸是哺乳动物中枢神经系统内重要的兴奋性神经递质，其突触传递功能受损可引起学习记忆功能缺陷。目前认为吸入麻醉药影响谷氨酸的主要机制包括抑制突触前膜谷氨酸的释放及动作电位的传导，促进谷氨酸重摄取，阻断突触后膜的谷氨酸受体。谷氨酸合成后贮存于囊泡中，以胞吐方式释放入突触间隙。谷氨酸的释放涉及的主要离子机制包括：

① Na^+ 内流引起突触前膜除极。

② Ca^{2+} 内流与囊泡的结合，其中 N 型和 P 型 Ca^{2+} 通道最重要。

③ Na^+-K^+ 交换引起的转运体反向转运。谷氨酸释放入突触间隙后与突触后膜上相应的离子型谷氨酸受体或代谢型谷氨酸受体特异性结合，与离子型谷氨酸受体结合导致 Na^+

或 Ca^{2+} 内流，发挥突触后效应；与代谢型谷氨酸受体结合后激活受体及 G 蛋白偶联受体，通过胞内的第二信使 (肌醇磷酸、环核苷酸及 Ca^{2+} 等) 调节离子通道的活动、神经元的兴奋性和神经递质的释放。

(2) N- 甲基 -D- 天冬氨酸受体：NMDA 受体 (N-methy1-D-aspartate receptor，NMDAR) 是兴奋性神经递质谷氨酸敏感的阳离子通道受体，受电压和配体双重门控，对 Ca^{2+} 有较强的通透性，该受体活性的维持是神经元存活和发育的重要因素。NMDAR 由 NR_1、$NR_{2A \sim D}$、NR_{3A} 和 NR_{3B} 共 7 种亚基组成，发育期大脑暴露于吸入麻醉药后，可通过不同亚型的选择性表达改变 NMDAR 的结构和功能，使其介导的 Ca^{2+} 内流增加，调节神经元内 Ca^{2+} 依赖的第二信使系统，从而抑制 LTP，造成后期持续的学习记忆功能损害。Ca^{2+} 依赖型钙蛋白酶能够调节 NMDAR 的降解，有实验证明细胞周期蛋白依赖性激酶 5 可调节钙蛋白酶对 NR_2B 的水解作用，在突触可塑性和学习记忆中发挥重要作用。如敲出 NR_2B 的小鼠 NMDAR 反应性下降，NMDAR 依赖的 LTP 降低，小鼠的空间学习能力受损。NMDAR 是学习记忆正调控的重要分子生物学基础，在小鼠神经发育过程中，阻断 NMDAR 会造成广泛的神经细胞凋亡，从而影响其成年后的学习记忆和认知功能。异氟烷可抑制由 NMDAR 介导的兴奋性突触后电位抑制 NMDAR 的活性，对学习记忆和认知功能产生广泛的影响。有研究发现新生 7 日大鼠异氟烷麻醉后可降低其学习记忆功能，与上调海马 NMDAR2 及谷氨酸转运体表达有关，但具体关系尚不明确。

2. GABA 能神经递质受体系统

GAGA 是脊椎动物中枢神经系统中最主要的抑制性神经递质，GAGA 受体 (γ-aminobutyric acid receptor，GABAR) 是 Cl^- 通道受体，其抑制作用主要通过 A 型 GABA 受体 (γ-aminobutyric acid type A receptor，$GABA_A$-R) 介导，在控制神经元兴奋性方面发挥重要作用，参与学习和记忆的形成、神经发育和可塑性的调节，但在神经发育早期阶段却作为兴奋性受体而发挥作用。$GABA_A$-R 在胚胎期有短暂的增强神经冲动传导的作用，此期 $GABA_A$-R 激活使 Cl^- 内流、膜电位降低、Mg^{2+} 对 NMDAR 的阻断作用增强，从而间接地使 NMDA 介导的兴奋性突触后电位减弱，抑制 LTP 的诱发，并且促使大脑脊髓束、下丘脑、小脑、皮质海马及嗅球等中枢神经区域的未成熟的神经细胞发生改变。研究表明，七氟烷可使中枢神经系统中的 $GABA_A$-R 激活，Cl^- 内流，增强受体对 GAGA 的黏附力，从而增强 GAGA 能突触传递的作用。吸入异氟烷能增强大鼠海马神经元 GAGA 能神经元活性以及 GAGA 诱发的细胞内 Cl^- 电流，从而抑制 LTP 的形成，影响学习和记忆功能。咪达唑仑与异氟烷联合使用也会激活 $GABA_A$-R，造成新生大鼠大脑部分区域的神经细胞凋亡，影响其成年后的学习记忆功能。GAGA 在与 LTP 密切相关的同时，可以调控与认知关系密切的其他递质如乙酰胆碱(acetylcholine，ACh)、5- 羟色胺等的释放，从而影响认知过程。

3. 胆碱能神经递质受体系统

(1) 乙酰胆碱：胆碱能突触被称为"记忆突触"，大脑海马组织内有丰富的胆碱能神经递质存在，其胆碱能纤维起源于内侧隔核和斜角带核，末梢终于海马锥体细胞和颗粒细胞树突，脑内投射至海马结构的胆碱能系统与学习记忆密切相关。1MAC 氟烷或异氟烷即能显著抑制脑干网状结构中部巨细胞被盖区和丘脑的 ACh 释放；临床浓度的氟烷、恩氟烷及异氟烷可明显抑制鼠突触体对胆碱的摄取，限制 ACh 的合成速率，也可降低皮质及皮质下某些脑区 ACh 的更新速率。吸入麻醉药抑制胆碱能系统的作用机制包括抑制 ACh 的释放、抑制突触体对 ACh 的摄取及阻断 ACh 受体，并可通过抑制胆碱能系统调节其他神经递质如多巴胺、GAGA 等的释放。在海马 GAGA 能中间神经元存在大量烟碱型 ACh 受体，可以推测海马胆碱能神经兴奋增强 LTP 的作用机制与抑制海马 GAGA 能中间神经元的功能有关。

(2) 烟碱型乙酰胆碱受体：大脑中的烟碱型乙酰胆碱受体 (nicotine acetylcholine receptor，nAChR) 是 ACh 门控的离子通道型受体，参与学习、记忆等认知功能。目前已发现的 nAChR 亚单位至少有 12 种，包括 9 个 α 亚单位 ($α_2 \sim α_{10}$) 和 3 个 β 亚单位 ($β_2 \sim β_4$)。$α_4β_2$AChR 是整个中枢 nAChR 中的重要部分，与大脑认知功能密切相关。吸入麻醉药异氟烷在临床麻醉剂量下的低浓度范围内就可以直接抑制神经元 nAChR 的活性。nAChR 在谷氨酸能的锥体细胞和 GAGA 能的神经元都有分布，神经元 nAChR 可影响亲谷氨酸盐受体的激活，进一步作用于 NMDAR，对 LTP 起促进作用。

(3) 毒蕈碱型乙酰胆碱受体：毒蕈碱型乙酰胆碱受体 (muscarinic acetylcholine receptor，mAChR) 可增强海马和皮质兴奋性突触的 LTP，在大脑学习、记忆等认知方面起关键作用。mAChR 介导的细胞外信号调节激酶的激活在学习、记忆和突触可塑性的形成中具有决定性的作用。mAChR M_1 亚型在脑内分布广泛，以海马、皮质和纹状体居多，海马锥体细胞的细胞体和树突联合突触可塑性的调节与 M_1 型 mAChR 密切相关，其拮抗剂可抑制 mAChR 介导的细胞外信号调节激酶的激活。有研究表明吸入 3% 的七氟烷可抑制大鼠海马 M_1 型 mAChR 的表达，从而使大鼠的学习记忆能力减退。

四、吸入麻醉药对中枢神经系统生物电活动的影响

吸入麻醉药通过影响神经元功能，作用于脑可使患者记忆丧失，作用于脊髓则可使患者体动不能，与此同时还能影响脑血流灌注、脑代谢、ICP 和脑电活动。

(一) 脑电生理活动

吸入麻醉期间 EEG 变化的一般特征：各种吸入麻醉药会不同程度地影响脑电活动，使 EEG 波形发生变化，且随着吸入浓度的提高影响会越明显。但不同的吸入麻醉药对 EEG 的影响特征也各不相同。在吸入麻醉过程中，最初 EEG 表现为电压升高、频率减慢，电压波可短暂地变成同步曲线波。总的看来，随着麻醉加深，电压波在达峰值后直线下降，脑电活动可出现暂停或暴发抑制 (脑电活动静息)，持续深麻醉状态可导致脑电活动完全终止平坦的 EEG 波形。大脑新皮质比脑深部结构如杏仁核和海马更容易受到抑制，而这些与感觉和记忆关系密切的脑深部核团也很容易受麻醉药的影响。

2. 各种吸入麻醉药对 EEG 影响

(1) 异氟烷：排除手术、疾病和其他药物的影响，正常人的 EEG 变化过程为清醒状态下前脑比后脑的 EEG 频率快，而当异氟烷的吸入浓度达 0.8～2.1MAC 时这种差别消失，随着吸入浓度增加，EEG 活动逐渐减弱。麻醉兴奋期过后 EEG 同步波增多且波幅增加，但此时能反映 EEG 功率在频谱的高边界变化的覆盖所有或 95% 的频率的最大频率谱边缘频率 (spectral edge frequency，SEF) 并无明显改变。随着麻醉深度进一步加深，EEG 可显现暴发抑制，同时 SEF 减慢。

(2) 氟烷临床常用麻醉浓度的氟烷虽然会产生与地氟烷、异氟烷或七氟烷不同的 EEG 变化，但不会产生与地氟烷、异氟烷或七氟烷同样的 EEG 暴发抑制。

(3) N_2O：吸入气 N_2O 分压低于 1 个大气压的情况下对 EEG 几乎没有抑制作用，也不会明显影响地氟烷所致的 EEG 暴发抑制作用。等效 MAC 吸入条件下，N_2O 吸入比地氟烷吸入对 EEG 的抑制程度轻。

(4) 地氟烷：吸入地氟烷麻醉的 EEG 变化过程类似于吸入异氟烷麻醉，且对 EEG 的影响似乎与 $PaCO_2$ 变化无关。如在吸入 1.2MAC 的地氟烷期间，$PaCO_2$ 由 26mmHg 上升到 57mmHg 时，连续脑电活动或抑制期间的暴发抑制电活动频率不会发生改变，微小或无活动 EEG 在整个脑电活动中所占的时间百分比也不会改变。

(5) 七氟烷：吸入七氟烷麻醉对 EEG 的影响与地氟烷或异氟烷吸入麻醉对 EEG 的影响过程类似。吸入浓度增加的速率会改变 EEG 的初始波形，如陡然将七氟烷的吸入浓度提升到 4%，一开始会出现 2～3Hz 的高电压节律性慢波，继后出现快 (10～14Hz) 慢 (5～8Hz) 复合波；相反，若逐步增加吸入浓度，如七氟烷的吸入浓度逐步由 2% 提升到 4%，每一浓度吸入持续 10 分钟，则在浅麻醉时 EEG 频率增快、波幅增高，深麻醉时频率减慢、波幅降低。但无论怎样，快诱导麻醉或慢诱导麻醉的最终 EEG 波形都是一样的。

3. 脑癫痫样放电

(1) 恩氟烷：吸入麻醉期间易诱发癫痫样脑电活动，甚至癫痫，特别对神经外科手术麻醉患者来说，低碳酸血症可能会加剧脑癫痫样放电。至于恩氟烷吸入期间若保持氧供，EEG 出现癫痫波是否有害目前还很难说。鉴于癫痫活动期间脑组织代谢明显增加 (可高达 400%)，对好发癫痫或闭塞性脑血管病患者最好避免吸入恩氟烷，尤其是杜绝低碳酸血症时高浓度的恩氟烷吸入。根据恩氟烷吸入期间的 EEG 变化特点，手术中医师可借此来激活和确定术前不曾发现的癫痫灶，以便于手术切除。切除癫痫灶的患者其 EEG 仍有可能会有棘波，也可能术后会持续存在较长的一段时间。

(2) 异氟烷：如今异氟烷已广泛用于神经外科手术患者麻醉。异氟烷吸入麻醉期间偶尔也可出现 EEG 棘波和癫痫样肌阵挛，但多数人认为这与恩氟烷所诱发的直观的癫痫样活动并无关联。临床上异氟烷还往往能被用来有效控制顽固性癫痫时的 EEG 癫痫活动。

(3) 七氟烷：临床报道部分儿童即便手术麻醉前无癫痫病史，若以高浓度的七氟烷吸入麻醉诱导，也可能会发生癫痫。动物研究也证实，猫吸入 5% 的七氟烷时给予强烈的外周刺激能诱发癫痫，而麻醉维持浓度（低于麻醉诱导浓度）的七氟烷一般不会引发癫痫。

五、吸入麻醉药作用机制的未来研究思路与展望

吸入麻醉药的中枢作用具有选择性，因其主要是通过直接结合于中枢蛋白质靶位而发挥麻醉作用的。然而，中枢神经系统中存在的对麻醉药敏感的蛋白质分子数量惊人，利用传统的研究方法很难进一步从众多复杂的敏感蛋白中筛选出高特异性的全身麻醉分子靶位（如离子通道受体），因为在整体动物麻醉中的介导作用多数较微弱或难以得到确证，并且传统的研究方法明显忽略了那些与神经传导相关性差、含量不丰富或难以纯化，以及目前尚未知的许多潜在的全身麻醉分子靶位。蛋白质作为信号转导的重要物质以及基因表达产物，在全身麻醉产生的过程中究竟以何形式出现、具体的作用方式是什么，已成为探讨麻醉机制时又一需要解决的问题。蛋白质芯片技术是一种快速、高信息和更直接的研究方法，可用于蛋白质表达谱分析，研究蛋白质与蛋白质的相互作用，甚至 DNA- 蛋白质、RNA- 蛋白质的相互作用，筛选药物作用的蛋白靶点等功能。如果证实全麻过程有一些特异性的基因参与，那么这些基因的表达产物特异性蛋白质以什么样的形式产生生物学效应、与目前的蛋白学说之间是什么样的关系，这些问题较前更加深入，为目前后基因时代最先进的研究领域——蛋白质组学的研究内容。

海马是神经系统的高级神经核团，多年来对其结构和功能的研究一直是人们关注的焦点。人们早就发现海马损害后将产生记忆功能障碍，以及与疼痛、自主神经功能活动的关系，许多神经学和麻醉学的专家们也对其产生了兴趣并开始了相关研究，认为其可能是全麻药作用的一个主要部位。通过即刻早期基因的表达研究海马等神经结构的功能、各神经结构间的联系以及麻醉药的作用部位及机制，从而阐明全身麻醉的机制是一个非常值得探讨的课题。如果能应用即刻早期基因的反应灵敏性、功能多样性、检测方便性来进行海马功能及结构的分子生物学研究，无疑将推动从基因水平研究海马功能进入另一个新台阶。

目前尚未有麻醉相关的基因克隆报道。克隆出与全麻密切相关且具有显著特异性的基因，是目前全麻机制的基因领域面临的主要任务。目前此方面所需要的分子生物学技术已经基本成熟。

(1) 选择合适的研究模型：目前主要集中在以大鼠和小鼠为模型的研究，也有利用与人类基因同源性很高的灵长类生物研究吸入麻醉对机体的影响和机制研究。选用原代培养的脑细胞系作为研究模型可以减少大体动物复杂生理的干扰，从而克隆出较特异的基因。

(2) 选择中枢区域的相关核团：虽然目前基本确定神经中枢的突触为作用点，但在中枢大体解剖的位置上不能确定，有研究报道如梨状皮质、伏核、外侧缰核、孤束核、下丘脑室旁核、丘脑室旁核、背外侧膝状核、视上核和乳头状核等很多部位可能参与了全身麻醉，但准确的部位还需要进一步的实验证据。

戴体俊教授日前提出吸入麻醉药作用机制的"四多学说"，指出"麻醉"包括镇痛、催眠、肌松、意识消失、认知障碍、抑制异常应激反应等多种效应；各效应的机制并不相同，既有受体等特异性机制，也有脂质学说等非特异性机制；全麻药作用于从脑到脊髓的整个中枢神经系统、周围神经及肌肉等多个部位；涉及细胞膜脂质、多种受体、离子通道、酶、载体、转运体等蛋白质的多个靶点。建议先将各种效应机制分别研究后，再进行整合研究。

第二节　吸入麻醉药对各组织器官的影响

一、吸入麻醉药对中枢系统的影响

几乎所有的吸入麻醉药都会通过各种不同的途径对脑和脊髓功能产生影响，而吸入麻醉作用本身也就是这种影响的结果。吸入麻醉药通过作用于脑影响神经元功能，可使患者记忆丧失；作用于脊髓则可使产生肌松作用；与此同时还能影响脑血流 (cerebral blood flow，CBF)、脑代谢率 (cerebral metabolic rate，CMR)、颅内压 (intracranial pressure，ICP) 和脑电活动。目前临床常用的各种吸入麻醉药对中枢神经系统 (central nervous system，CNS) 功能的影响特点各异。

(1) 氟烷：在绝大多数情况下可扩张脑血管使 CBF 增加，CBF 增加可导致颅内占位、脑水肿或使有颅内高压的患者 ICP 进一步增高。为此，氟烷相对禁用于颅内高压患者。氟烷能够减弱脑血流自动调节功能，当动脉压降低明显时 CBF 才下降。但氟烷降低 CMR 的作用要比扩血管作用强，所以吸入氟烷麻醉期间 CBF 的小幅降低一般不会对脑功能构成严重威胁。

(2) 异氟烷：对脑血管有扩张作用，导致 CBF 和 ICP 增加。异氟烷也能降低 CMR。鉴于异氟烷的脑血管扩张作用比氟烷和恩氟烷轻，比较适合用于神经外科手术麻醉。

(3) 恩氟烷：也具有扩张脑血管、升高 ICP 和降低 CMR 的作用。另外恩氟烷能诱发惊厥性脑电活动。在使用恩氟烷麻醉期间，高浓度的恩氟烷吸入或严重的低碳酸血症可导致 EEG 出现一种特征性的高电压、高频波形，并逐渐发展为癫痫样活动所特有的棘慢复合波，但此时患者并不伴有外周癫痫样抽搐动作。恩氟烷引发的脑电痫波是自限性的，无须特殊处理，也不会对脑产生长时间的损害，即便是癫痫患者吸入也不会使症状加重，但一般情况下恩氟烷最好不要用于有癫痫病史的患者。

(4) 地氟烷：地氟烷吸入时脑血管阻力和 CMR 降低，但仍能保持脑对低碳酸血症的缩血管反应。在血碳酸水平和血压正常的情况下，地氟烷能使 CBF 增加，并升高颅脑顺应性差患者的 ICP。

(5) 七氟烷：对脑血管阻力、CMR 和 CBF 的影响类似于异氟烷和地氟烷，也能使颅脑顺应性差的患者 ICP 增高。七氟烷吸入麻醉期间脑血管对低碳酸血症的反应正常，过度通气也可防止颅内高压的发生。

(6) 氧化亚氮：单纯 N_2O 吸入麻醉能导致 CBF 和 ICP 明显增加；若 N_2O 与静脉麻醉药联合使用，则 CBF 增加幅度减小甚至不增加。

（一）吸入麻醉药对脑电活动的影响

强效吸入麻醉药会影响脑电活动，使 EEG 波形发生变化，且随着吸入浓度的提高这种影响会越明显。但不同的吸入麻醉药对 EEG 的影响也各不相同。在麻醉过程中，最初 EEG 表现为电压升高、频率减慢，电压波可短暂地变成同步曲线波。总的来说，随着麻醉加深，电压波在达峰值后直线下降，脑电活动可出现暂停即暴发抑制，持续深麻醉状态可导致脑电活动完全终止——EEG 波形平坦。大脑皮质比脑深部结构如杏仁核和海马更容易受到抑制，而这些与感觉和记忆关系密切的脑深部核团也最容易受麻醉药的影响。

正常人吸入地氟烷、异氟烷或七氟烷时的 EEG 变化过程是清醒状态下前脑比后脑的 EEG 频率快，当吸入浓度达 0.8～2.1MAC 时这种差别消失，随着吸入浓度的增加 EEG 活动逐渐减弱，麻醉兴奋期过后 EEG 同步波增多且波幅增加。麻醉深度进一步加深，EEG 可出现暴发抑制，同时受其影响 SEF 减慢，EEG 熵也会随吸入浓度增加而增加。氟烷不会产生与地氟烷、异氟烷或七氟烷同样的 EEG 暴发抑制。N_2O 对 EEG 几乎没有抑制作用。

正常人吸入地氟烷时的 EEG 变化过程类似于异氟烷，且对 EEG 的影响似乎与 $PaCO_2$ 变化无关。如在吸入 1.2MAC 的地氟烷期间，由 $PaCO_2$ 26mmHg 上升到 57mmHg 时，连续脑电活动或抑制期间的暴发抑制电活动频率不会发生改变，微小或无活动 EEG 在整个脑电活动中所占的时间百分比也不会发生改变。七氟烷吸入浓度增加的速率会改变 EEG 的初始波形，如快速将七氟烷的吸入浓度提升到 4%，开始时会出现高电压节律性慢波，继后出现快慢复合波；相反，若逐步增加吸入浓度，如七氟烷的吸入浓度逐步由 1%、2%提升到 4%，每一浓度吸入持续 10 分钟，则发现在浅麻醉时 EEG 频率增快、波幅增高，深麻醉时频率减慢、波幅降低。但无论快诱导麻醉或慢诱导，最终 EEG 波形都是一样的。

对正常人，地氟烷、异氟烷和七氟烷都能抑制药物性 EEG 惊厥活动。但对于较深麻醉状态或麻醉前有脑惊厥性电活动病史者，恩氟烷和七氟烷易诱发大脑产生惊厥性电活动，如顽固性癫痫患者吸入 1.5MAC 的七氟烷比吸入 1.5MAC 的异氟烷棘波的发生率高。成年人或儿童不但在单次高浓度的七氟烷吸入麻醉诱导时易诱发惊厥，而且于麻醉恢复期也可能会发生惊厥。通常情况下，这种因吸入麻醉药偶然诱发的惊厥不会给患者造成严重后果，但若处理不当惊厥频发也可能对患者尤其是儿童构成生命威胁。对顽固性颞叶癫痫患者，七氟烷吸入麻醉期间往往表现为棘波抑制。因为恩氟烷、七氟烷能够影响脑惊厥活动，而地氟烷或异氟烷则无此影响，所以后两者就很适用于神经外科手术麻醉。

研究表明，恩氟烷的致惊厥作用比七氟烷强，恩氟烷麻醉期间反复听觉刺激能诱发惊厥，特别是在低碳酸血症或深麻醉状态下更容易诱发；相反在地氟烷、异氟烷单纯或合并氧化亚氮吸入麻醉期间，无论是否伴有低碳酸血症，反复听觉刺激均很难诱发脑惊厥性电活动的产生。

恩氟烷吸入易诱发病波样脑电活动甚至癫痫，特别对神经外科手术麻醉患者来说，低碳酸血症可能会加剧脑癫痫样放电。因为癫痫活动期间脑组织代谢明显增加，所以对好发癫痫或闭塞性脑血管病患者最好避免吸入恩氟烷，尤其应杜绝低碳酸血症时吸入高浓度的恩氟烷。根据恩氟烷吸入期间的 EEG 变化特点，手术中医师可借此来激活和确定术前不曾发现的癫痫灶，以便于手术切除。切除癫痫灶的患者 EEG 仍有可能会有棘波显现，也可能术后会持续存在较长的一段时间。除手术麻醉期间外，易感或非易感人群恩氟烷麻醉后也可发生癫痫。

如今异氟烷已在临床上广泛用于神经外科手术患者麻醉。虽然异氟烷吸入麻醉期间 EEG 偶然可出现棘波和癫痫样肌阵挛，临床上异氟烷还往往能被用来有效控制顽固性癫痫时的 EEG 癫痫活动。临床报道部分儿童即便手术麻醉前无癫痫病史，若以高浓度的七氟烷吸入麻醉诱导，也可能会发生癫痫。而麻醉维持浓度的七氟烷一般不会引发癫痫。

吸入地氟烷但尚未达到麻醉状态时，EEG 除有偶发的尖波外，可产生自发性单一或群发棘波，听觉刺激不会诱发等电位 EEG 出现或长时间异常的脑电活动。无论是在深麻醉 (1.6MAC) 血碳酸水平正常，还是浅麻醉 (1.2MAC) 高碳酸血症的情况下，反复听觉刺激皆不会诱发脑惊厥性电活动。麻醉深度的有关参数有中位功率频率 (median power frequency，MPF)、谱边缘频率 (spectral edge frequency，SEF)、EEG 最高频率和 θ 波频率 (theta ratio) 等，研究发现有些参数与麻醉深度是不相吻合的，这可能是由于脑电活动抑制期间 EEG 时常暴发的高频脑电活动波干扰了上述参数与麻醉深度间的关联。随着麻醉加深，与暴发抑制所对应的 SEF、爆发谱边缘频率 (burst spectral edge frequency，BSEF) 和 EEG 电压交零点次数即零交叉频率逐渐减慢或减少。而随着吸入浓度由 0.8MAC 增至 1.6MAC，反映占整个几乎完全是等电位 EEG 时程百分比的暴发抑制率 (burst suppression ratio，BSR) 增加、EEG 波幅 (电压) 均方根减小。

地氟烷麻醉时给予中枢神经抑制药能使麻醉加深，EEG 表现为脑电活动进一步抑制。如硫喷妥钠常能造成 EEG 暴发抑制，降低爆发－代偿性谱边缘频率 (burst compensated spectral edge frequency，BcSEF)，剂量越大，降低幅度越大。随着硫喷妥钠剂量增加，暴发抑制率 (burst suppression ratio，BSR) 升高。地氟烷麻醉下给予芬太尼 50 ～ 100μg/kg，并以 66 ～ 130μg/(kg·min) 持续输注，对 EEG 的影响程度远不及硫喷妥钠，而且持续输注芬太尼期间 0.1mg/kg 的纳洛酮即可拮抗芬太尼的作用，消除其对 EEG 的影响。而在异氟烷麻醉下，同等剂量的芬太尼和纳洛酮不会对 EEG 产生明显影响。

（二）EEG 与麻醉深度监测

强效吸入麻醉药能够抑制人脑电活动，且随剂量加大抑制作用越明显。除氟烷外，当吸入浓度达 1.5～2.0MAC 水平时都会导致脑电活动静止。临床上根据 EEG 波形变化来评估麻醉深度和判定麻醉药需要量，其中以中潜伏期听觉诱发电位 (middle latency auditory evoked potential，MAEP) 和脑电双频指数 (bispectral index，BIS)2 种监测方法较为常用。当然，目前临床上尚不能完全依赖 MAEP 和 BIS 作为预测麻醉药用量的指标，两者在实际应用过程中可能还有许多制约因素。

1. 谱边缘频率 (spectral boundary frequency，SEF)

如前所述 EEG 各种波形成分的改变都与强效吸入麻醉药的浓度有关。吸入麻醉药浓度增加的过程中，脑电活动也会逐渐减弱。利用这种吸入麻醉药浓度与脑电活动抑制程度间的对应关系，临床上可以此来监测麻醉深度。吸入地氟烷、异氟烷的患者由清醒转入浅麻醉状态时 EEG 电压会有所增加，但 SEF 不会有明显变化。随着麻醉深度增加，脑电活动出现暴发抑制，受其影响 SEF 会有所减慢。氟烷吸入麻醉情况特殊，临床常用吸入浓度不会导致 EEG 暴发抑制发生，故 SEF 也不会发生改变。若以 MAC 分数衡量，地氟烷，异氟烷和七氟烷 95％功率谱的 SEF 所对应的 ED50 为 0.64，丙泊酚为 0.55。随着地氟烷吸入浓度的增加，EEG 熵也会相应提高。

2. 中潜伏期听觉诱发电位 (middle latency auditory evoked potential，MAEP)

与 N_2O 吸入麻醉不同，吸入强效麻醉药时，患者在由清醒至记忆丧失过程中，可显示特征性的 MAEP 波形潜伏期延长和波幅降低，麻醉医师可根据其受影响程度判断麻醉深度。如地氟烷的吸入浓度＞4.5％可防止术中知晓发生，吸入浓度增至 6％，MAEP 抑制可达峰值；七氟烷的吸入浓度超过 1.5％时可明显削弱 MAEP 或使其消失。无论是地氟烷的吸入浓度达 6％还是七氟烷的吸入浓度达 1.5％，都能抑制听觉和防止术中知晓发生。动物研究也显示，随着吸入麻醉药 MAC 的增加，MAEP 潜伏期和波幅呈进行性延长和降低趋势。临床上在分析或观察整个 MAEP 变化的过程中，往往简单地以 MAEP40Hz 为界，当 MAEP 降到 40Hz 时提示患者已由清醒转入无意识阶段。由此也派生出"醒觉 MAC"(MACawake) 概念，MACawake 是指低于抑制 MAEP 或使 MAEP 降低到 40Hz 所需吸入麻醉药的 MAC 浓度。

3. 脑电双频指数 (bispectral index，BIS)

BIS 常用来监测麻醉深度，尤其是可依此来判定有无麻醉中知晓。采用 BIS 监测有助于能以更少量的麻醉药使患者更快地进入麻醉状态。年龄、吸入浓度、刺激强度等因素都会影响 BIS 值实际临床意义的正确判读。抑制一定指令性反应所需的七氟烷浓度随患者年龄的增加而减小，但指令性反应消失时的 BIS 值并不会随年龄发生明显的改变。BIS 监测可用来判断七氟烷麻醉患者的镇静水平，但却无法预计患者是否会对手术切皮刺激产生体动反应。七氟烷镇静期间的 BIS 读数与患者对声音的反应性有一定的关系，但这种关系也并非十分确切；逐渐增加地氟烷的吸入浓度能使 BIS 值渐进性降低。

4. 躯体感觉诱发电位 (somatosensory evoked potential，SSEP)

所有的强效吸入麻醉药对 SSEP 都有一定程度的抑制作用，例如提高地氟烷、异氟烷和七氟烷的吸入浓度能抑制患者的 SSEP，表现为潜伏期延长和波幅降低。患者在由清醒转为浅麻醉的过程中，皮质的 SSEP 降幅最大，即使当麻醉深度达 1.3MAC 时，仍能经皮质测得 SSEP。地氟烷与七氟烷对 SSEP 的影响相似，SSEP 的波幅稳定性要比异氟烷麻醉期间显现得好，便于进行持续 SSEP 监测。一定浓度的强效吸入麻醉药复合 N_2O 时，能明显降低患者皮质的 SSEP 波幅。SSEP 可以通过大脑皮质或脊髓进行检测，但敏感性有所不同。动物及人体研究表明，在高浓度地氟烷吸入条件下，脊髓 SSEP 的检出率要比皮质 SSEP 的检出率高。吸入麻醉药浓度达 2.0MAC 时仍能经脊髓测得 SSEP，而此时皮质 SSEP 消失，刺激胫神经也不会引发心血管反应。

5. 运动诱发电位 (motor evoked potentials，MEP)

提高单纯 1 种强效吸入麻醉药的浓度能逐渐加深对皮质 SSEP 的抑制程度，但对于 MEP 而言，无论单纯吸入地氟烷还是异氟烷都不会明显抑制脊髓刺激所诱发的 MEP。若是强效吸入麻醉药与 N_2O 联合吸入，如 0.75～1.5MAC 的异氟烷或七氟烷合并 N_2O 吸入可抑制对裸露运动皮质的单次矩形脉冲刺激所诱发的肌性 MEP，其中因运动皮质刺激所诱发的 I 型波抑制程度与吸入麻醉药浓度呈正相关，当异氟烷或七氟烷的吸入浓度达 2.0MAC 时，I 型波幅降至零点。实验研究证实，地氟烷能使刺激运动皮质所诱发的肌复合动作电位减弱。总之，目前临床常用的强效吸入麻醉药虽然都能在不同程度上削弱 SSEP 或 MEP，但不会使 SSEP 和 MEP 完全消失。

（三）吸入麻醉药与脑血流及脑代谢

强效吸入麻醉药能够降低脑血管阻力 (cerebral vascular resistance，CVR) 和脑代谢率，并在此基础上使脑血流增加、颅内压增高，其作用在当麻醉药的吸入浓度超过 1.0MAC 或借助药物和其他措施使血压控制在麻醉前水平时特别明显。现已经证明地氟烷能增加脑组织氧合，防止术中因大脑中动脉 (middle cerebral artery，MCA) 短暂钳闭或缺血造成的损伤。至于其他强效吸入麻醉药是否也有类似的脑保护作用，仍有待于进一步的研究。

吸入麻醉药对 CBF 的影响受制于多种因素，包括 CMR 抑制可能导致 CBF 下降；直接对血管平滑肌的扩张作用使 CBF 增加；在一定的血压范围内才能显现脑血管自动调节功能，吸入麻醉药对血管平滑肌的作用占主导，表现为全脑 CBF 增加；吸入麻醉药对低碳酸血症性脑血管收缩无预防作用。不同的吸入麻醉药对 CBF 的影响程度有所差别，其中氟烷增加 CBF 的作用最强。将 MAP 维持在 80mmHg 水平，吸入 1.1MAC 的氟烷、恩氟烷和异氟烷可分别使 CBF 增加 191％、37％和 18％。临床常用的吸入麻醉药对脑血管扩张作用的强度有所差异，由强到弱依次为氟烷＞恩氟烷＞异氟烷＝七氟烷＝地氟烷。

吸入麻醉期间无论采用哪种类型的吸入麻醉药，都能维持脑血管对 CO_2 变化良好的反应性，而相比之下 CBF 对动脉压升高的反应性——脑血管自动调节功能受到削弱，尤其是对脑血管扩张作用越强的吸入麻醉药，这种 CBF 高血压性自动调节反应受削弱的程度越大。在所有强效吸入麻醉药中，七氟烷对 CBF 自动调节功能的影响最小。若在吸入麻醉期间用升压药人为地使血压保持较高的水平，则低浓度的吸入麻醉药不会引起 CBF 的明显改变。

地氟烷对低碳酸血症性脑血管收缩无预防作用。这种脑血管阻力的降低究竟是地氟烷脑血管扩张作用的结果，还是血压降低所致，仅凭现有的研究似乎难以界定。通常情况下，大脑自主调节功能完整时，脑血管阻力是可随血压下降而降低的。由此可以预测，在地氟烷对脑血管没有任何影响的情况下，CBF 和脑血管阻力也会发生改变。

总的来说，虽然异氟烷、七氟烷或地氟烷对大脑皮质脑血管的扩张作用不大，但随着吸入浓度的增加还是会引起一定程度的脑血管扩张。对于吸入异氟烷所引起的脑脊液压力 (cerebral spinal fluid pressure，CSFP) 或 ICP 增高，一般通过采用过度通气造成低碳酸血症即可预防或逆转。尤其是在采用平衡麻醉期间，低 MAC 吸入同时适当监测 ICP 或脑 CO_2 张力，即可确保患者安全。但对于颅内巨大肿瘤患者，有时在吸入异氟烷时虽然也可人为地造成低碳酸血症，但仍有可能会引起 ICP 增高。因此，对巨大脑肿瘤、ICP 不稳定、脑生理功能紊乱以致部分或全脑对 CO_2 的反应性和脑血流-代谢偶联受损的患者，在选择吸入麻醉时要十分谨慎。患者有嗜睡、呕吐、视盘水肿、瘤体过大和基底池受压等症状或体征时，在去骨瓣和硬脑膜切开前，以及能直接判断吸入麻醉对 ICP、CBF 的影响前，应以静脉麻醉为主。

等 MAC 浓度的异氟烷、地氟烷和七氟烷对脑血管的扩张作用要比氟烷轻，因而较适用于颅脑顺应性差的患者。若在吸入氟烷前行过度通气引起低碳酸血症，那么就能预防或在很大程度上抵御 ICP 增高。此外，目前已证实危重患者必须防止 ICP 增高，给予过度通气降低血碳酸水平时吸入异氟烷，或在吸入氟烷前降低脑 $PaCO_2$，能避免高 ICP 的发生。

手术前因服药或疾病本身 CMR 已降低的患者，在使用吸入麻醉药时也应慎重选择。因为吸入麻醉药的扩血管作用在正常情况下可被脑代谢介导的缩血管效应所抵消，麻醉前低 CMR 的患者采用吸入麻醉或提高吸入浓度将会出现明显的脑血管扩张。这样的患者吸入 0.6～1.1MAC 的异氟烷时与清醒状态相比，CBF 或许没有明显变化，但若将吸入浓度提高到 1.6MAC 则有可能会剧增 100％。由此可见，异氟烷若是以等于或高于能使 CMR 达最大抑制时的浓度吸入，或是当与脑电生理功能有关的 CMR 成分受药物或疾病抑制时吸入，它就成为一种纯粹的脑血管扩张剂。

颅内手术患者吸入麻醉过程中的 CBF 变化有一定特点。患者采用硫喷妥钠或依托咪酯、维库溴铵肌松诱导气管插管后，以舒芬太尼和 50％～70％ 的 N_2O 吸入维持麻醉，术中若暂停 N_2O 吸入，分别给予 0.5MAC、1.0MAC 和 1.5MAC 的七氟烷或异氟烷吸入时，皆可使大脑中动脉血流速度减慢和一定程度上的脑需氧量减少，但其变化程度并不会随吸入麻醉药浓度逐渐增加而加剧。七氟烷的确会降低 CVR，并在恒定的脑血流状态下使脑的氧摄取减少。1.0MAC 的氟烷尚不足以使 CVR 明显降低，1.5MAC 的七氟烷才使 CVR 明显下降，其间脑灰质、脑白质血流减少 25%～34%。

吸入麻醉药对脑生理功能的影响方式与静脉麻醉药差别很大，静脉麻醉药可同时引起 CBF 和 CMR 平行改变，体现出稳定的 CBF-CMR 偶联关系。吸入麻醉期间大脑 CBF-CMR 之间也存在某种偶联机制，但这种偶联机制并不完善。有时吸入麻醉过程中，随吸入麻醉药浓度增加同时 CMR 降低，CBF 不受影响或增加，表现为 CBF-CMR 之间失偶联，如地氟烷的扩血管作用就可能会制约因 CMR 下降所导致的 CBF 减少。有时 CBF-CMR 变化又能显现偶联关系，即 CBF 随 CMR 降低而减少。志愿者吸入 3% 的恩氟烷麻醉致 CMR 降低 50% 时，随 EEG 痫波出现 CMR 又能恢复正常。麻醉期间大脑仍保存着正常的 CBF-CMR 偶联机制。1.0～2.0MAC 的地氟烷、异氟烷吸入时也存在这种 CBF-CMR 偶联机制。

现在人们在判定吸入麻醉药对 CBF、CMR 的影响时，多采用 CBF/CMR 比值，CBF/CMR 比值大小取决于吸入浓度的高低。在麻醉药吸入浓度稳定的情况下，MAC 倍数与 CBF/CMR 呈正相关。吸入麻醉药降低血压的同时也降低脑血管阻力，麻醉药能缩小自主调节的压力范围。而且，麻醉药可以依靠降低大脑需氧量来影响脑灌注，降低脑血流量。Strebel 等发现，0.5MAC 的地氟烷或 1.5MAC 的异氟烷麻醉下，大脑血流速率没有变化，但等效剂量的丙泊酚却明显降低了大脑血流速率。丙泊酚在动脉血压变化期间，对血流动力学和脑血流速率的调节都没有改变，但地氟烷和异氟烷抑制了这种调节。

部分吸入麻醉药对脑血流的作用可能是因为其对大脑活动和代谢的影响。所有麻醉药都呈剂量相关方式增加脑血流量，等效剂量的地氟烷和异氟烷对脑血流量的增加效应超过了氟烷。因此，吸入麻醉药引起脑血管舒张的机制并不依赖于对脑代谢率的影响。1.3MAC 的异氟烷或七氟烷麻醉下，切皮使血压升高，大脑动静脉氧含量差下降，氧含量差异的减少说明相同脑流量的减少与 2 种麻醉药麻醉期的代谢率相关。当动脉二氧化碳含量降低时，2 种麻醉药均能增加脑动静脉氧含量差，表明二氧化碳反应性存在。

除氟烷外，其他吸入麻醉药以相似的剂量依赖方式降低外周血管阻力。地氟烷、异氟烷和七氟烷可降低体温心肺转流术患者的外周血管阻力。地氟烷尽管降低了心肌收缩力，但由于降低血管阻力，因此仍能维持心排血量。与之相反，七氟烷因增加主动脉阻力而导致心排血量降低。地氟烷对血管阻力的舒张可能是由于降低了代谢产生的内皮衍生超极化因子的缘故。

二、吸入麻醉药对免疫系统的影响

免疫系统由免疫组织、器官、免疫细胞和免疫分子等组成。麻醉和手术可减少细胞介导的免疫应答，并可能改变免疫介质的活性。这些改变对大多数麻醉和手术患者可能不会造成明显的影响，但对免疫系统缺乏抵抗力的患者具有重要的临床意义，如对于艾滋病患者、在接受脏器移植后的患者，任何影响免疫力的药物都可能影响患者的临床转归。

中性粒细胞对细菌的暴发氧化反应是重要的抵御感染的措施。地氟烷、异氟烷和七氟烷对这一反应的影响极小，而氟烷可显著抑制此反应。一氧化氮有多重作用：它可引起血管舒张，但也会介导感染性休克中血管的过度舒张；而且它可能介导巨噬细胞对抗细菌和肿瘤细胞的细胞毒性反应。地氟烷、异氟烷和氟烷对一氧化氮、一氧化氮合酶以及巨噬细胞的一氧化氮合酶信使 RNA 的生成有抑制作用，并且这种作用有时间依赖性和剂量依赖性。

地氟烷会降低致热源白细胞介素 -2 的发热反应，此作用具有剂量依赖性。在 0.6MAC 的地氟烷麻醉中，有白细胞介素 -2 存在时的体温范围较无白细胞介素 -2 时要窄。这些效应是否会损害麻醉中对细菌感染的免疫应答尚不清楚。

用戊巴比妥麻醉大鼠，控制呼吸与自主呼吸相比，肺内致炎细胞因子的基因表达有所增加。控制呼吸时，如果联合吸入 1.5MAC 的恩氟烷、氟烷、异氟烷或七氟烷，可进一步增加致炎细胞因子的基因表达。在常用的挥发性麻醉药中，七氟烷增加致炎细胞因子基因表达的作用最小。

持续给予氧化亚氮数天可以导致再生障碍性贫血、白细胞减少症，甚至死亡。长期滥用氧化亚氮可使蛋氨酸合酶失活，蛋氨酸合酶是一种含维生素 B_{12} 且与甲硫氨酸等生成相关的酶，它的失活能够影响 DNA 的生成，导致类似于恶性贫血和相关维生素 B_{12} 缺乏所致的神经综合征。有研究结果显示长期暴露于氧化亚氮能够导致流产和先天畸形，但是该结论受到大量质疑。

吸入麻醉药如氟烷可致肝脏毒性，可能是免疫损伤的结果。吸入麻醉药的肝脏毒性有 2 种可能机制：直接损伤或间接损伤。吸入麻醉药的代谢可能导致反应性中间体使肝蛋白质发生乙酰化。这些"新"蛋白质可能被免疫系统误认为异体蛋白并对其产生抗体反应，被抗体攻击的乙酰化肝脏蛋白介导了肝脏损伤。在"氟烷性肝炎"的机制研究中，检测出三氟烷酰化蛋白质抗体为这一机制提供了证据。发生术后免疫性肝炎的可能性取决于麻醉药的代谢，与氟烷比较，恩氟烷、异氟烷或地氟烷发生氟烷性肝炎的概率较低。给小鼠吸入 1.25MAC 的地氟烷、恩氟烷、氟烷或异氟烷，对照组单纯吸氧，8 小时后检测各种麻醉药形成酰化蛋白质的能力。小鼠用异烟肼诱导肝药酶预处理，麻醉药暴露后 18 小时用免疫化学方法分析肝脏标本。结果显示氟烷暴露后组织的乙酰化作用最大而恩氟烷的作用最小，异氟烷、地氟烷和单纯吸氧相比其反应性没有差异。临床诊断为"氟烷性肝炎"的患者的血清显示对暴露于氟烷或恩氟烷的鼠肝脏蛋白有抗体反应，而对暴露于异氟烷、地氟烷或单纯吸氧的鼠肝脏蛋白没有抗体反应。

七氟烷与钠石灰接触可产生复合物 A 物质，复合物 A 可以直接与蛋白质反应产生肝毒性。豚鼠暴露于 100ppm 的复合物 A4 小时，每日 3 次，共 42 天，于 2 分钟、14 分钟、28 分钟和 40 分钟采集每次暴露后的血样，没有发现谷丙转氨酶、肌酐或尿素氮改变。每次暴露于复合物 A 后均可观察到针对三氟烷酰化的豚鼠白蛋白的体液免疫反应。复合物 A 滴定出现在暴露后 14 天，在近 28 天时达高峰，40 天时回到正常水平，每次暴露后的滴定水平近似于等价。研究者推测复合物 A 可能具有在吸入剂暴露过程中生成抗原的能力。七氟烷与钠石灰接触可产生 A 物质，因此在一段时间低流量紧闭麻醉后应提高新鲜气流量。七氟烷麻醉恢复平稳且迅速，确保术后镇痛的情况下可降低谵妄的发生。

三、吸入麻醉药对呼吸系统的影响

(一)吸入麻醉药对支气管的影响

动物实验研究证明，吸入麻醉药可有效地松弛痉挛的支气管。当给予醋甲胆碱刺激犬支气管收缩时，吸入异氟烷和七氟烷均可以明显降低气道阻力，但是只有异氟烷能改变支气管收缩导致的肺内通气的不均一性。氟烷、异氟烷、恩氟烷和七氟烷可对抗卡巴胆碱所致的支气管平滑肌紧张性增加，其中氟烷的效果最强而七氟烷的效果最弱。总之，地氟烷和七氟烷的松弛效果较氟烷更强。远端支气管平滑肌对吸入麻醉药更加敏感，但地氟烷对近端和远端气道平滑肌的舒张作用均稍强于氟烷。地氟烷或七氟烷等吸入麻醉药产生的支气管舒张作用的机制可能与环氧合酶和一氧化氮有关。

在吸入麻醉药对人类支气管作用的研究中发现，吸入麻醉药对正常人气道阻力的影响极小。Goff 等发现 20 名正常患者使用 7% 的地氟烷麻醉后没有发现支气管的扩张，但是给予七氟烷的 20 名正常患者出现支气管明显扩张，气道阻力降低近于 15%。对有吸烟史的患者，地氟烷可轻微增加支气管平滑肌紧张性，而七氟烷则无此作用。

正常和有哮喘史的儿童用七氟烷进行麻醉诱导，观察比较气管插管前后肺顺应性和气道阻力的变化，发现哮喘儿童的气道阻力增加 17% 而正常儿童的气道阻力下降 4%，虽然这些差异有统计学意义，但是临床意义不大，因为气管插管可刺激正常和哮喘患者的气道诱发支气管收缩反应，1.1MAC 的氟烷、异氟烷和七氟烷则可显著减弱气道反应，尤其七氟烷对气道阻力的减弱作用较氟烷或异氟烷更加明显。

吸入亚麻醉浓度的麻醉药对于气道并无明显的刺激性。给予 10 名年轻、健康、不吸烟的志愿者 1.8%～5.4% 的地氟烷 30 分钟后，发现所有受试者耐受良好并没有憋气、咳嗽、唾液分泌过多、喉痉挛或支气管痉挛等不良反应；但如果吸入麻醉药的浓度超过 1.6%～2.4% 时，所有受试者都会因下颌和舌松弛导致上呼吸道阻塞，出现呼吸抑制。患者呼气末的地氟烷浓度为 4.0%～4.9% 时，持续 (10.9±1.9) 分钟后即可耐受插入口咽通气导管等外界刺激。当吸入麻醉药的浓度超过 1MAC 时可诱发气管刺激。地氟烷的气管刺激性最明显，异氟烷较小，而氟烷、七氟烷很小。给予 2MAC 的地氟烷时 74% 的患者出现咳嗽，给予 2MAC 的异氟烷时 41% 的患者出现咳嗽，而给予 2MAC 的七氟烷时仅有 4% 的患者会诱发咳嗽。与地氟烷和异氟烷相比，氟烷和七氟烷的气道刺激性较少，特别是在麻醉诱导时。七氟烷用于麻醉诱导时可使用渐进式或快速增加吸入浓度等方法。使用高浓度的吸入麻醉药如 5% 的异氟烷 8% 的七氟烷进行单次呼吸诱导麻醉时，所有吸入麻醉药的诱导速度大致相同，但是呼吸道反应如咳嗽、憋气和喉痉挛的发生率并不相同，其中七氟烷的气道刺激性最小。

对于年龄较小的儿童，气管刺激反应可导致脉搏和动脉血氧饱和度下降，但随着年龄增加这种不良影响的发生率会逐渐下降。Taylor 和 Lerman 研究发现，当迅速增加地氟烷的吸入浓度进行诱导时，多数 5 岁以下的儿童会出现脉搏血氧饱和度下降即 $PaO_2 < 90\%$，5 岁以上的儿童则没有出现类似的现象。但在所有受试儿童中，无论年龄大小，均没有儿童发生支气管痉挛。

成人在给予地氟烷诱导麻醉时，虽然憋气、咳嗽和喉痉挛的发生率较高，但是与吸入异氟烷的患者相比较，这些气管刺激现象没有诱发严重的血氧饱和度下降。上述这些试验中绝大多数使用的是缓慢增加吸入麻醉药浓度的诱导方法，在使用高浓度单次诱导的方法时，很多成年受试者会发生喉痉挛，憋气、咳嗽和血氧饱和度下降，即使雾化利多卡因亦不能减少吸入麻醉药对气管的刺激性。

有吸烟史的患者在进行吸入麻醉诱导时是否更容易出现咳嗽，这方面的报道结果莫衷一是。Ter Riet 等研究发现地氟烷、异氟烷或七氟烷没有此现象，而 Wilkes 等发现吸烟者地氟烷麻醉时咳嗽和喉痉挛的发生率的确较高。

成年患者进行麻醉诱导时，在麻醉前先静脉给予阿片类药物如芬太尼 $1.5\mu g/kg$，并缓慢增加地氟烷的浓度可以有效地降低由于吸入麻醉药刺激气道引起的咳嗽的发生率，如果应用丙泊酚进行麻醉诱导时基本上无咳嗽发生。但 Zwass 等对 200 名儿童的观察中发现麻醉前给予阿片类药物不能降低地氟烷的气道刺激性，阿片类药物如芬太尼在静脉注射时本身就可以诱发咳嗽。当地氟烷的浓度超过 $6\% \sim 7\%$，不管是成人或儿童，通常无气管刺激症状。湿化吸入的气体亦可明显降低咳嗽和喉痉挛的发生率。

(二) 吸入麻醉药对肺的影响

缺氧性肺血管收缩 (hypoxic pulmonary vasoconstriction，HPV) 是一种使肺血流转离低氧区域，优先供给氧供丰富的区域，借此优化气体交换的自身平衡机制。缺氧性肺血管收缩是指在正常人体内如一个肺段肺不张，该节段肺内的氧交换减少，该段肺微循环内的氧含量减少，低氧刺激会导致该段肺血管收缩，从而导致该段血流减少。吸入麻醉药可以影响肺血流分布，从而影响气体交换。体外研究表明，吸入麻醉药呈剂量依赖性地抑制缺氧性肺血管收缩。在动物实验中，地氟烷对兔肺抑制作用的 ED50 高于氟烷，这表明地氟烷的抑制兔缺氧性肺血管收缩反应的能力较氟烷低。在吸入 1.5MAC 的地氟烷或七氟烷时实验犬仍保持缺氧性肺血管收缩，单肺通气猪呼气末的地氟烷浓度分别为 5%、10% 或 15% 时动脉氧分压没有减少，说明低浓度的吸入麻醉药并不会对缺氧性肺血管收缩反应有所抑制。Kerbaul 等发现 1MAC 的七氟烷对小猪缺氧性肺血管收缩无影响。且Schwarzkopf 等也有类似的发现，当地氟烷或异氟烷的浓度分别为 0.5MAC、1.0MAC 或 1.5MAC 时对单肺通气猪的血氧饱和度无明显影响。

间接证据显示临床使用的吸入麻醉药浓度并没有抑制缺氧性肺血管收缩，所以临床所应用的吸入麻醉药的浓度并不至于引起血氧饱和度下降。Pagel 等在 2 组 30 名患者中比较了单肺通气对循环和氧合的影响，并比较了使用异氟烷和地氟烷麻醉的不同，结果并没有发现 2 组间有显著性差别。在整个单肺通气过程中，使用这 2 种吸入麻醉药对氧合作用的影响没有差异。Wang 等在对进行食管切除术患者给予单肺通气的麻醉过程中连续使用地氟烷和异氟烷或异氟烷和七氟烷，在此项研究中也发现这些吸入麻醉药的联合使用并没有对氧合产生影响。Abe 等也发现使用异氟烷和七氟烷麻醉的患者在单肺通气期间动脉氧分压无差异。有研究表明，大鼠给 1.6MAC 的地氟烷或异氟烷，对照组只进行单纯吸氧，每周 3 次，每次 2 小时，持续 2 周，最后一次暴露后的 24 小时处死大鼠。结果除去发现对照组和试验组大鼠均有发生的几例肺不张外，并没有发现明显的肺损伤。大鼠给 1MAC 的地氟烷或异氟烷暴露 0.5 小时、1.5 小时和 3.0 小时，每周 3 次，暴露延长至 8 周，经处死后解剖也并未发现明显的肺损伤。以类似的实验方法处理犬，地氟烷或异氟烷 1.2MAC 暴露 2.5 小时，地氟烷或异氟烷 1.6MAC 暴露 1.9 小时，连续暴露 8 周后，病理学检查均未发现肺损伤证据。

（三）吸入麻醉药对相关呼吸参数的影响

所有吸入麻醉药均可引起剂量依赖性的通气抑制，一些常用的通气测量方法如每分通气量、潮气量和呼吸频率有时并不能显示这种抑制。吸入麻醉药对通气的抑制表现为低脉搏血氧饱和度和二氧化碳分压增加，当吸入麻醉药达一定浓度时可引起呼吸暂停并伴有二氧化碳严重蓄积。

吸入麻醉药均可降低潮气量和每分通气量，反射性地增加呼吸频率而补偿每分通气量的降低。除异氟烷外，其他吸入麻醉药均可引起剂量相关性的呼吸频率增快，尤其在合用 N_2O 麻醉时更加明显。地氟烷和七氟烷主要通过降低潮气量引起剂量依赖性的呼吸抑制。地氟烷低于 1.6MAC 时不会显著降低每分通气量，高浓度的地氟烷引起呼吸频率降低的程度弱于同等浓度剂量的氟烷。

此外，吸入麻醉药对通气的抑制还表现为 $PaCO_2$ 增高，$PaCO_2$ 改变是由于潮气量降低、无效腔增加。虽然呼吸频率的增加可减轻因潮气量降低所致的每分通气量下降，但是无效腔通气量占总通气量的比例仍会增加，最终肺泡每分通气量降低引起 $PaCO_2$ 的升高随着吸入麻醉药呈剂量依赖性增加。七氟烷和氟烷对婴儿和幼儿在这方面的抑制程度相似，在成人麻醉中也会出现这种相关性，用 60％的 N_2O 替代相同 MAC 的吸入麻醉药时，可使 $PaCO_2$ 升高的幅度较其他吸入麻醉药低，在深度麻醉时这种情况更加明显。

麻醉中的呼吸抑制在一定程度上是由于吸入麻醉药对呼吸中枢的抑制所致。在动物实验中，如犬实验中七氟烷会抑制单个电刺激膈神经冲动传播至膈肌，减弱由电刺激引发的膈肌收缩；氟烷和七氟烷还可加重鼠膈肌对反复刺激的疲劳。

（四）吸入麻醉药对低氧血症通气反应的抑制效应

低氧血症通气反应主要由外周化学感受器即颈动脉体调控，反应分两部分：急性反应发生在最初 5 ~ 10 分钟，反映了外周化学感受器感受的刺激；继而转为后续的持续反应，反映这一刺激和大脑缺氧所致的中枢化学感受器抑制之间的平衡。

研究提示氟烷、异氟烷和七氟烷在 0.1MAC 时即可抑制低氧血症通气反应，而 0.1MAC 的地氟烷虽然在血中的二氧化碳值正常时不影响低氧血症通气反应，但在发生高碳酸血症时其可抑制 30% 的低氧血症通气反应，所以低浓度的地氟烷较氟烷、异氟烷等其他吸入麻醉药对正常二氧化碳低氧血症通气反应的影响要小。1.0MAC 的异氟烷对低氧的急性和持续性反应降低达 50%，1.0MAC 的七氟烷既影响急性也影响持续性低氧血症通气反应，阿片类药物的协同效应可增强这一抑制作用。在麻醉剂量范围以下增加七氟烷的浓度会产生剂量依赖性的对低氧血症通气反应的抑制。总之，大多数研究认为吸入麻醉药可减弱人和实验动物的低氧血症通气反应且这种抑制呈剂量依赖性。因此，术后吸入麻醉药的残留仍可通过抑制低氧血症通气反应而引起潮气量下降和通气不足，造成术后的呼吸抑制。吸入麻醉药在麻醉期间造成的通气抑制将在麻醉后的一段时间内持续，因此当人工控制通气使二氧化碳分压恢复正常时，呼吸恢复仍可能需要数分钟，而对通气抑制较重的麻醉药应用后的呼吸功能恢复可能需要更长的时间。这种抑制受药效学和药动学影响，如氟烷麻醉后较七氟烷或异氟烷通气抑制的持续时间长，异氟烷或丙泊酚麻醉后较地氟烷更易发生暂时性低氧血症。

四、吸入麻醉药对循环系统的影响

（一）亚麻醉浓度的吸入麻醉药对循环系统的影响

常用的吸入麻醉药对循环系统有着不同程度的影响，在麻醉诱导和维持过程中吸入麻醉药的心血管效应会随着麻醉的加深而加强，吸入麻醉药对血压和心率会有较大的影响。在临床常用剂量和无手术刺激时，所有醚类吸入全身麻醉药如地氟烷、异氟烷和七氟烷对血压的影响主要表现在维持正常心排血量的同时降低了外周血管阻力，可维持心率基本不改变，但加深麻醉和延长麻醉时间会使心率加快。

低浓度与高浓度的麻醉药的心血管作用有明显差异，低浓度的吸入麻醉药对心血管系统的影响很小，而高浓度和长时间的吸入麻醉对循环的抑制作用较强。在临床常用的吸入麻醉药中异氟烷对血压、心率的影响较大，而地氟烷对循环系统的影响最轻。地氟烷的稳态浓度上调至最大应用量即呼气末的地氟烷浓度为 6% 时仍不会改变心率和血氧饱和度，但高浓度的地氟烷可降低苏醒期的血压。

在亚麻醉吸入浓度下，醚类麻醉药对血压、心率、心排血量的影响都非常轻微，有实验证明在 0.5MAC 的恩氟烷和七氟烷麻醉下，血压、心率和心排血量都能维持在正常水平，且血浆肾上腺素浓度降低。地氟烷麻醉时血浆去甲肾上腺素水平也降低，但七氟烷未见此现象。在约 0.4MAC 和 0.8MAC 的亚麻醉浓度下，地氟烷与七氟烷进一步降低平均动脉血压。在亚麻醉浓度下的地氟烷会减慢心率而七氟烷对心率没有影响。

地氟烷、异氟烷和七氟烷与氧化亚氮联合麻醉时，产生的心血管效应相似。地氟烷与氧化亚氮联合麻醉下，血压、外周血管阻力、心排血指数和左心室每搏量呈剂量相关性降低，但心率、肺动脉压和中心静脉压提高，这与异氟烷、氟烷或地氟烷单独麻醉时相似。与地氟烷相比，在同等 MAC 水平下，联合氧化亚氮麻醉时，心率和心排血量较低且全身动脉血压、中心静脉压、左室搏功指数、外周血管阻力较高。在相同浓度的吸入麻醉药麻醉下，联合氧化亚氮比单独使用时对心肌的抑制作用更轻。

自主呼吸的情况与麻醉过程中的机械通气有所不同，自主呼吸降低了胸膜腔内压。一般情况下自主呼吸对循环系统的影响与静脉回流和交感神经活性的增加有关，自主呼吸时心排血指数和左心室射血分数轻度增加，但中心静脉压和外周血管阻力降低，动脉二氧化碳分压会增加。地氟烷、氟烷、异氟烷和七氟烷在自主通气下对心血管的影响与控制通气下并不相同。单独使用地氟烷麻醉时，PaO_2 和混合静脉血氧合血红蛋白饱和度在自主呼吸期间升高。地氟烷-氧化亚氮麻醉时，自主呼吸期间平均动脉压增高。

单独使用吸入性醚类麻醉药对疼痛刺激诱发的心血管反应有抑制作用，当在使用吸入麻醉药前静脉注射小剂量的阿片类药物，不仅能够降低气道刺激诱发的呛咳反应，也能在保证切皮时的有效痛觉抑制和减少循环波动的同时降低所需的吸入麻醉药量，1.5～3.0μg/kg 芬太尼因为镇痛药的协同作用使 MAC-BAR 可降低到 0.4MAC。给予小剂量的芬太尼 3μg/kg，七氟烷的 MAC-BAR 明显降低。如联合醚类吸入麻醉药和氧化亚氮，这种情况就更为明显，地氟烷-60%的氧化亚氮和异氟烷-60%的氧化亚氮抑制切皮时自主循环反应的麻醉气体分压为 1.3MAC。不使用芬太尼，七氟烷-67%的氧化亚氮在儿童麻醉中的 MAC-BAR 为 1.45MAC，但联合使用 2μg/kg 和 4μg/kg 芬太尼时 MAC-BAR 分别降低到 0.63MAC 和 0.38MAC。在针对成人的不同醚类麻醉药单独使用对疼痛刺激诱发的心血管反应抑制作用的比较研究中发现，七氟烷的 MAC-BAR 为 2.2MAC，比地氟烷和异氟烷的 MAC-BAR 更高，也就是说明七氟烷的抑制减少疼痛刺激时循环系统波动的效能相比地氟烷和异氟烷要弱一些。

有研究者采取每 3 分钟增加 30%的吸入麻醉药，研究心率和血压的增加在多长时间内能被控制。结果发现地氟烷在 2 分钟之内控制血流动力学，而异氟烷需要 6 分钟。地氟烷和异氟烷浅麻醉下不能预防气管插管时的神经与循环系统反应，但氟烷与异氟烷深度麻醉能防止和减弱这种不良反应，而七氟烷不能产生此作用。与气管插管相比较，使用喉罩通气产生更小的刺激性和反应。

(二)麻醉浓度的吸入麻醉药对循环系统的影响

有效麻醉浓度的地氟烷、异氟烷、七氟烷和氟烷降低平均动脉血压 (mean arterial pressure，MAP) 和心排血指数呈直线剂量-相关方式。地氟烷、异氟烷和七氟烷对 MAP 的降低主要是由于降低外周血管阻力而不是改变心排血量。同样，在低温心肺转流术期间，

1.0MAC 或 1.5MAC 的地氟烷、异氟烷和七氟烷也会降低血管阻力。氟烷是通过降低心排血量而不是改变外周阻力来降低外周动脉血压的。同样，麻醉浓度的地氟烷使心搏指数降低、心率增加，并且心排血量维持在接近于苏醒状态时的水平。七氟烷在有效麻醉浓度下也会使心率增加，但这种心率增加的心血管效应较地氟烷弱。地氟烷能明显增加心率，可能是由于迷走神经活性明显降低所致。吸入麻醉药对迷走神经抑制的强度为地氟烷＞七氟烷＞异氟烷＞氟烷。

地氟烷对肺动脉收缩压或舒张压、左心室舒张末期的横切面面积、心肌血流和氧运输均无明显影响。混合静脉血氧饱和度和混合静脉血氧分压会在麻醉开始时轻微升高，但并不随着地氟烷浓度的增加而改变。剩余碱在地氟烷麻醉开始时约降低 1mmol/L，但并不随着麻醉药浓度的变化而变化。地氟烷轻度增加左室射血分数和左心室周边心肌收缩强度，这些变量不随地氟烷浓度的增减而有所变化。由于中心静脉压升高增加前负荷量，扩张外周血管降低后负荷，所以增加地氟烷的浓度不能增加收缩期末期左心室内压，并不增加射血分数、左心室周边心肌缩短速度和心排血量。

异氟烷与地氟烷在麻醉浓度下对心脏和血管的效应相似，但是与地氟烷不同的是异氟烷会增加心肌血流量，虽然 2 种麻醉药都能够降低心肌血流阻力，但与地氟烷相比异氟烷轻度增加心排血量。氟烷、异氟烷和七氟烷都有一定的心肌抑制作用，其中氟烷对正常和损伤心肌都表现出最强的抑制效果。在麻醉维持期间，麻醉药改变了某些循环变量如增加心率、心排血量、全身耗氧量、中心静脉血氧合血红蛋白饱和度、混合静脉血氧分压和氧运输量，而降低系统血管阻力和剩余碱。氟烷和七氟烷由于对气管的刺激性较小，常用于麻醉诱导，尤其适用于对于术前有创操作配合欠佳的儿童。在儿童麻醉中，氟烷诱导降低心肌收缩力，但七氟烷不产生此作用，七氟烷可降低外周血管阻力。成人麻醉采用 1MAC 的氟烷或七氟烷联合使用 67％的氧化亚氮进行麻醉维持，这会降低心肌收缩力，随着七氟烷吸入浓度的增加对心肌收缩力的影响增大，2MAC 的七氟烷相较于 1MAC 的七氟烷会更大程度地降低心肌收缩力。在麻醉期间，无论是否使用氧化亚氮，快速增加异氟烷或七氟烷的吸入浓度即从 0.5MAC 快速增加至 2.9MAC，可提高血浆肾上腺素浓度。七氟烷高浓度诱导浓度并不会引起血浆儿茶酚胺浓度的增加。

患者和志愿者中，地氟烷、异氟烷或恩氟烷的麻醉吸入诱导可能一过性地增加心率和升高血压。地氟烷增加心率和升高血压的作用大于异氟烷，而异氟烷大于恩氟烷。血压和心率增加的最大程度与年龄呈负相关，年龄的增加降低心率的变化且增加血压的变化。地氟烷麻醉下动脉血压的增加大于异氟烷麻醉下动脉血压的增加。

心率和血压增加的部分原因是源于地氟烷的药理学特性。Ebert 等证实，吸入麻醉剂量的地氟烷增加心率和血压而七氟烷并不会增加心率和血压。低于 6％浓度的地氟烷不增加心率和血压。然而，如果地氟烷的肺泡浓度快速上升至超过 6％，那么心率和血压会出现一过性增加，对这种心血管反应，预注小剂量的芬太尼或阿芬太尼可明显减轻心率和血压的增加。

在吸入高浓度的麻醉药前预先静脉使用阿芬太尼、芬太尼、舒芬太尼、可乐定或α肾上腺素受体拮抗药能够减少吸入麻醉药对交感神经的抑制和对循环系统的影响。艾司洛尔降低心率的增加，但对血压的增高没有作用。芬太尼能够减弱地氟烷麻醉产生的循环系统反应。有研究报道，丙泊酚削弱此不良反应而依托咪酯没有此作用。依托咪酯表现为阻断心率的反应而并不影响动脉血压的反应。快速增加地氟烷的吸入浓度时，有吸烟史的患者产生更大的循环系统反应。静脉注射利多卡因1.5mg/kg可以减弱心率的反应，但对血压或儿茶酚胺的改变无影响。

高浓度的七氟烷可用于儿童快速麻醉诱导，其对心血管的影响通常很轻，但偶尔会产生严重的心动过缓，这类心动过缓可以用阿托品来拮抗。癫痫外科手术中使用七氟烷也会造成严重的心动过缓，通常可以通过停止外科操作并且给阿托品来改善。

患者对吸入麻醉药的反应可能受到具体疾病、外科手术操作和其他药物作用的影响。麻醉降低心肌收缩力和动脉血压，虽然不同的吸入麻醉药降低心肌收缩力和动脉血压的效果存在一定差异，但这种差别较小。七氟烷比恩氟烷或氟烷的镇静作用较轻，而与地氟烷或异氟烷相似。Torri和Castai发现，七氟烷在老年患者麻醉时会带来较大的循环波动，但一般情况下七氟烷比异氟烷有更好的心血管稳定作用。Xie和Jiang发现外科手术期间，地氟烷比七氟烷对心血管系统的抑制更轻，心率、血压的波动更小。对不受任何刺激的志愿者，1.25MAC的地氟烷与1.25MAC的七氟烷对心率和血压的影响无明显差异。

（三）冠状动脉疾病患者使用吸入麻醉药的安全性

研究发现吸入麻醉药对心脏有一定的影响，但使用这些麻醉药并不增加心血管疾病的发病率和死亡率，而实际上可能对心肌缺血和心肌梗死的心脏起保护作用。在冠状动脉旁路移植手术的患者中，地氟烷快速诱导影响平均动脉压、心率、肺动脉压，并增加心肌缺血的发生率。但是研究表明用地氟烷麻醉和舒芬太尼联合进行麻醉诱导冠状动脉疾病患者，造成心肌梗死的发生率与对照组没有差别。结果显示，有冠状动脉疾病的患者在麻醉诱导期使用阿片类药或是其他能够抑制吸入麻醉药诱发心率和血压变化的药物如可乐定或α肾上腺素受体拮抗药，心肌缺血的发病率显著下降。

其他研究证实，对麻醉存在心肌缺血风险的患者使用地氟烷或异氟烷对缺血发生和预后的影响没有差别，使用地氟烷或芬太尼也没有差别。将有心脏疾病的行非心脏手术的214名患者随机分成2组，分别使用异氟烷或七氟烷麻醉，研究结果表明围手术期心脏并发症的发病率在两者间没有区别。另有研究将272例行择期冠状动脉旁路搭桥术的患者随机分为2组，分别为异氟烷联合芬太尼和七氟烷联合芬太尼麻醉，结果2组的预后也没有差别。

地氟烷和异氟烷能促进心肌缺血期左心室舒张功能的恢复。异氟烷和七氟烷都能促进心肌缺血后再灌注心肌收缩力功能的恢复。缺血前和再灌注期间采用地氟烷麻醉能够明显缩小心肌梗死面积，但恩氟烷、异氟烷和七氟烷对梗死面积无影响。但另一研究显示，1MAC 的七氟烷对缺血的心肌有保护作用，但 0.75MAC 的七氟烷无这种保护作用。

在灌注前 30 分钟给予地氟烷、恩氟烷、氟烷、异氟烷或七氟烷，可减轻心肌受损且能够促进心肌收缩功能的恢复。功能恢复可能通过激活肌纤维膜和线粒体 ATP 酶钾通道来实现。恩氟烷和异氟烷使缺血期前后的心肌 ATP 水平和糖原增加。

吸入麻醉药对心肌的保护作用的机制尚不清楚，可能机制有降低灌注后多形核中性粒细胞的黏附性、增加血小板黏附分子 P- 选择素的表达、血小板因子重新再分配。保护效应可能与 ATP- 依赖性钾通道的活化有关。

地氟烷对冠状动脉循环的影响与异氟烷有所不同。虽然 2 种麻醉药都降低舒张期冠状动脉血流速度和冠状动脉血管阻力，但当自主神经阻滞用于预防心率的增加时，地氟烷不能降低冠状动脉血流量，而异氟烷可以降低冠状动脉血流量。七氟烷虽然依靠降低心肌做功减少心肌灌注，但可维持心内膜下与心外膜下的血流比率。一定浓度的地氟烷和七氟烷扩张冠状动脉血管，而地氟烷对冠状动脉血管的扩张作用减轻。地氟烷、异氟烷、七氟烷可保护微冠状血管的肌性收缩力反应。

对行冠状动脉旁路搭桥术的患者，采用地氟烷麻醉诱导产生暂时性的缺血现象，由此提出"冠状动脉窃血"，即梗阻灶的动脉侧支的血流转移。然而，在诱导麻醉后或在诱导期使用阿片类药未见缺血现象，说明窃血现象可能存在其他原因。由于心率和血压的升高产生额外的氧耗，可能导致缺血现象的发生。Reiz 等认为，异氟烷的较强的冠状动脉血管扩张作用可能导致"窃血"，局部冠状动脉血流量的减少很可能导致低血压。随后的一些研究报道危重患者采用异氟烷麻醉并没有产生显著的心肌缺血或造成窃血。地氟烷没有改变心脏血流分布，无论血压和心率是否平稳，1.25MAC 和 1.75MAC 的地氟烷都没有改变清醒状态下的心内膜下血流量和心内膜下与心外膜下血流量比。地氟烷和异氟烷都未对左旋动脉慢性狭窄的患者产生"冠状动脉窃血"现象。

地氟烷、异氟烷和七氟烷不能引起冠状动脉"窃血"或仅产生微弱的影响。事实上，七氟烷增加了冠状动脉侧支血流量。异氟烷和七氟烷增加冠状动脉血流量且降低冠状血管阻力，包括侧支循环的血管阻力。七氟烷不能降低冠状动脉左前降支慢性狭窄患者的血流量或通过侧支血管重新分配心肌血流量。异氟烷和七氟烷麻醉尽管降低冠状血管阻力，但也轻微降低冠状动脉血流量。氟烷、异氟烷、七氟烷都直接扩张冠状血管，但七氟烷对冠状动脉血流恢复的作用更小。

（四）吸入麻醉药对心肌冲动传导的影响

地氟烷对心房传导时间无影响，而异氟烷和氟烷均延长心房传导时间。地氟烷和氟烷减少早期心房复极化的时间。地氟烷缩短心房有效不应期，异氟烷延长心房有效不应期。地氟烷、异氟烷和氟烷 3 种麻醉药均延长结节传导和结节有效不应期。1MAC 或 2MAC 的异氟烷和七氟烷均不改变房室结传导时间、希氏－浦肯野传导时间或室性传导时间，而 2MAC 的氟烷延长房室结传导时间。七氟烷不改变离体窦房结节律。1MAC 的七氟烷不影响预激综合征患者的窦房结功能和正常房室传导途径的旁路房室传导途径，而异氟烷会增加旁路和房室传导径路的不应期。

地氟烷、氟烷和七氟烷可通过延长有效不应期抑制急性心肌梗死引发的心律失常。异氟烷和七氟烷都能抑制丁哌卡因引起的异形 QRS 波。吸入麻醉药可增加 Q-T 间期。七氟烷可引起多种室性心动过速包括尖端扭转型室速、心室纤颤并可延长先天性 Q-T 间期延长患者的 Q-T 间期。对先天性或继发性 Q-T 间期延长的患者，七氟烷应慎用，而异氟烷会更加安全。在儿童斜视手术中，与七氟烷相比氟烷使心率降低更显著、眼肌牵引所致的窦性停搏更频繁。吸入麻醉药麻醉期间发生心律失常的机制还不是十分清楚，可能与钠通道阻滞有关。

异氟烷和七氟烷不增加肾上腺素的致心律失常作用。除氟烷外，其他吸入麻醉药都不是造成肾上腺素诱发心律失常的因素，所以肾上腺素水平异常增加的患者使用这些吸入麻醉药是安全的。地氟烷、异氟烷或七氟烷可用于行嗜铬细胞瘤切除术的患者。除了氟烷外，其他吸入麻醉药在有或无肾上腺素的情况下，都不会导致心脏的室性期前收缩。而且，吸入麻醉药能抑制丁哌卡因产生的心律失常。地氟烷加强了多巴酚丁胺的正性肌力作用。吸入麻醉药提高了洋地黄类药物致心律失常性阈值。吸入麻醉药能安全地与钙离子通道阻滞药联合使用。尼卡地平与七氟烷联合使用能引起血压大幅降低，但与异氟烷联合使用则延长其作用，在 2 种麻醉药的作用下心率都增加，而血压都降低。在七氟烷麻醉下，尼卡地平的血中浓度更低，且清除率更快。曲美芬和硝酸甘油降低人体血压，也可降低心排血量。在异氟烷麻醉下，普萘洛尔对血压或心排血量的影响很小。在异氟烷麻醉下，阿片类药能降低心率。这些药物以及艾司洛尔或可乐定减少地氟烷麻醉产生的心率增加。右旋美托咪定仅中度影响地氟烷或异氟烷的心血管作用。

吸入麻醉药减弱压力感受器反射。地氟烷呈剂量相关性降低但并不消除压力感受器对低血压的反应。此外，地氟烷的初始吸入浓度超过 1MAC 引发瞬时的交感神经激活，但并不导致低血压和使压力感受器失活。2MAC 的氟烷和异氟烷消除对头高脚低位产生心率增加的反应。

高浓度的地氟烷和异氟烷能增加交感神经活性。Daniel 等发现，地氟烷和异氟烷麻醉期间，血浆中的儿茶酚胺并未增加，且交感神经和副交感神经活性降低。Widmark 等认为，0.7MAC 的地氟烷或异氟烷联合 0.5MAC 的氧化亚氮麻醉时，会造成心率和血压降低。在低频窦性心律失常反映交感神经活性，呼吸性窦性心律失常反映副交感神经活性，使用麻醉浓度的地氟烷时心率变化的程度显著降低。麻醉停止后，自律性活动的恢复在地氟烷麻醉下比在异氟烷麻醉下更迅速。

第三节 常用的吸入麻醉药

一、挥发性吸入麻醉药

（一）乙醚

乙醚是最早使用的吸入麻醉药之一，1540 年由 Valerius 合成，1846 年 Morton 首先将其成功用于临床。

1. 理化特性

乙醚的化学名称为双乙基醚，结构式为 C_2H_5-O-C_2H_5，分子量为 74；纯乙醚的沸点为 34.6℃，麻醉用乙醚的沸点为 36.2℃。血／气分配系数为 12.1，油／气分配系数为 65，MAC 为 1.92％。乙醚为无色、带刺激性臭味的液体，易挥发，易分解，易燃烧爆炸，因此应避免电气器械及可能产生的静电火花。储藏过久，如遇水及空气可缓慢地形成过氧化物及乙醛，容器中涂一层铜即可防止这些杂质的形成。检验乙醚中过氧化物的存在可用新鲜配制的 10％碘化钾溶液 1mL 加乙醚 10mL 于试管中振荡，如有微量过氧化物，即使浓度仅 0.001％，也能在 5 分钟内使混合液变为黄色。

2. 药理作用

(1) 对中枢神经系统的作用：乙醚对中枢抑制过程有较明显的兴奋期，常给麻醉诱导带来困难，且容易发生躁动、喉痉挛、呕吐等不良反射及严重意外，所以乙醚麻醉时需要较大剂量的麻醉前用药，也有用静脉硫喷妥钠或吸入氟烷等强效吸入麻醉药来辅助或代替乙醚诱导，以消除乙醚的兴奋期。乙醚在Ⅲ期 1 级还可抑制体温调节中枢及呕吐中枢，临床上可利用物理降温进行低温麻醉。同样，室温过高，如在 28℃以上时，常常易使患者的体温升高，甚至发生高温惊厥，应引起注意。又因乙醚在Ⅲ期 2 级、3 级可以抑制血管运动中枢及颈动脉窦反射，容易引起直立性低血压，所以麻醉后应避免剧烈的体位变动。浅麻醉对颅内压的影响轻微，深麻醉时由于脑血管扩张、血流量增加，可使颅内压升高。

(2) 对循环系统的作用：乙醚对心血管系统的影响也随麻醉深浅而不同。通常可增加心率，心排血量可增加 20％左右，血压也可升高。诱导时可有心律失常，多为室上性心动过速或节律点下移，给予肾上腺素不增加室性心律失常。乙醚使周围血管扩张，特别是面部及脑膜血管明显。深麻醉时抑制左室功能，而不影响右室功能，中心静脉压常有所下降。值得注意的是，有心肌功能不良的患者往往难以忍受乙醚麻醉，即使在Ⅲ期 1 级也可使血压急降，甚至出现发绀。

(3) 对呼吸系统的作用：乙醚对呼吸道黏膜的刺激性明显，诱导及浅麻醉时唾液及气管、支气管分泌增多，增加麻醉操作的难度。处理不当可使细支气管被黏痰堵塞，造成肺萎陷，或因吸痰时无菌操作不严而造成术后肺部感染等并发症。乙醚对呼吸的影响随麻醉深浅而异，Ⅲ期 1 级时呼吸幅度增大，加深后逐渐减少。对支气管平滑肌有松弛作用，可使支气管痉挛有所缓解。

(4) 对消化系统的作用：乙醚可抑制肠管张力及运动，麻醉后 16％的病例有腹胀，小肠蠕动恢复最快，半数以上有恶心、呕吐。脾脏可缩小 40％。乙醚对肝脏没有直接的毒性损害，只是在麻醉时对肝功能有所抑制。正常肝功能的患者仅有轻度的肝功能改变，可持续数天。对术前已有肝功能障碍的患者，肝功能的改变则更明显，但麻醉处理常较乙醚本身对肝功能的影响更大，如缺氧、失血、低血压、高热等均可严重影响肝功能。此外，乙醚麻醉时还抑制消化道内的各种分泌。

(5) 对肾脏的作用：乙醚麻醉后常出现少尿，主要因乙醚使肾血管收缩，肾血流及肾小球滤过减少。乙醚还促使抗利尿激素释放及增加远曲小管和集合管对水的重吸收，使尿量生成减少。

(6) 对神经肌肉的作用：乙醚对骨骼肌有松弛作用，主要是通过抑制运动中枢、锥体束及锥体外系等发挥作用；由于扩张骨骼肌血管，增加局部乙醚浓度；而且还直接作用于神经肌肉接头，并可被新斯的明拮抗，所以乙醚麻醉时与筒箭毒碱有协同作用。

(7) 对子宫与胎儿的作用：乙醚在浅麻醉时对子宫的影响很小，可用于分娩时镇痛，母体内的乙醚浓度与胎儿体内平衡需 15～20 分钟；较深麻醉时可抑制子宫张力及收缩力，有助于产科转位术及使用产钳。

(8) 对内分泌系统的作用：乙醚麻醉时血糖可增加 100％～200％，糖原分解成葡萄糖的速度加快，所以不适于糖尿病患者。此外，乙醚麻醉时可增加乳酸及丙酮酸，易出现轻度的代谢性酸中毒。

(二) 氟烷

氟烷又名三氟氯溴乙烷，1951 年由 Suckling 合成，1956 年 Raventos 对其药理作用进行了详细研究，1956 年 Johnston 首先将其应用于临床，从此氟烷被广泛应用于临床麻醉。

1. 理化特性

氟烷为卤烃类化合物，化学名为 1，1，1- 三氯 -2- 氯 -2- 溴乙烷。本品是无色、带有水果甜味的液体，具有非燃非爆性，特别适于需要电刀、电凝止血及各种电气器械和电子仪器的手术。在室温下，置于避光暗色瓶内及加以 0.01％的麝香草酚则相当稳定，遇光可分解成盐酸和光气，遇碱石灰不产生有毒物质。氟烷易溶于橡胶及塑料，对多种金属有腐蚀作用。

2. 药理作用

(1) 对中枢神经系统的作用：氟烷为强效吸入麻醉药，对中枢神经系统可产生较强的抑制作用，但镇痛作用弱。与其他吸入麻醉药有相同的扩张脑血管作用，使颅内压升高。

(2) 对循环系统的作用：氟烷对循环系统有较强的抑制作用，主要表现在抑制心肌和扩张外周血管。氟烷麻醉时，血压随麻醉加深而下降，其下降程度与吸入的氟烷浓度相关。导致血压下降的原因是多方面的：氟烷直接抑制心肌，使心排血量中等程度减少；又有轻度的神经节阻滞作用，使外周血管扩张，回心血量减少，心排血量也随之下降。由于交感和副交感神经中枢抑制，削减了去甲肾上腺素对周围循环的作用，从而降低交感神经维持内环境稳定的有效作用，使氟烷对心血管的直接抑制得不到有效的代偿。由于压力感受器的敏感度改变，限制了交感肾上腺系统作出相应的反应。

氟烷引起的心排血量减少虽与其他麻醉药相似，但因失去交感神经反应，血压下降表现得更为明显。

氟烷能增加心肌对肾上腺素、去甲肾上腺素的敏感性，给氟烷麻醉的犬静脉注射肾上腺素后可产生室性心动过速。但氟烷应用于人时，若 $PaCO_2$ 正常，并不出现室性心律失常；而 CO_2 蓄积的患者或存在增加内源性儿茶酚胺的其他因素时，则可出现室性心律失常。

氟烷麻醉中低血压伴心动过缓时应慎用阿托品，因阿托品可使迷走神经张力完全消失，从而增加室性心律失常的发生率。

(3) 对呼吸系统的作用：氟烷对呼吸道无刺激性，不引起咳嗽及喉痉挛，可用于儿童麻醉诱导，且有抑制腺体分泌及扩张支气管的作用，术后的肺部并发症较少。氟烷对呼吸中枢的抑制比对循环系统的抑制强。随着麻醉加深，通气量减少，直至呼吸停止。

(4) 对消化系统的作用：术后很少发生恶心和呕吐，肠蠕动恢复快。

(5) 对肝脏的作用：由于氟烷是卤代化合物，对肝脏会有一定影响，但动物实验未能证实。随着氟烷的普及推广，临床上出现了氟烷性肝损害的报道，对此也进行了大量的观察与研究。氟烷麻醉后的肝损害表现为麻醉后 7 天内发热，同时伴有胃肠道症状，嗜酸性粒细胞增多，血清谷草转氨酶 (serum glutamic-oxaloacetic transaminase，SGOT)、碱性磷酸酶 (serum alkaline phosphatase，SAP) 增高，凝血酶原时间延长，并出现黄疸，病死率高。肝组织活检有肝小叶中心性坏死、周围空泡变性、脂肪变性，与病毒性肝炎在组织学上不易相区别。

通过大量研究发现，与其他全身麻醉药相比，氟烷麻醉时发生肝损害的概率并无统计学差异。但在 1 个月内接受 2 次以上的氟烷麻醉者则对肝功能的影响较大，黄疸的发生率亦较高，病死率远高于病毒性肝炎，可能与氟烷的致敏作用有关。亦有人认为多次氟烷麻醉后肝炎的发生率高是抑制了免疫反应所致，因此再次施行氟烷麻醉应间隔 3 个月以上。

(6) 对肾脏的作用：氟烷麻醉时可逆性地抑制肾功能，轻度或中等程度地降低血压很少使肾血流减少，但肾小球滤过率减少直接与血压有关。钠的排出受抑制，尿量减少60%，如给生理盐水或甘露醇即可逆转。氟烷麻醉后未见到肾细胞毒性反应。

(7) 对子宫的作用：氟烷可以松弛受孕及未受孕的子宫，松弛程度与麻醉深度有关。

1% 的浓度可显著抑制子宫张力及其收缩，2% 的浓度可使子宫完全松弛。作用机制可能为直接作用于平滑肌膜及刺激 β 肾上腺素受体。停止给药后，恢复子宫收缩速度比乙醚快 2 倍。

(8) 对内分泌系统的作用：ADH、ACTH、肾上腺皮质醇、甲状腺素的血中浓度稍增加，较乙醚引起的改变轻微。血中的儿茶酚胺在浅麻醉时升高，而加深麻醉后则不增加。氟烷麻醉时也抑制胰岛素的分泌，增高血糖。

（三）甲氧氟烷

甲氧氟烷 (methoxyflurane，penthrane) 于 1956 年由 Artusio 及 Van Poznak 合成，1959 年开始用于临床。

1. 理化特性

化学结构实际上并不属于烷类，而属于醚类。化学名为 2，2- 二氯 -1，1- 二氟乙基甲醚。本品为无色、透明、具有水果香味的液体。通常条件下遇光、空气及潮湿很稳定。沸点为 104.7℃。与碱石灰不起反，在临床条件下不引起燃烧爆炸。对聚乙烯、聚丙烯塑胶及尼龙不起反应，但易被聚乙烯塑胶及纯橡胶摄取。聚乙烯的分配系数为 730，橡胶的分配系数为 630，是所有吸入麻醉药中的最高值，所以诱导时严重影响患者的吸入气浓度。在密闭式麻醉时，最初 10 分钟内吸入气体中的甲氧氟烷有 50％ 为麻醉装置中的橡胶所吸收，20 分钟时仍有 1/4 的气体被吸收，50 分钟时还有 1/5 的气体被橡胶吸收。停止给药后，甲氧氟烷又可以从橡胶中缓慢释出，使麻醉苏醒延缓。此外，碱石灰也可迅速大量吸收甲氧氟烷蒸气，诱导时可吸收 1400mL 甲氧氟烷蒸气 (约 7mL 液体)，使诱导明显延缓；如用 100 ～ 200mL 水湿化碱石灰可明显减少对甲氧氟烷的吸收。

2. 药理作用

(1) 对中枢神经系统的作用：甲氧氟烷对中枢呈下行性抑制，体征介于乙醚与氟烷之间。甲氧氟烷使脑血管扩张，增加脑血流，也使脑内压明显增高。

(2) 对循环系统的作用：对循环系统有抑制作用，但小于氟烷，并且与吸入的浓度呈正相关，持久性的深麻醉时才出现血压下降，但危重和老年患者麻醉时应注意血压的变化，调节适当的麻醉深度。在深麻醉时心率减慢、心律稳定，但血压、心排血量及周围血管阻力有所下降，心室每搏做功也减少，符合负性变力效应，增加主动脉压时更显著，所以用血管收缩药可以导致急性心肌功能不全。甲氧氟烷使窦房结最大舒张期电位降低，随着吸入浓度的增加，浦肯野纤维 4 相去极化速率加快，起搏点向心室传导系统移动。甲氧氟烷增加心肌对肾上腺素敏感性的作用小于氟烷，但仍应慎用肾上腺素，以防诱发多源性心律失常，甚至室颤。

(3) 对呼吸系统的作用：对呼吸的抑制与氟烷相似，对呼吸道无刺激性，可以平稳地进行面罩诱导，不增加腺体分泌，术前无须使用阿托品。通常不诱发喉、支气管痉挛，很少有呕吐现象。对咽喉反射抑制较早，有利于气管插管；不收缩支气管，可用于哮喘患者。呼吸频率及潮气量在诱导期增加，到外科手术期降低。

(4) 对消化系统的作用：对消化道张力及活动的抑制和其他麻醉药相似，术后张力恢复很快。对肝功能的影响较小，个别出现类似于氟烷性肝炎，也可能为交叉致敏。

(5) 对肾脏的作用：甲氧氟烷对肾功能的影响最大，在麻醉时尿及血清渗透压变化不明显；但麻醉后可出现多尿型肾衰竭，儿童则不发生。临床表现为口渴，每天排尿 3 ～ 5L，甚至高达 9L，同时尿比重低，血清渗透压、钠及 BUN 均升高，血液浓缩并脱水。甲氧氟烷引起肾毒性的原因多认为与其代谢产物草酸及氟化物有关。前者升高则导致少尿或无尿；后者作用于远端肾小管，使抗利尿激素不起反应，血清氟化物可达 80mmol/L，导致肾小管破坏，用垂体后叶素不能使多尿症状逆转。诊断甲氧氟烷引起的多尿型肾衰竭主要根据血清氟化物升高达 100 ～ 200mg/L(正常值为 1 ～ 2mg/L)，垂体后叶素试验或治疗不起效应。

(6) 对肌肉的作用：在浅麻醉也可产生肌肉松弛，且可加强去极化型或非去极化型肌松药的作用。

(7) 对子宫与胎儿的作用：对子宫收缩作用无影响，所以在分娩时可给产妇低浓度吸入镇痛。甲氧氟烷很快通过胎盘，在麻醉时脐动、静脉血含量差别很大，说明胎儿可能吸收。

(四) 恩氟烷

恩氟烷 (enflurane，ethrane，氨氟醚) 由 Terrell 合成后，1963 年由 Krantz 将其用于动物实验，1966 年 Virtue 做了进一步的动物实验与对人的应用研究，20 世纪 70 年代初应用于临床。恩氟烷是目前临床上较为常用的吸入麻醉药之一。

1. 理化特性

恩氟烷的化学名称为 2- 氯 -1-(二氟甲氧基)-1，1，2- 三氟乙烷，分子量为 184.5，沸点为 56.5℃。本品为无色液体，带有好闻的香味。化学性能稳定，不受光影响，不与碱石灰起作用，也不侵蚀金属及橡胶。临床浓度不燃不爆，无须添加稳定剂。恩氟烷的化学性质近似于甲氧氟烷，而物理和药理特性更接近于氟烷。

2. 药理作用

(1) 对中枢神经系统的作用：随着血中的恩氟烷浓度升高，中枢神经系统抑制逐渐加深，脑电图呈高电压慢波。吸入 3%～ 3.5% 的恩氟烷可产生中枢神经系统的暴发抑制，有单发或重复发生的惊厥性棘波，临床上可伴有面及四肢肌肉强直阵挛性抽搐，在脑电图上还可以看到恩氟烷能增强对视、听刺激的诱发反应。惊厥性棘波是恩氟烷深麻醉的脑电波特征，$PaCO_2$ 低于正常时棘波更多，当 $PaCO_2$ 升高时棘波的阈值也随之升高。所以，减浅麻醉与提高 $PaCO_2$ 值可使这种运动神经受刺激的症状立即消失。对儿童若吸入 3% 的恩氟烷并有中等程度的 $PaCO_2$ 下降，即见到癫痫样脑电活动。临床应用资料与动物实验都没有证明恩氟烷引起中枢神经系统功能的暂时可逆性抑制作用与 γ- 氨基丁酸等神经递质的变化有关，尚没有证据表明可产生持久性的改变。

恩氟烷麻醉时若动脉压保持不变，则脑血管扩张、脑血流量增加、颅内压升高。

恩氟烷是较强的大脑抑制药，麻醉愈深，脑耗氧量下降愈多。吸入 3％的恩氟烷，中枢耗氧量降低 50％。恩氟烷麻醉出现癫痫样活动时，则代谢率升高，但也只增高到接近于麻醉前的水平。

(2) 对循环系统的作用：恩氟烷对循环系统有抑制作用，抑制程度随剂量增加而加重。以离体心脏乳头肌进行实验研究，比较几种全身吸入麻醉药的抑制作用，发现恩氟烷的抑制作用大于氟烷与甲氧氟烷。但 1978 年 Smith 对人进行的研究结果却表明，恩氟烷对心血管系统的抑制作用较氟烷轻，心脏麻醉指数 (心脏衰竭浓度 / 麻醉所需浓度) 为 3.3，较氟烷 (3.0) 大。

恩氟烷降低心排血量。吸入 1MAC 的恩氟烷即可产生抑制，2MAC 可严重减少心排血量。心排血量的下降是由于每搏量降低所致，并与 $PaCO_2$ 有关；$PaCO_2$ 升高时，心排血指数明显增加。恩氟烷麻醉时心率变化不定，与麻醉前的心率相关。麻醉前心率略快者 (90 次 /min)，麻醉后可减慢；心率略慢者 (65 次 /min) 则可增快。恩氟烷降低动脉压的程度与减少心排血量的程度一致或更重。由于低血压与麻醉深度成正比，临床上将血压下降作为恩氟烷麻醉过深的指标。吸入 1MAC 和 1.5MAC 的恩氟烷，可使血压分别下降 30.0％±3.3％与 38.3％±4.0％。恩氟烷 1.5MAC 对血压及心排血量的抑制程度相当于氟烷 2MAC。血压下降是恩氟烷直接抑制心肌与扩张血管的结果。术前血压高的患者经恩氟烷麻醉后血压下降较多，无手术刺激时降低最多。手术开始后由于刺激可使血压回升到正常，减浅麻醉、输液或用血管收缩药也可使血压回升或恢复正常。

恩氟烷和氟烷、乙醚、甲氧氟烷一样，抑制心交感神经末梢释放去甲肾上腺素。恩氟烷麻醉时心律稳定，心电图上虽可见到房室传导时间延长，但对心室内传导无影响，即使出现室性期前收缩，也往往持续时间短，改善通气即可消失。恩氟烷增加肾上腺素对心律反应的敏感性较氟烷弱。吸入 1.25MAC 的恩氟烷麻醉时，50％的患者出现室性期前收缩的肾上腺素用量为 10.9µg/kg，而在 1.25MAC 的氟烷麻醉下则为 2.1µg/kg。

(3) 对呼吸系统的作用：临床应用的恩氟烷浓度对呼吸道无刺激性，不增加气道分泌，增加吸入浓度亦不引起咳嗽或喉痉挛等并发症。

与其他吸入麻醉药相比，恩氟烷是一种较强的呼吸抑制药，对体弱的患者可引起呼吸性酸中毒。1978 年 Wolfson 用大鼠做实验证明，呼吸麻醉指数 (呼吸停止浓度 / 麻醉所需浓度) 较甲氧氟烷、氟烷均低。在儿童有时未达手术麻醉深度便发生严重的呼吸抑制。呼吸抑制主要为潮气量下降，虽然呼吸频率增快，但不足以代偿潮气量的降低。通气量下降程度与麻醉深度成正比，$PaCO_2$ 升高亦与麻醉深度相平行。1966 年 Virtue 等对健康人的研究表明，用 1MAC 的恩氟烷，$PaCO_2$ 为 61mmHg；用 1.5MAC 则为 76mmHg；若用 2MAC，则可发生呼吸暂停。手术刺激可对抗部分恩氟烷的呼吸抑制作用，各项呼吸参数趋向于恢复到对照值水平。

恩氟烷能降低肺顺应性，恩氟烷的浓度为 1.0％时降低 8.3％，为 2％时则降低 14％，但停药后肺顺应性迅速恢复至原有的水平。有少数研究表明恩氟烷麻醉引起支气管收缩反应，但应用于慢性阻塞性肺疾病患者时恩氟烷与氟烷麻醉均可获得同样的效果。也有研究表明，恩氟烷能抑制犬气管黏膜纤毛运动，抑制程度与剂量相关，随着麻醉药的排出，抑制作用消失。

(4) 对肝脏的作用：通过对麻醉后血清酶的检查证实，恩氟烷对肝功能的影响很轻。恩氟烷对肝脏无毒的结论也在动物实验中得到证实。1978 年 Stacey 等调查卤族麻醉药对鼠肝细胞的毒性作用，以细胞内钾离子逸出和谷丙转氨酶释放作为毒性作用指标，结果表明恩氟烷不影响细胞对钾的通透性与谷丙转氨酶的释放，甚至使用最高浓度 60 分钟也不发生变化。有些研究结果表明了重复应用恩氟烷会产生肝功能损害，但较氟烷轻；多次吸入氟烷后 37％的患者肝功能试验异常，而多次恩氟烷麻醉者只有 14％肝功能试验异常，因此短期内需反复麻醉的患者用恩氟烷较氟烷安全。此外，临床上也有恩氟烷麻醉后肝功能损害的报道，但不能肯定肝损害与恩氟烷的应用有直接的关系；即使所报道的病例与恩氟烷有关，其发生率也极低，不超过 1/250000。

(5) 对肾脏的作用：恩氟烷能产生轻度的肾功能抑制，但麻醉结束后很快恢复。恩氟烷麻醉时肾血流量减少 23％、肾小球滤过率可减少 20％～25％，麻醉停止后 2 小时内上述变化均恢复正常。恩氟烷麻醉后血清无机氟有一定的变化，最高可达 22.2μmol/L，但未超过损害肾功能的阈值 (50～80μmol/L)，这说明短时间恩氟烷麻醉后肾脏损伤的危险性很小。氟离子对肾小管的毒性除与氟离子的浓度有关外，还与肾小管上皮细胞接触高浓度无机氟离子的时间长短有关。恩氟烷麻醉后尿中的排氟量最高可达 180μmol/L，但至 24 小时急骤减少至 15μmol/L，说明排氟浓度高的持续时间越短，对肾小管的损伤越小，但重复麻醉不增加尿中的无机氟排出量。对于术前有肾脏疾病的患者，恩氟烷麻醉后发生暂时性肾功能损害，并且血清氟化物浓度增高。有报道无肾功能的患者，恩氟烷麻醉后血清氟化物的峰值与肾功能正常者无差异，说明肾脏不是清除血内氟化物的唯一器官，骨组织可能是清除氟化物的有效器官。但对术前已有肾脏疾病者或手术过程中有可能累及肾功能者，使用恩氟烷仍应慎重。

(6) 对子宫的作用：恩氟烷有松弛子宫平滑肌的作用，0.5MAC 的恩氟烷对子宫肌肉的松弛作用轻微，但吸入 1.5MAC 时，抑制子宫肌收缩的程度可达 74％。由于恩氟烷麻醉无论处于产程的何阶段，均可出现与剂量相关的宫缩减弱，甚至出现宫缩无力或产后出血，所以恩氟烷不要用于除剖宫产以外的其他产科手术。

(7) 对神经肌肉的作用：恩氟烷可以降低神经肌接头传递，1.25MAC 时即可抑制肌肉收缩，但满意的肌肉松弛常需 3％～3.5％的浓度与 50％的 N_2O-O_2 并用，此浓度的恩氟烷多并发低血压，所以常降低浓度而辅用肌松药。对非去极化型肌松药有显著的协调作用，低浓度的恩氟烷即可明显地减少筒箭毒碱的用量。但新斯的明不能逆转恩氟烷对肌松的直接影响。所以恩氟烷具有非箭毒样肌松作用，但不影响琥珀胆碱的作用。

(8) 对眼压的作用：恩氟烷能降低眼压，故适用于眼科手术。

(9) 对内分泌系统的作用：除使血中的醛固酮浓度升高外，肾上腺皮质激素、胰岛素、ACTH、ADH 均无变化，血糖也无影响。白细胞升高并有显著的核左移。长时间深麻醉，血清钾可轻度上升。

（五）异氟烷

异氟烷 (isoflurane, forane) 由 Terrell 合成于 1965 年，后经 Krantz、Rudo 和 Dobkin 等进行了实验研究，阐明了其药理作用。1975 年 Dobkin、Byles、Stevens 及 Eger 先后在犬、猴的实验中证实了长时间应用异氟烷麻醉，无论有无二氧化碳蓄积或低氧血症，肝、肾均无损害，无毒性作用。而 Corbett 通过鼠实验说明了异氟烷可致肝癌，由此当时停止了推广使用。1978 年 Eger 等进行大量相同的实验，结果证明异氟烷无致癌作用后，开始在全世界先后大量应用。异氟烷是一种接近于理想状态的吸入麻醉药。

1. 理化特性

异氟烷的化学名称为 2- 氯 -2-(二氯甲氧基)-1，1，1- 三氟乙烷，是恩氟烷的同分异构体，理化性能类似于恩氟烷，但在任何温度下的蒸气压均大于恩氟烷。结构式为 HCF_2—O—$CHCl$-CF_3，分子量为 184.5，沸点为 48.5℃。异氟烷是一种无色透明液体，微有刺激性气味，但可为患者所接受。化学性能非常稳定，临床浓度不燃烧、不爆炸，无须添加稳定剂。

2. 药理作用

(1) 对中枢神经系统的作用：异氟烷对中枢神经系统的抑制作用与用量相关。在 1MAC 以内脑电波频率及波幅均增高，当超过 1MAC 时波幅增高，但频率减少，再进一步加深麻醉时频率及波幅均明显降低，对神经活动产生明显的抑制作用，降低听觉皮质的编码能力。1.5MAC 出现暴发抑制，2MAC 出现等电位波。0.6 ～ 1.1MAC 的异氟烷麻醉时，不增加脑血流量；1.6MAC 时脑血流量倍增，但增加幅度仍不如氟烷麻醉，故颅内压升高亦少。对行开颅手术的患者，异氟烷在低 $PaCO_2$ 条件下可防止颅内压升高，而氟烷及恩氟烷则不易达到此目的。

(2) 对循环系统的作用：异氟烷对心功能的抑制小于恩氟烷及氟烷，心脏麻醉指数为 5.7，大于恩氟烷 (3.3) 及氟烷 (3.0)，2MAC 以内则较安全。随吸入浓度增加，心排血量明显减少；与相同 MAC 的氟烷相比，异氟烷使动脉压下降的幅度相似，而心排血量几乎不减少，说明异氟烷降低血压主要是由于周围血管阻力下降所致。异氟烷能降低心肌耗氧量及冠状动脉阻力，但并不改变冠状血管的血流量。

异氟烷使心率稍增快，但心律稳定，对术前有室性心律失常的患者，应用异氟烷麻醉维持期间并不增加发生心律失常的频率。异氟烷与氟烷相比，在 1.5MAC 条件下，异氟烷麻醉引起的 50％ 的动物发生室性心律失常的肾上腺素剂量为氟烷麻醉时的 3 倍多。Homi 等在异氟烷麻醉时观察到将 $PaCO_2$ 增至 70mmHg 时亦不产生室性期前收缩，而氟烷麻醉时则易产生。

(3) 对呼吸系统的作用：异氟烷抑制呼吸与剂量相关，能严重地降低通气量，使 $PaCO_2$ 增高，且抑制 $PaCO_2$ 升高的通气反应。Flemming 等认为其抑制呼吸的作用小于氟烷，在 1.1MAC 时呼吸对 CO_2 的反应仍为清醒时的 85%，同样深度的氟烷为清醒时的 68%，约 2MAC 时所有麻醉药的反应曲线均等于 0。

异氟烷和其他吸入麻醉药一样，抑制人和犬对 PaO_2 下降的呼吸反应。所有麻醉药的浓度 > 0.1MAC 时上述反应即受到抑制，1.1MAC 时完全消失。异氟烷麻醉增加肺阻力，并使顺应性和功能残气量稍减。

(4) 对肝脏的作用：由于异氟烷的物理性质稳定，对抗生物降解，这就提示可能无肝毒性或毒性甚小。临床证明异氟烷对肝脏无损害，血清氨基转移酶水平 (SGOT、SGPT 和 LDH) 在异氟烷麻醉后加上手术创伤仅有轻度增加。

(5) 对肾脏的作用：异氟烷降低肾血流量，使肾小球滤过率和尿量减少，与恩氟烷、氟烷或氧化亚氮的差距很小。异氟烷麻醉后不残留肾抑制或损害。异氟烷由于代谢少和迅速经肺排出，对肾功能没有或只有轻微影响，长时间麻醉后血清尿素氮、肌酐或尿酸不增加。

(6) 对子宫与胎儿的作用：异氟烷对子宫肌肉收缩的抑制与剂量相关。浅麻醉时并不抑制分娩子宫的收缩力、收缩率和最大张力，在深麻醉时有较大的抑制作用，因而分娩时若用异氟烷麻醉较深时易引起子宫出血。浅麻醉时胎儿能耐受；深麻醉时由于子宫血液灌流降低，对胎儿可产生不良影响。

在终止妊娠的手术中，异氟烷和氟烷一样增加吸刮时的子宫出血，故施行这类操作时不宜用异氟烷麻醉。

(7) 对神经肌肉的作用：异氟烷能产生足够的肌肉松弛作用，其肌松作用大于氟烷，可增加非去极化型肌松药的作用，随麻醉加深，肌松药的用量减少。正常人 2MAC 的异氟烷麻醉下，氯化筒箭毒碱的 ED50 为 $1.6mg/m^2$、ED 为 $3mg/m^2$，为氟烷麻醉下的 $1/20 \sim 1/3$。异氟烷还能增强琥珀胆碱的作用，而恩氟烷及氟烷则无此作用。由于异氟烷本身有良好的肌松作用，并可免用或少用肌松药，所以适用于重症肌无力患者的麻醉。

（六）七氟烷

七氟烷 (sevoflurane) 于 1968 年由 Regan 合成，于 1971 年 Wallin 等最先报道并于 1975 年对其理化性质、药理作用及毒理学进行了评价，1976 年由 Holaday、1984 年由池田和之分别进行 I 期临床试验，1986 年完成了Ⅲ期临床试验，1990 年日本正式批准其临床使用。由于其分子在离体或活体的不稳定性，早先报告其降解产物可能对肝、肾有毒性，所以长期不能进入欧美市场。但最近资料已证明，七氟烷是安全的吸入麻醉药。特别是最早持否定意见的 Eger 在第 10 届世界麻醉会议 (1992 年) 上也公开承认七氟烷是安全的。我国也于 1993 年批准其临床应用。

1. 理化性质

七氟烷的化学结构为$FCH_2OCH(CF_3)_2$，化学名为1，1，1，3，3，3-六氟-2-(氟甲氧基)-丙烷。本品为无色透明、带香味、无刺激性的液体，血/气分配系数为0.63。对医用高分子材质如传导性橡胶、丁腈橡胶、聚氟乙烯、聚乙烯的吸附性低于氟烷及恩氟烷，对铜、铝、不锈钢、铁无腐蚀性。分子量为200.05，沸点为58.6℃，20℃时的饱和蒸气压为156.9mmHg。临床使用浓度不燃不爆，但在氧中的浓度达到11％、在氧化亚氮中达10％时可燃烧。七氟烷的化学性质不够稳定，与碱石灰接触可产生5种分解产物(P1～P5)：P1为氟甲基二氟(三氟甲基)乙烯醚，为七氟烷的脱羟基氟化产物；P2为氟甲基甲氧二氟(二氟甲烯)乙醚；P3为氟甲基甲氧二氟(三氟甲基)乙醚；P4和P5为氟甲基甲氧二氟(三氟甲基)乙烯醚，有相同的质谱峰，可能是同一结构的顺式与反式。其分解产物的产生与温度有关，室温在40℃时只产生P1，此物质为七氟烷中的不纯物，有微弱的麻醉作用，对机体无害。其余的分解产物在45℃以上出现，其中P3对机体的毒性尚不明确，半紧闭法时不出现，全紧闭法有时产生，需要注意。

2. 药理作用

(1) 对中枢神经系统的作用：用4％的七氟烷面罩吸入诱导2分钟患者意识消失，脑电出现有节律的慢波，随麻醉加深慢波逐渐减少，出现类似于巴比妥盐类引起的棘状波群。七氟烷抑制中脑网状结构的多种神经元活动，且与剂量相关；用1％的七氟烷行慢诱导，10分钟意识尚不消失，脑电也无变化。七氟烷麻醉过深时也可引起全身痉挛，但较恩氟烷弱，临床上无此顾虑。七氟烷也增加颅内压、降低脑灌注压，但此种作用较氟烷弱。

(2) 对循环系统的作用：给犬吸入0.9％～7％(0.4～3.0MAC)的七氟烷，在一定的前负荷及心率条件下，左室收缩功能降低，此作用与剂量相关，其抑制程度与异氟烷相似，而较氟烷轻微。对人心脏超声观察，左室收缩及心泵功能在2％(约1.2MAC)及4％(约2.4MAC)的七氟烷麻醉时皆降低且与剂量相关；4％七氟烷的抑制作用与1.5％(2MAC)氟烷的抑制作用大致相等或略轻。

吸入2％～3％的七氟烷(自主呼吸，$PaCO_2$约50mmHg)使收缩压约下降11％；吸入2％～4％的七氟烷(机械呼吸，$PaCO$，保持正常的情况下)使平均动脉压下降约15％，动脉压的下降与心功能抑制、心排血量减少及阻力血管扩张有关。七氟烷对心率的影响不明显，在正常$PaCO_2$条件下吸入15％的七氟烷时心率减慢，但吸入2％～4％的七氟烷有心率增加的倾向。动物实验中犬吸入5％(约2MAC)的七氟烷可出现中心静脉压升高；吸入1.8％～3.15％(0.8～1.3MAC)使心每搏量减少，但随心率的增加减轻心排血量的下降。

吸入麻醉药与肾上腺素引起的室性期前收缩、心室纤颤等心肌敏感评分，七氟烷为9.7分，氟烷为34分，两者有显著性差异。给予犬1.3MAC的七氟烷、氟烷、恩氟烷时导致心律失常的肾上腺素量及血中的肾上腺素浓度由低至高的顺序为氟烷、恩氟烷、七氟烷。在1.25MAC时的ADE及血中的肾上腺素浓度与异氟烷相似。2MAC的七氟烷与异氟烷比较，降低冠状血管阻力的程度无明显差异。

(3) 对呼吸系统的作用：七氟烷对气道的刺激性非常小，经常通过面罩吸入进行小儿麻醉诱导。七氟烷随麻醉加深，呼吸抑制加重。以 CO_2 反应曲线及 $PaCO_2$ 为指标检查呼吸抑制作用，1.1MAC 的七氟烷与氟烷的抑制程度相等，1.4MAC 的七氟烷麻醉时可使 $PaCO_2$ 升高至 55mmHg。动物实验证明七氟烷不抑制肺血管对低氧的收缩作用，但七氟烷可松弛土拨鼠的气管平滑肌，抑制乙酰胆碱、组胺引起的支气管收缩作用，此作用和氟烷、恩氟烷一样与剂量相关。七氟烷可治疗实验性喘息，故可于喘息患者的麻醉。

(4) 对肝脏的作用：七氟烷麻醉后肝血流量下降，但麻醉结束后迅速恢复正常；门静脉血流也减少，且在麻醉后恢复较慢；上述肝血流减少与七氟烷的麻醉深度相关。七氟烷麻醉对肝细胞线粒体呼吸活性及细胞能量负荷均无明显影响。临床中七氟烷麻醉后血清 GOT 有轻度增高，1 周内恢复正常。大鼠在卤代类吸入麻醉药麻醉和低氧状态下可引起肝损害，12％氧浓度的低氧状态下氟烷引起肝损害为 100％、异氟烷为 88.5％、七氟烷为 86.8％，而在 14％氧浓度的低氧状态下出现的肝损害分别为 95.7％、57.1％和 42.3％，故可以认为七氟烷较氟烷和异氟烷对肝脏的损害少。麻醉及手术引起的肝损害是由多种因素导致的，今后需要在不同的条件下进行研究。

(5) 肌松作用：七氟烷麻醉下应用泮库溴铵时，从剂量－反应曲线求得的 ED50 可知，氟烷麻醉下泮库溴铵的用量为 1mg/kg、七氟烷麻醉为 0.6mg/kg。显然对泮库溴铵的肌松作用有强化作用，而对维库溴铵的作用更强。各种吸入麻醉药加强维库溴铵作用的顺序为七氟烷＞恩氟烷＞异氟烷＞氟烷。

(6) 对肾脏的作用：含氟麻醉药在体内的代谢程度若很高，用药后血清氟浓度上升到一定程度并持续一定时间，便可造成肾脏损伤。七氟烷的组织溶解性较低，化学性质较稳定，在体内的代谢相对较低。与甲氧氟烷相比，七氟烷麻醉后的血清氟离子浓度约为甲氧氟烷麻醉后的血清氟离子浓度的 1％。在大鼠，用 0.5％的甲氧氟烷麻醉 3 小时和用 1.4％的七氟烷麻醉 4 小时相比较，血清中的氟离子浓度分别为 $(26.3\pm0.8)\mu mol/L$ 和 $(11.5\pm1.8)\mu mol/L$。七氟烷麻醉后，尿中的氟离子排出量为甲氧氟烷麻醉后的 1/3～3/4。七氟烷麻醉较甲氧氟烷麻醉后，血清氟离子浓度恢复正常所需的时间明显缩短，分别为 48 小时和 4 天。目前尚未见有七氟烷造成肾脏损伤的报道。Cook 等人用七氟烷麻醉大鼠长达 10 小时，并未发现损害，而甲氧氟烷麻醉 1～3 小时就能引起中度多尿和抗 ADH 性的肾毒性。

(七)地氟烷

1959—1966 年 Terrell 等合成了 700 多种化合物，其中第 635 个即地氟烷 (desflurane)，由于合成时用氟元素有爆炸危险，并且地氟烷的蒸气压接近于 1 个大气压，不能使用标准的蒸气罐，因此在当时并未能被推广使用。因为门诊以及一些特殊类型的手术要求术后快速苏醒，而地氟烷的血 / 气分配系数为 0.42，除氙气外在现有临床常用的吸入麻醉药中最小，所以近年来又对地氟烷进行了一系列研究。1988年9月在加州大学首次通过鉴定，1990年年初Jones首先将其在临床试用，而后英、美等国的许多学者都相继报道了地氟烷的应用研究。

1. 理化特性

化学结构类似于异氟烷，也是甲基乙醚的卤代化合物，异氟烷用一个氟原子取代氯原子形成地氟烷，能降低α-碳的代谢，即为地氟烷的结构式为 $CF_3CHFOCHF_2$；氟的卤化作用可以降低血液和组织的溶解度，并且氟化改变了地氟烷的沸点、蒸气压和稳定性，增强了地氟烷分子的稳定性，增强了其抗生物降解和抗碱性降解作用，如钠石灰或碱石灰。在40～60℃测不出地氟烷由钠石灰引起的裂解，在80℃时每小时降解12%。地氟烷无色透明，具有刺激性气味。分子量为168，沸点为22.8℃，蒸气压在22℃时约664mmHg(88.5kPa)。因此，需要在专用的蒸发器中使用。血/气分配系数为0.42，在吸入麻醉药中最小；油/气分配系数为18.7。

地氟烷是一种强效吸入麻醉药，它的优点为血液和组织溶解度较低，可以迅速调节麻醉深度，麻醉诱导苏醒快，药物摄入和洗脱迅速，麻醉恢复质量高，体内代谢率低，可迅速有效地控制血流动力学的变化，耐受性好，适用于低流量麻醉环路。

2. 药理作用

(1) 对中枢神经系统的作用：对脑血管的作用与异氟烷相似，地氟烷可使脑血管阻力和脑组织氧代谢率下降、脑血流量增加、颅内压和脑脊液压力增加，其程度与剂量相关。0.5～1.5MAC的浓度可以增加颅内压，抑制脑血管自动调节功能。地氟烷麻醉时的脑电图与异氟烷麻醉时相似，两药在低浓度(亚MAC)时均引起低电压-快波活动增强，在出现暴发抑制的麻醉深度($\geqslant$1.24MAC)时变为高电压-慢波活动，深麻醉时(>1.5MAC)暴发抑制可能变为连续性(等电位脑电图)。因此，地氟烷不适用于有颅内高压症状的颅内占位性病变患者的麻醉。在深麻醉和低碳酸血症时不具有致癫痫作用，并且地氟烷在麻醉期间能维持脑血管对二氧化碳增高的反应性。

(2) 对循环系统的作用：对健康志愿者在控制呼吸维持正常的$PaCO_2$条件下地氟烷和异氟烷一样降低血管阻力及平均动脉压、升高静脉压，此作用与剂量相关。与异氟烷不同的是浅麻醉(0.83MAC)下心率无明显变化，但在深麻醉时(1.24MAC和1.66MAC)出现与剂量相关的心率增加。与氟烷不同的是地氟烷升至1.66MAC时心排血量不变，并能维持良好的心室射血分数。和其他现代挥发性麻醉药一样，地氟烷能抑制心血管功能，然而在一定的MAC下并用氧化亚氮能减轻地氟烷的循环抑制及心率加快作用，如与1.66MAC的地氟烷-O_2麻醉相比，1.74MAC的地氟烷-氧化亚氮麻醉不出现心动过速。若以地氟烷麻醉7小时与麻醉最初90分钟相比，其抑制循环却减轻。

地氟烷在冠心病患者中可维持正常的心排血指数及平均动脉压，不损害左心功能，因而较少出现冠状动脉血流不足的缺血性心肌变化，即不出现冠状动脉窃血现象。地氟烷能抑制劈开胸骨的血压反应，从而保持正常的心排血指数及肺毛细血管楔压(pulmonary capillary wedge pressure，PCWP)。

(3) 对呼吸系统的作用：单独吸入 4%～11% 的地氟烷可以进行麻醉诱导，但由于对呼吸道有刺激性，可以出现咳嗽、兴奋、屏气、分泌物增多、喉痉挛、呼吸暂停和低氧血症等不良反应，应合并使用芬太尼、咪达唑仑或异丙酚等静脉麻醉药以减轻呼吸道反射和刺激作用。儿童不宜使用地氟烷诱导。与氟烷、异氟烷相似，地氟烷可产生剂量依赖性的呼吸抑制，减少每分通气量、增加 $PaCO_2$，并降低机体对 $PaCO_2$ 增高的通气反应，由此可通过观察潮气量和呼吸频率的变化来估计麻醉深度。

(4) 对肝脏的作用：对肝功能的影响极小，又因地氟烷分子稳定，不被钠石灰降解，还抵抗肝脏降解，生物转化又少，所以动物实验显示，吸入地氟烷后血清无机氟及尿中的有机氟远较异氟烷为少。Jones 给 10 名健康男性志愿受试者吸入 3.6% 的地氟烷 89 分钟，分别测定吸入后 4 小时、24 小时、72 小时和 192 小时的总胆红素、非结合胆红素、血浆谷草转氨酶、谷丙转氨酶、γ- 谷氨酰环化酶和碱性磷酸酶，结果显示上述各项指标无显著变化，说明对肝脏功能的影响不大。

(5) 对肾脏的作用：对肾功能的影响包括观察吸入地氟烷后 24 小时和 72 小时的肌酐清除率、尿浓缩能力和尿视黄醇结合蛋白 (retinol-binding protein，RBP) 和 N- 乙酰 -β-D- 氨基葡萄糖苷酶 (β-N-acetyl-D-glucosaminidase，NAG) 的变化，结果表明各测定值在用药前后无显著变化。其中 NAG 反映药物诱发的肾脏毒性作用，RBP 是反映有无肾小管损伤的敏感指标。

(6) 毒性反应：地氟烷是已知的在机体内生物转化最少的吸入麻醉药，在血和尿中所测到的氟离子浓度远小于其他氟化烷类麻醉药。Koblin 在小鼠实验中先注射苯巴比妥后，分别吸入氟烷、异氟烷和地氟烷，结果表明氟烷组血浆和尿中的氟离子浓度较对照组显著增高，异氟烷组轻度增高，地氟烷组则无显著变化。Jones 同样用术前注射苯巴比妥的小鼠以 1.2MAC 的氟烷、异氟烷和地氟烷分别麻醉后 1 小时和 24 小时发现，氟烷组小鼠肝细胞肿胀、坏死，异氟烷组有轻度的肝细胞肿胀，而地氟烷则无显著的肝组织表现。

二、气体吸入麻醉药

(一) 氙气

1898 年 Ramsay 和 Travers 在蒸发液态空气后的剩余物质中发现了氙气，它是惰性气体中最稳定的气体，在标准大气压下可产生麻醉作用，但作为吸入麻醉药进行深入研究仅有十几年的历史。在常温下，氙气是无色、无味的惰性气体，化学性质稳定，化学符号为 Xe，相对分子质量为 132.2，密度是空气的 4 倍，熔点为 -1119℃，沸点为 -108.1℃。氙气的水 / 气分配系数为 0.085(37℃)～0.095(25℃)，血 / 气分配系数为 0.115，油 / 气分配系数为 1.8～19(37℃)，MAC 约为 63%，麻醉诱导及苏醒迅速，不易受生物转化的影响，是现知的对心血管影响最小的一种麻醉药。麻醉效能大于氧化亚氮，具有与氧化亚氮同样效能的镇痛作用，可用于普外科、妇科、整形科及骨科等多种手术的麻醉。在俄罗斯、德国、荷兰、瑞典等国家已应用于临床常规麻醉,我国目前还没有引入临床常规使用。

氙气不能人工合成,只能通过空气液化提取,纯度可达到99.995%。若将70%的氙气和30%的氧气混合后通过普通的重复吸入的呼吸环路(新鲜气流量为0.5L/min),2小时后实际进入呼吸环路的氙气<20%,约80%的氙气漏入大气中。因此,当前用氙气麻醉只能通过密闭方式完成。

氙气不影响心肌电压门控离子通道,不增加心肌对肾上腺素导致心律失常的敏感性,对肠系膜血管阻力无明显变化,不抑制心肌的收缩性,因此适用于心血管手术。虽然对心血管系统的影响轻,但有增加脑血流的可能性,可轻度增加呼吸道阻力。

1. 麻醉作用机制

氙气可调节与麻醉相关脑区域的若干靶分子,现在的数据指出氙气麻醉诱导时的作用途径是抑制兴奋性谷氨酸信号转导,同时氙气还具有抑制烟碱乙酰胆碱受体的作用,临床浓度的氙气可竞争性地抑制 $5-HT_{3A}$ 受体,这类效应的临床结果尚不清楚。改变 Ca^{2+} 稳态可调节脑内引起的 Ca^{2+} 反应的第一阶段,不出现依赖性 Ca^{2+} 内流;去除氙气则出现 Ca^{2+} 反应的2个阶段,提示氙气对浆膜 Ca^{2+} 释放-激活性 Ca^{2+} 通道的机制调节产生作用。Uchida 等研究表明氙气能可逆性地抑制突触传递和神经网络放电。氙气对第二信号转导系统产生作用,但目前相应的麻醉机制尚不清楚。

2. 药理作用

(1) 对中枢神经系统的作用:氙气的MAC为63%,麻醉作用较氧化亚氮(MAC为105%)强。吸入 0.3MAC 的氙气即能提高健康受试者的疼痛阈值,延长对听觉刺激的反应时间。吸入低浓度的氙气时脑电图(EEG)表现为衰减波形,而吸入高浓度的氙气则出现β、δ交替波。氙气对中枢神经系统有兴奋和抑制的双重作用,与同浓度的氧化亚氮相比,氙气的抑制作用更强。氙气具有神经保护作用,暗示低氧情况下神经递质释放的阻滞与神经保护作用之间存在某种关系。在安静、机械通气以及排除任何额外的呼吸做功或兴奋因素时,氙气对脑血流无明显影响;如呼吸或者镇静水平调控不佳,则氙气可能影响脑血流阻力。氙气的吸入浓度>60%时可使脑血流增加,不适用于有颅内高压的患者。

(2) 对心血管系统的作用:氙气具有高度的心血管稳定性,对心血管系统的影响较小,在吸入麻醉状态下血流动力学稳定,心电图、心排血指数、血压等未见显著变化。0.8MAC 的氙气抑制交感神经系统和副交感神经系统兴奋传递的作用强于相同浓度的异氟烷。不同浓度的氙气(20%、40%和80%)对于充满血液的离体心脏的影响很小。离体豚鼠心脏实验表明,40%~80%的氙气改变心率、房室传导时间、左心室压力、冠状动脉血流量、氧供和氧耗等方面均不显著。氙气具有心肌保护作用,研究表明在兔局部心肌缺血再灌注模型中,氙气可降低再灌注过程中的心肌梗死面积。氙气可通过预适应机制产生心肌保护作用(即预先应用刺激物或应激源可对之后的损伤产生保护作用),缺血预适应可保护心肌组织在短期非致命性缺血阶段不形成梗死灶,氙气也可产生类似于缺血后延迟适应的心肌保护作用,其分子机制仍未确定。

(3) 对呼吸系统的作用：流体力学规律显示气道阻力与气体的物理特性有关，在吸入氙气时呼吸频率显著下降，伴有潮气量的代偿性增加，从而使每分通气量变化不明显。这与其他麻醉药增加呼吸频率、减少潮气量及每分通气量不同。氙气的物理学特性不影响健康个体的肺内气体交换，麻醉期间机械负荷所致的气流阻力增加对肺内气体交换的影响轻微。

(4) 神经保护作用：N- 甲基 -D- 天冬氨酸受体在急性神经损伤的发生与发展过程中具有极其重要的作用，因此许多学者建议使用 NMDA 受体拮抗剂阻断急性神经损伤的病理生理过程。一系列体内外动物模型实验表明，氙气是一种强效的神经保护药物。某些动物模型中氙气的 IC50 甚至仅为 1 个大气压的 10％～ 20％，便具有明显的抗损伤保护作用。氙气可减轻外源性神经毒素或氧气 - 葡萄糖剥夺后神经 - 胶质细胞联合培养体系发生的急性损伤。氙气可预防缺血 (大脑中动脉闭塞法)、心肺转流以及神经兴奋性毒素所引起的急性神经损伤的形态学和功能学变化。

(5) 毒副反应：氙气作为惰性气体，几乎不参与任何化学反应。在体内不进行生物转化，吸入麻醉后仍以原型经肺排出。目前实验研究未发现氙气具有毒性反应的证据，以及无致突变性或致癌性。氙气排放到大气后不破坏臭氧层，不产生温室效应，不燃烧或爆炸，对生态环境的影响小。

(6) 其他：氙气对呼吸道无刺激性，麻醉维持可用 70％ 的氙气 +30％ 的氧气。氙气吸入不影响肺的顺应性，因此可适用于有慢性肺部疾患的老年患者。由于氙气能潴留于内脏中空器官、肠腔和脂肪组织中，因此肠梗阻患者应禁用氙气吸入麻醉。

3. 临床应用

(1) 优点：在所有已知的吸入麻醉药中氙气的血 / 气分配系数最低 (0.14)，因此诱导和苏醒迅速完全，与七氟烷相比氙气对心血管的影响较小而且诱导速度较快。Fellish 报道氙气的平均诱导时间为 71 秒，快于静脉注射丙泊酚，表明氙气吸入麻醉与传统静脉麻醉同样迅速。

(2) 缺点：氙气麻醉中血压相对平稳，低血压的发生率小于其他吸入麻醉药。呼吸抑制的发生呈浓度依赖性，必须给予适当的辅助通气。氙气弥散入密闭腔隙的程度较轻，但较易通过橡胶弥散，应用此种管道时麻醉中气体丢失明显，故应该选择适当材质的麻醉回路系统，减少氙气丢失。目前在临床上不主张在产科手术中应用氙气麻醉，而产妇在接受氙气麻醉后的 24 小时内不宜哺乳。另外，使用氙气麻醉后血糖和血浆肌酐呈一过性上升，血浆胆固醇和碱性磷酸酶则下降。其他不良反应包括寒战、恶心和呕吐等。

（二）氧化亚氮

氧化亚氮 (N_2O，又称笑气) 是临床上使用的无机麻醉气体，最初由 Priestley 研制成功，Davy 证明氧化亚氮具有镇痛作用，1844 年 Wells 用于拔牙手术，1870 年氧化亚氮与氧气一同应用于临床麻醉。氧化亚氮无色、无味，与氧气一样可以助燃，在室温和常压下以气体形式存在。

1. 药理作用

(1) 对中枢神经系统的作用：氧化亚氮能显著降低脑电波振幅，但麻醉作用极弱，MAC 为 105%，吸入 30%～50% 的氧化亚氮有镇痛作用、80% 以上有麻醉作用。吸入 75% 氧化亚氮的麻醉效价强度相当于氟烷的 0.5%～1.0%。氧化亚氮通过增加脑脊液和脑血流量，能轻度升高颅内压。氧化亚氮也增加脑耗氧量。

(2) 对循环系统的作用：氧化亚氮在体外直接抑制心肌收缩力。由于在体内氧化亚氮刺激儿茶酚胺释放，使血压、心率和心排血量基本不变或轻度升高，但在冠状动脉病变或严重低血流量患者，心肌抑制可能会显现出来。动脉压下降可引起心肌缺血，肺血管平滑肌收缩使肺血管阻力升高，引起右心室舒张末压升高。另外，氧化亚氮具有 α 肾上腺素能作用，增加内源性儿茶酚胺水平，可能增加肾上腺素诱发心律失常的发生率。

(3) 对呼吸系统的作用氧化亚氮刺激呼吸中枢，可激活肺牵张受体，增加呼吸频率，降低潮气量，总的影响是每分通气量变化较小，动脉二氧化碳水平稳定。对呼吸道无刺激性。

(4) 对肝脏和肾脏的作用：氧化亚氮麻醉期间肝脏血流量减少，但血流量减少的程度少于其他挥发性麻醉药。增加肾脏血管阻力，减少肾脏血流量、肾小球滤过率和尿量。

(5) 对神经肌肉的作用：与其他吸入麻醉药相比，氧化亚氮不能产生明显的肌肉松弛，相反在高压室内氧化亚氮高浓度下可诱发肌强直。

2. 临床应用

(1) 优点

①在不缺氧的情况下，氧化亚氮无毒性。

②麻醉诱导及苏醒迅速。

③镇痛效果强。

④对气道黏膜无刺激性。

⑤无燃烧性。

(2) 缺点

①麻醉作用弱，使用高浓度时易产生缺氧。

②体内有较大的闭合性空腔时，引起容积增大。

(3) 使用方法：临床上一般不单独使用氧化亚氮，而是同时与其他吸入麻醉药、静脉麻醉药或是硬膜外阻滞等联合应用。临床上使用的氧化亚氮浓度一般为 50%～66%，当开胸手术或颅内手术时机体的耗氧量升高，应将氧化亚氮的吸入浓度降低至 50% 以下，防止组织缺氧。近年来，氧化亚氮用于低流量麻醉或全紧闭吸入麻醉，临床应用范围逐步扩大，采用这种麻醉方式时，务必根据麻醉医师的知识水平、具有的临床经验以及麻醉设备等因素决定，不可盲目实施。

(4) 药物相互作用：由于氧化亚氮具有较高的 MAC，单独应用氧化亚氮难以完成全麻手术，通常需要与强效挥发性麻醉药联合使用，可以减弱挥发性麻醉药对患者呼吸循环功能的影响。氧化亚氮可以加强神经肌肉阻滞效果。

(5) 禁忌证：禁用于肠梗阻、空气栓塞、气胸等患者以及可能增加空气栓塞的手术患者。麻醉装置的氧化亚氮流量计、氧流量计不准确时禁用。

第四节　吸入麻醉的临床应用

吸入麻醉经过了170多年的发展，随着对吸入麻醉药的理化、生化学特性以及药动学、药效学的研究及掌握，吸入麻醉一直以来是临床上常用的麻醉方法。吸入麻醉药具备镇静催眠、镇痛、肌肉松弛和抑制应激反应等全麻的四大要素。并且吸入麻醉诱导和苏醒迅速，麻醉深度容易调节和控制，吸入麻醉药的浓度还可以使用吸入麻醉药深度监测仪进行监测，以用于调节麻醉深度。本章主要讨论吸入麻醉的实施及在临床中的应用。

一、吸入麻醉的实施

（一）吸入麻醉诱导

吸入麻醉药的诱导速度主要取决于吸入麻醉药的血/气分配系数（血中的溶解度）。对于吸入麻醉药来说血/气分配系数越低，肺泡内麻醉药浓度在诱导时上升越迅速。现在临床上使用的吸入麻醉药的血/气分配系数由低到高依次为地氟烷、N_2O、七氟烷、异氟烷、恩氟烷和氟烷。上述药物均可用于麻醉诱导，其诱导速度一般也是血/气分配系数越低，肺泡内麻醉药浓度在诱导时上升越迅速，其诱导越迅速。但也存有例外，按此理论地氟烷的诱导速度应该快于七氟烷，但事实并非如此，地氟烷因其气道刺激性造成清醒患者屏气，从而减慢诱导速度。因此，吸入麻醉的气道刺激性也是影响诱导速度的因素之一。研究发现，临床应用超过6%的地氟烷诱导时，会导致患者出现咳嗽、屏气、喉痉挛以及分泌物增加，在成人若预先给予小剂量芬太尼(1μg/kg)或小剂量吗啡(0.1mg/kg)，就能将地氟烷诱导时气道的并发症发生率从25%减至5%～8%。同时，气道对刺激物的反应随着年龄增长而减轻。地氟烷对儿童气道的刺激性较成人更强或一致，可能导致血氧饱和度下降等严重后果，所以地氟烷不推荐用于儿童麻醉诱导。儿童因其配合性较差，难以合作进行静脉穿刺，常需采用吸入诱导。氟烷、七氟烷常用于儿童吸入诱导，因为其具有以下特点：苏醒更快，生命体征更平稳，更少体动，术后恶心、呕吐的发生率低，并且七氟烷不会导致罕见的氟烷性肝炎。对于成人可以采用"单次呼吸"法进行诱导。对于惧怕打针的成人患者，吸入诱导依然是不错的选择。对于术前预料到的困难气管插管、颈椎活动受限的患者来说，吸入诱导也是很好的选择。对于这类患者，七氟烷最为常用，因其没有刺激性、溶解度低、能够快速进行诱导并且遇到困难时可以快速清醒。但是，对于有反流误吸的患者如饱胃、食管反流、贲门失弛缓、裂孔疝、胃瘫、糖尿病周围神经病变患者，最好采用静脉快速顺序诱导 (rapid sequence induction，RSI) 插管。另外，CO_2 吸收剂也会影响吸入麻醉药的吸收速度，临床常用的 CO_2 吸收剂仅吸收少量麻醉药，但是干燥的吸收剂会吸收大量麻醉药，从而延缓诱导速度。

地氟烷和七氟烷诱导会导致患者的血压下降，尤其在老年患者中的发生率高。因此在对老年患者，特别是对有循环系统疾病以及服用减少心肌储备药物的患者实施吸入诱导时需谨慎。七氟烷用于老年患者麻醉时不能防止刺激时的应激反应。

吸入麻醉诱导方法的具体实施以七氟烷为例进行阐述。

1. 诱导方法

(1) 浓度递增诱导法：麻醉机为手动模式，置 APL 阀于开放位，调节吸入氧浓度，新鲜氧流量为 6～8L/min，选择合适的面罩给患者吸氧 (患者意识存在时不能用力提下颌，避免刺激)，嘱其平静呼吸。打开蒸发器，起始刻度为 0.5%，患者每呼吸 3 次后增加吸入浓度 0.5%，直至达到需要的镇静或麻醉深度 (如能满足外周静脉穿刺或气管插管)。在患者意识消失后注意保持呼吸道通畅，适度辅助呼吸 (吸气压力 < 20cmH_2O，避免过度通气)。吸入诱导期间可以联合使用镇静药、静脉麻醉药、阿片类药或肌松药 (需注意这些药物与吸入麻醉药的药效协同作用，尤其是接受丙泊酚和七氟烷联合诱导的高危患者)。此法适合于效能强的吸入麻醉药 (如氟烷)，以及外周静脉开放困难、静脉麻醉诱导可能造成循环剧烈波动和预测气管插管困难的成年患者。因此种诱导方法诱导时间长，在麻醉深度不足时刺激患者会导致呛咳、挣扎、喉痉挛和气道梗阻等不良反应，目前此法已较少用于七氟烷的麻醉诱导。

(2) 潮气量法：方法基本同浓度递增诱导法，但七氟烷蒸发器的起始刻度为 8%。患者既可平静呼吸，也可深呼吸，意识消失后改为辅助呼吸。当达到足够的麻醉深度时可调节七氟烷的吸入浓度到 3.5%～4.5%，避免体内吸入麻醉药浓度过高导致的循环抑制。麻醉诱导开始前如做呼吸回路预充，则可加快吸入诱导的速度。潮气量法诱导速度快，诱导过程平稳，较少发生呛咳、屏气和喉痉挛等不良反应，是吸入诱导最常用的方法。

(3) 肺活量法 (高浓度快诱导法)：预先做呼吸回路预充，使回路内的气体达到设定的吸入麻醉药浓度。患者 (通常 > 6 岁) 在呼出肺内的残余气体后，做 1 次肺活量呼吸，吸入 8% 的七氟烷 (氧流量为 6～8L/min)，并且屏气，患者在 20～40 秒内意识消失。随后降低七氟烷的浓度至 3.5%～4.5%，辅助呼吸，在使用阿片类药和肌松药后可行气管插管术。肺活量法诱导速度最快，也很平稳；缺点是需要患者的合作，不适合于效能强的吸入麻醉药 (如氟烷)。

儿童诱导期间较成人更容易缺氧，也常出现躁动、喉痉挛和喉水肿等并发症。诱导期要求平稳、快速，无疼痛等不良刺激。儿童吸入诱导多采用肺活量法和潮气量法，不能配合的儿童使用后者。可在儿童吸入诱导意识消失后再开放静脉。预先呼吸回路预充麻醉气体能够加快诱导速度 (方法是排空手控呼吸囊，打开逸气阀，将蒸发器调至 8%，新鲜气流量为 6 ～ 8L/min，然后放开呼吸囊，并持续 60 秒，使呼吸囊内充满高浓度的七氟烷）。对于不使用肌松药的儿童吸入诱导，可以在 8% 的七氟烷吸入 4 分钟后直接气管插管。气管插管前需要开放静脉通路。

2. 吸入麻醉诱导的注意事项

(1) 七氟烷和氟烷可直接吸入，异氟烷和地氟烷需在患者意识消失后再吸入。地氟烷和异氟烷不适合用于儿童的吸入诱导。

(2) 由于地氟烷和异氟烷的气道刺激性高于氟烷以及七氟烷，在浅麻醉时可能诱发咳嗽、喉痉挛或支气管痉挛，尤其是吸烟和哮喘患者。

(3) 吸入诱导前呼吸回路预充麻醉药可以缩短诱导时间。

(4) 吸入诱导期间当患者意识消失后可以开放静脉。吸入诱导联合阿片类药物可以加快诱导速度，但极易发生呼吸抑制，应及时进行辅助呼吸。2 类药物联合应用有明显的协同作用，可造成循环抑制，因此需要调整吸入浓度以保证循环功能稳定。

(5) 对于心脏储备功能差、严重的低血容量、心肌抑制、右向左分流、心排血量固定的患者，吸入诱导期间需严密监测。

(6) 诱导期间应该尽量避免气体逸出，减少环境污染。

(7) 患者意识消失后需要尽快建立静脉通道，补充适当的液体。

(8) 颅内高压、"饱胃"等存在胃食管反流和吸入性肺炎的高危患者，以及肌病、恶性高热或恶性高热高危患者禁用吸入诱导技术。

(9) 存在右向左分流的心脏疾病患者或肺动脉狭窄的患者其吸入诱导时间可能会相应延长。

(10) 儿童七氟烷诱导期间可能会出现脑电痫样棘波，当增加七氟烷的吸入浓度且合并过度通气时容易诱发痫样棘波，目前研究尚未发现与这种脑电变化相关的临床不良现象。

(11) 随着吸入麻醉药的浓度增加，患者的自主呼吸功能相应减低，表现为潮气量减少和呼吸频率增加，在达到 1MAC 水平时，低氧性通气增加效应被抑制。

(12) 对于以下疾病，吸入诱导可能会诱发恶性高热。

①患有以下基因变异性疾病：罗纳丹受体 1(RYR1) 基因变异、L 型钙离子通道 α1 亚单位的编码基因 (CACNA1S) 变异、集钙蛋白 (CASQ1) 基因变异、二氢蝶啶还原酶 (DHPR) 基因变异。

②肌病，如 Duchenne 肌营养不良患儿。

③中央轴空肌病 (CCD)、多微小轴空病 (MmD)、Nemaline 线状肌肉病变 (NemalineRodMyopathie)。

(13) 吸入诱导还需注意高钾血症和心肌抑制等副反应。

(14) 吸入麻醉诱导期间需要观察和评价患者的麻醉深度。

（二）吸入麻醉维持

麻醉时间的长短因手术部位、手术方式等不同而不同，且麻醉时间的长短在每个患者都不尽相同，这也影响患者的苏醒时间，因此麻醉维持阶段的药物选择就显得格外重要。随着麻醉时间延长，肌肉、脂肪等组织所摄取存储的吸入麻醉药增多。麻醉苏醒期，这些组织中的麻醉药会释放入血，随着血流到达肺。如果通气没能将吸入麻醉药清除，这些药物的再循环就会导致苏醒延迟。有研究发现地氟烷 90% 的消除时间几乎不受吸入时间长短的影响，但七氟烷和异氟烷的消除时间随吸入时间的延长而大大增加。因此，增加地氟烷的吸入时间极少影响其苏醒时间。

1. 吸入麻醉维持策略

(1) 术中麻醉深度维持在适当的水平，保证手术刺激时不发生体动反应、无意识和血流动力学稳定。有脑电监测者，应维持适宜的麻醉镇静深度 (BIS 在 40 ~ 60，Narcotrend 指数在 D1 ~ E2 范围内)。研究发现 BIS 预测志愿者意识消失的 50% 和 95% 把握度分别为 67 和 50。急诊创伤患者的麻醉镇静深度控制在 BIS 为 40 ~ 60，其仍然可以处理听觉信息，产生隐性记忆。

(2) 单纯吸入维持麻醉时 (即全凭吸入麻醉维持期间)，呼气末吸入气体浓度一般维持在 1.3MAC 左右。

(3) 在没有脑电监测麻醉镇静深度的条件下，吸入麻醉药复合麻醉性镇痛药和肌松药时，一般采用中流量麻醉 (1 ~ 2L/min)，麻醉药的吸入浓度设定为 1.0 ~ 1.5MAC。

(4) 联合应用静脉麻醉药或复合神经阻滞麻醉时，呼气末吸入麻醉药浓度不能低于 0.6MAC，以避免发生术中知晓。

(5) 对于血容量和脏器灌注正常的患者，当吸入麻醉开启，在新鲜气流量为中或低流量时，脑内麻醉药分压与肺泡麻醉药分压达到平衡一般需要 15 分钟左右，满足抑制手术应激的要求。若在吸入麻醉开启 15 分钟内即开始手术，可以通过提高吸入浓度和增加新鲜气体流量快速达到手术所需的麻醉深度，也可补充静脉麻醉药满足麻醉深度。

(6) 需要快速加深麻醉深度时，可以通过提高吸入麻醉药浓度和 (或) 提高新鲜气流量；减浅麻醉时可以降低蒸发器开启浓度和增加新鲜气流量。

①深麻醉的方法：吸入麻醉药"团注"(bolus of inhaled agent) 技术。增加吸入麻醉药蒸发器刻度到 3MAC，同时提高新鲜气流量到 4L/min，维持 30 秒，随后将新鲜气流量恢复至最低流量或者是原先的水平，同时蒸发器刻度调节到高于原先设置 25% 的水平。

②加深麻醉的方法：分步 (stepwise) 技术。以 0.3MAC 为标准，逐步提高呼气末吸入麻醉药浓度，该技术简单且安全。

(7) 手术中联合使用肌松药和阿片类药物能够保证吸入麻醉平稳，避免单一药物使用产生的不良反应。

①低浓度吸入麻醉药联合小剂量阿片类药物滴定能够保留患者的自主呼吸，保证患

者循环稳定、无体动。

②氧化亚氮－阿片－肌松技术：吸入 65％～ 70％的氧化亚氮，同时静脉注射阿片类药能够控制手术刺激导致的血压、心率变化。如合并使用肌松药控制呼吸，则应至少吸入 0.6MAC 的麻醉药，以保证无术中知晓。

(8) 静脉－吸入联合技术。同时使用静脉和吸入麻醉药，需要相应降低各自的剂量，避免麻醉过深。在手术结束前停用吸入麻醉药，改为全静脉麻醉维持。

(9) 半紧闭 (semi-closed) 和紧闭回路麻醉时，新鲜气流量：

①＞ 4L/min 者称为大流量 (veryhigh flow)。

② 2 ～ 4L/min 者称为高流量 (high flow)。

③ 1 ～ 2L/min 称为中流量 (medium flow)。

④ 500 ～ 1000mL/min 者为低流量 (low flow)。

⑤ 250 ～ 500mL/min 者为最低流量 (minimal flow)。

⑥＜ 250mL/min 者为代谢流量 (metabolic flow)。

⑦紧闭回路麻醉时，新鲜气体流量和麻醉药量与机体的摄取量和回路的损耗量之和相等，对于成年人而言，通常流量介于 200 ～ 350mL/min。

(10) 低流量吸入麻醉：

①低流量麻醉：新鲜气体流量＜ 1L/min(可以是 50％的氧气和 50％的氧化亚氮)。

②吸入麻醉的起始阶段先予以大流量的新鲜气体 (5L/min) 吸入 (如氧气：氧化亚氮为 2 ：3)，10 ～ 15 分钟后将新鲜气流量降低至 1L/min(如调整为氧气：氧化亚氮为 1 ：1)。

③术中可以根据肺泡内麻醉药浓度及手术需要调节蒸发器的刻度。

(11) 紧闭回路吸入麻醉：

①紧闭回路麻醉是指新鲜气体流量和麻醉药量与机体的摄取量和需要量相等，通常流量介于 200 ～ 350mL/min。

②根据体重 kg3/4 法则可以计算每分钟耗氧量 (Brody 公式)，根据 Severinghaus 法则计算氧化亚氮的消耗量，根据 Lowe 法则计算挥发性麻醉药的消耗量。

③在紧闭回路前，必须对患者实施给氧去氮。术中每隔 1 ～ 3 小时要采用高流量方式通气 5 分钟，以排出氮气及其他代谢废气，保持氧化亚氮和氧气浓度的稳定。由于甲烷与氟烷或异氟烷的红外吸光度接近一致，因此如果存在代谢性甲烷废气 (浓度在 500 ～ 1000ppm 时)，麻醉气体监测仪会误将其作为氟烷或异氟烷监测。

④给药方式包括直接向呼吸回路注射液态挥发性麻醉药和依靠蒸发器提供吸入麻醉药。

2. 吸入麻醉维持的注意事项

(1) 临床影响吸入麻醉药的 MAC 的因素如下：

①降低 MAC 的因素：老年人、低体温、中枢低渗、妊娠，以及合并使用静脉麻醉药、镇静药、阿片类药物、α_2 受体激动药、锂剂、其他降低中枢儿茶酚胺的药物等。

②增加 MAC 的因素：年龄降低、体温升高、使中枢儿茶酚胺增加的药物 (如右苯丙胺、可卡因等)、脑脊液钠离子浓度增加和长期饮酒等。

(2) 老年患者、肥胖患者和长时间的手术建议使用地氟烷或七氟烷维持麻醉，术后苏醒较快。

(3) 吸入麻醉维持期间使用阿片类药的主要目的是控制过度的应激反应和协同吸入麻醉药的作用效果 (降低其 MAC 值)，因此需要在适宜的麻醉镇静深度的基础上合理使用阿片类药物，切忌大剂量阿片类药物的反复使用，以避免阿片类药物的副反应。

(4) 地氟烷麻醉期间吸入浓度不宜快速增减，以避免交感兴奋。

(5) 由于吸入麻醉药能够扩张脑血管、增加脑血流量，并且随着浓度增加而削弱脑血流量的自主调节，因而对于颅脑顺应性降低的患者使用吸入麻醉时需要严密观察，呼气末吸入麻醉药浓度 ≤ 1MAC。

(6) 氧化亚氮不能用于以下情况：

①气胸、空气栓塞、肠梗阻、颅腔积气患者，以及中耳、玻璃体或眼科手术。

②维生素 B_{12} 缺陷患儿和胎儿等。

③有术后恶心、呕吐 (postoperative nausea and vomiting，PONV) 病史者。

(7) 吸入麻醉药能够降低气道阻力：高浓度的吸入麻醉药可抑制低氧性肺血管收缩反应 (HPV)，临床上需要保留 HPV 的患者应避免吸入氧化亚氮，也应避免呼气末的挥发性麻醉药浓度超过 1MAC。

(8) 在高碳酸血症时，氟烷会增加心肌对于肾上腺素的敏感性，产生室性期前收缩，该效应在儿童中有所减弱。

(9) 新生儿和婴幼儿需要较高浓度的吸入麻醉药，但是早产儿需要的吸入浓度相对较低。

(10) 吸入麻醉药能够浓度依赖性地降低躯体诱发电位的幅度和延长潜伏期。

(11) 在胎儿剖出前，推荐产妇吸入麻醉维持宜采用 2/3MAC 的挥发性麻醉药和 50％ 的氧化亚氮，以及氧气。高浓度的吸入挥发性麻醉药会降低新生儿第 1 分钟的 Apgar 评分、脐静脉的 O_2 分压和 pH 水平。低于 1MAC 的挥发性麻醉药不会增加子宫出血，高浓度的挥发性麻醉药可增加子宫出血。对于胎儿剖出后的产妇，需要降低或者停止吸入麻醉药，相应增加静脉麻醉药和阿片类药维持适宜的麻醉深度。

(12) 产妇的胎儿宫内手术使用七氟烷麻醉维持，可以松弛子宫，减轻子宫收缩导致的胎儿缺氧。

(13) 开展低流量吸入麻醉和紧闭回路吸入麻醉时，麻醉机的密闭性和安全性要求高，需要有氧气和氧化亚氮联动保护 (ORC) 及氧浓度监测报警装置等，避免缺氧和有毒气体积聚。

(14) 对于术中知晓的高危人群，呼气末吸入麻醉药浓度≥0.7MAC 是避免发生术中知晓的安全界限。

（三）吸入麻醉苏醒

快速苏醒对全身麻醉患者来说非常重要。吸入麻醉苏醒速度的快慢取决于组织/血分配系数、血/气分配系数、心排血量、脑血流量、新鲜气体流量、肺泡通气量及吸入麻醉维持时间等。

1. 患者快速恢复的优点

(1) 可以维持有效的气道，减少因呕吐、分泌物所引起的误吸，维持氧合。

(2) 心血管功能恢复快。

(3) 缩短离开手术室及 PACU 的时间。

(4) 达到使患者安全恢复协调动作的残留麻醉药浓度的速度更快。

(5) 减少可代谢的药物，降低生物降解毒性的风险。

(6) 由于吸入麻醉药能增强肌松药的作用，所以吸入麻醉药的快速清除可以减少这种作用，从而降低肌松药残余作用所导致的呼吸道并发症的发生率。

(7) 接近于 0.1MAC 的吸入麻醉药浓度可增强患者对疼痛的感知。

因此吸入麻醉药的快速清除可较快地达到更低的浓度，从而减少患者术后即刻对疼痛的感知。有研究发现使用地氟烷麻醉后患者的视觉疼痛评分恢复至术前水平的时间较异氟烷快，同样有研究得到地氟烷麻醉较丙泊酚麻醉的术后疼痛更少的结果。

2. 苏醒期临床采用的方法

(1) 浓度递减洗出法：手术结束前 30 分钟降低吸入麻醉药的浓度（维持 0.5MAC 的吸入麻醉药 15～30 分钟），同时静脉给予芬太尼 0.5～2μg/kg（或者舒芬太尼 0.05～0.2μg/kg）；如果患者出现体动或者是交感兴奋表现 [如高血压和（或）快心率]，静脉给予芬太尼 0.5～1μg/kg（或者舒芬太尼 0.05～0.1μg/kg）。手术结束时，停止吸入麻醉药，同时增加新鲜气流量 (5～10L/min，需要避免过度通气产生的呼吸性碱中毒)，能够促进吸入麻醉药的洗出。此法适合于各种挥发性麻醉药的恢复。

(2) 低流量洗出法：手术结束前约 30 分钟静脉给予阿片类药物后关闭蒸发器，同时降低新鲜气体流量至 300～500mL/min，直至外科缝皮时方增加新鲜气体流量至 4L/min（ 或是达到患者的每分通气量)，加快挥发性麻醉药的洗出。此法特别适合于高溶解度的药物。

较长时间吸入高溶解度的挥发性麻醉药（如氟烷、恩氟烷和异氟烷）时，应避免手术结束时突然停药，加大新鲜气体流量冲洗回路，有可能会造成患者苏醒延迟或苏醒期躁动。对于使用氧化亚氮的患者，可以在手术结束时停止吸入，并在意识恢复期开始的 5～10 分钟吸入 100% 的氧气，避免麻醉恢复期弥散性缺氧的发生。

二、吸入麻醉的临床应用

（一）吸入麻醉在儿童麻醉中的应用

儿童因其特有的生理、心理特点，在接受外科手术时通常选用全身麻醉，而吸入麻醉是较好的选择。麻醉诱导方法的选择取决于许多因素：患儿的病情、手术过程、患儿的紧张程度、配合程度和交流能力、是否饱胃及其他因素。对于 12 月龄以下的患儿通常用面罩进行诱导，因为该年龄组的患儿容易和父母分开。面罩诱导极为简单，用一手将面罩置于患儿面部，另一手调节麻醉药浓度。给新生儿或较小的婴儿吸吮奶嘴常常可以避免诱导期间的哭闹。对于年长的患儿，进行满意的、无心理创伤的麻醉诱导则需要患儿的理解和配合。1～4 岁的患儿可以采用儿童吹"气球"的游戏进行麻醉诱导，对于稍大的患儿可以在诱导期间接受催眠性暗示，或者根据患儿的喜好采用带香味的面罩使其能够配合麻醉诱导。不论采用哪种麻醉诱导的方法，当患儿意识丧失后，需要紧扣面罩减少手术室的污染。诱导期是最危险的阶段，因为非常容易错误判断麻醉深度，抑制心肌。一旦诱导完成应该迅速降低吸入麻醉药的浓度（氟烷降至 1%～1.5%，七氟烷降至 2.0%～2.5%），并维持这一水平或者更低，直至建立静脉通路。在建立静脉通路后可根据手术需要给予镇静、镇痛、肌肉松弛药等静脉药物，在无静脉通路的情况下盲目加深麻醉是危险的，临床麻醉工作中必须提高警惕。麻醉医师必须明确气道阻塞和喉痉挛与屏气之间的区别。检查胸壁及腹部运动情况有助于明确气道阻塞，气道阻塞可导致胸壁的摆样运动（当膈肌下降时，腹部膨起而胸壁不动）。如果在患儿麻醉诱导期间发生喉痉挛和上呼吸道梗阻，就关闭排气活塞，在允许患儿自主呼吸的同时产生 $10cmH_2O$ 的气道正压以利于气体正常交换。如果该措施无效，实施快速正压通气并避免胃胀气通常可以解除喉痉挛。当然，给予肌松药也可以消除喉痉挛。琥珀胆碱仍然是紧急情况下的正确选择。儿科全身麻醉的维持一般采用吸入麻醉药，任何一种吸入麻醉药都没有明显的优点和缺点，除了异氟烷和氟烷相对便宜外，七氟烷和异氟烷的苏醒时间较确定。吸入麻醉可能会造成术后躁动，有人认为术后躁动与快速从疼痛中苏醒有关，但在无疼痛操作例如磁共振（MRI）检查时也可发生躁动。静脉小剂量使用阿片类药物、咪达唑仑或可乐定可消除躁动。地氟烷由于血/气分配系数最小，停药后苏醒最快。目前，无论是国际上还是国内都比较主张采用全身麻醉联合部位阻滞麻醉应用于儿科外科手术中。

（二）吸入麻醉在心脏手术中的应用

心脏手术的麻醉处理目标，如镇痛、遗忘和意识消失等与其他非心脏手术没有什么不同。然而，为了达到此目标而进行药物选择时，常受到患者病情以及血流动力学要求的限制，包括控制心率、维持冠状动脉压、维持心肌氧供需平衡和维持左心室功能等。近年来，麻醉药理、监测及其他方面取得了长足的发展，使得在心脏手术中有了更多更安全的方法可供选择。目前，常采用平衡麻醉的方法，而阿片类药物因其血流动力学稳定的特点在其中充当了核心角色。然而阿片类药物并不是完全意义上的麻醉药，它不能提供满意的遗忘和意识消失效果，因而必须与吸入麻醉药、静脉麻醉药或者苯二氮䓬类等药物合用。

吸入麻醉药可能有其特有的优点：诱导产生预处理的作用。这对存在或者可能存在心肌缺血损伤的患者很有好处，比如对肯定存在心肌损伤的情况如 CPB 下主动脉阻断、可能存在心肌缺血的情况如不停跳冠状动脉搭桥术、控制性降压及其他导致冠状动脉灌注压降低的情况、冠状动脉血流阻断以行冠状动脉吻合术等患者有利。对于存在窃血倾向解剖基础的患者，吸入麻醉药对其冠状动脉血流分布到底有无影响，目前在这方面有很多研究，其观点也完全相同，在血流动力学参数控制良好的情况下，没有发现异氟烷增加心肌缺血发生率的可靠证据。由于 N_2O 对肺血管阻力和心肌功能有不良影响，并且还能使气泡体积增大，气泡体积增大的问题在血液复温速度过快时比较突出，这是因为温度升高使氧和二氧化碳在液体中的溶解度降低，易于溢出形成气泡，所以很多麻醉医师不愿使用 N_2O。总之，在心脏手术的患者，所有的强效吸入麻醉药对心肌保护有益处。药理作用的不同主要与浓度改变的速度有关。

（三）吸入麻醉在肝功能异常患者中的应用

众所周知，肝脏在人体生理功能调节中起重要作用：调节能量代谢、调节凝血功能、调节药物的代谢和清除、急性失血时调节低血压、维持免疫监督、调节炎症过程。而肝脏对药动学的影响包括肝功能减退导致经肝清除的麻醉药的清除减慢，作用时间延长；低蛋白血症降低药物的结合，药物的游离部分增多，容易造成用药过量；血浆胆碱酯酶水平降低，对乙酰胆碱的代谢降低，导致对非去极化型肌松药不敏感，而去极化型肌松药的作用时间明显延长。而对药效学的影响包括肝硬化患者对镇静药特别敏感；对儿茶酚胺类药物的反应降低。围手术期对于肝脏损伤机制的研究发现，炎症因子、氧自由基、钙离子超载、微循环障碍、线粒体受损使得肝脏缺血、再灌注损伤造成机体内毒素血症，而内毒素血症进一步加重炎症因子、氧自由基、钙离子超载、微循环障碍、线粒体受损，最终造成肝脏功能受损。肝脏缺血再灌注损伤常用防治措施主要有的药物预处理和缺血预处理的保护作用。近年来众多的在体及离体研究显示以异氟烷为代表的吸入麻醉药可明显减轻心，脑、肺、肝、肾等脏器的缺血再灌注损伤及内毒素性损伤。而吸入麻醉药脏器保护作用相关靶位的研究发现吸入麻醉药可以抑制促炎细胞因子 TNF-α 和 IL-1β 等、巨噬细胞炎性蛋白 -2(MIP-2)、巨噬细胞趋化蛋白 -1(MCP-1) 等的释放，抑制炎症转录因子 NF-κB 的激活，抑制中性粒细胞与内皮的相互作用，减少中性粒细胞在组织的聚集，抑制细胞间黏附分子 ICAM-1 的上调，抑制氧自由基 ROS，抑制细胞内钙超载，抑制谷氨酸的兴奋作用，抑制细胞凋亡信号途径因子 (Bcl-2、Bax、p53)，激活细胞外信号调节激酶 [extracellular signal-regulated kinases(ERK1/2)，members of the MAPK family，act as triggers for APC]、促分裂原活化蛋白激酶 (mitogen-activated protein kinase，MAPK)、蛋白 (质) 酪氨酸激酶 (protein tyrosine kinase，PTK)、蛋白激酶 C(protein kinase C)、蛋白激酶 B(protein kinase B)、KATP 通道 (ATP 敏感性钾通道)，上调内源性保护蛋白、超氧化物歧化酶 (SOD)、一氧化氮 (NO) 合酶的活性，增加一氧化氮的合成，保护细胞能量平衡，改善能量代谢和微循环。已有关于异氟烷肝脏保护的部分研究得出，异氟烷预处理可减轻肝脏缺血再灌注损伤，抑制肝脏缺血再灌注损伤介导的促炎细胞因子释放；异氟烷预处理可上调肝脏缺血再灌注损伤后肝脏内源性保护蛋白 HO-1 的表达及活性；肝脏 HO-1 的表达及活性的增强可抑制肝脏缺血再灌注损伤介导的促炎细胞因子释放，减轻肝脏损伤；异氟烷预处理的肝脏保护作用与其上调肝脏缺血再灌注损伤后肝脏内源性保护蛋白 HO-1 的表达及活性有关。以异氟烷等为代表的吸入麻醉药的肝脏保护作用是肯定的，但发挥保护作用的最佳用药时机及方式、最佳剂量、预处理的保护效应窗、后处理的作用和效应窗、相关作用靶位之间的联系和相互作用、相关的信号转导机制、与其他肝脏保护药物或措施的相互作用等都还有待于深入研究。

吸入麻醉药不仅可以应用于肝功能异常患者的麻醉，还在围手术期肝脏缺血预处理方面起着重要作用。

（四）吸入麻醉在困难气道处理中的应用

气管插管术是临床麻醉、急诊抢救和重症治疗的重要技术之一，是成功进行有效呼吸道管理的前提和重要保证。在临床工作中总有部分患者因为不同的原因导致气管插管困难或者失败，影响了临床工作的顺利展开，甚至威胁了患者的生命安全。因此对于困难气道必须保持清醒认识和高度重视，选择最安全、最有效的麻醉策略，最大限度地避免和减少意外困难气道的发生。镇痛镇静慢诱导插管是目前临床使用最广泛、最人性和最有效的方法，该方法是在插管操作前适量使用镇静和镇痛药。常用的方案为吸入七氟烷或静脉给予右美托咪定，或者复合丙泊酚后进行插管。还可以选用吸入麻醉：在表面麻醉充分的情况下，吸入 5%～ 6% 的七氟烷，氧流量为 6L/min，一般经过 1～ 2 分钟后患者意识消失，开始气管插管。该方法麻醉作用强、使用方便，遇到呼吸道通畅困难或者气管插管困难时，即使因为患者意识消失，呼吸功能受到抑制，也能快速使呼吸功能恢复。静吸复合麻醉：静脉小剂量使用镇静和镇痛药物，在保留自主呼吸的前提下用面罩或鼻导管吸入七氟烷，直至合适的麻醉深度，开始气管插管操作。不论采用何种方法，在处理困难气道的问题上，原则是既能保证安全有效的通气，又能使患者接受配合临床操作。吸入麻醉药中的七氟烷因其对呼吸道的刺激性小、抑制腺体分泌、可控性强等特点，在困难气道的处理中体现出特有的优势。吸入麻醉对于那些静脉通路建立困难、不能配合的儿童困难气道的处理上，更是体现出不可取代的重要地位。

（五）吸入麻醉在老年患者中的独特问题

自有麻醉以来，人们已经认识到年龄因素可能会影响患者对于吸入麻醉的反应。事实上早在 1848 年，麻醉学先驱之一 John Snow 首先提出了对吸入麻醉药反应存在年龄差异这一现象。是否是过去被认为是简单的、可逆的过程却在老年患者身上导致了长期的、累加的甚至可能是不可逆的改变，尽管吸入麻醉药的作用机制仍然没有被人们完全了解，但患者在使用吸入麻醉药后出现的诸多反应却是现实。比如高浓度的吸入麻醉药能够导致低血压以及不利的心脏效应，尤其是在老年患者中，吸入麻醉药能够降低冠状动脉灌注压、抑制心肌收缩力、扩张血管以及导致电生理和自主神经系统张力的改变。吸入麻醉药的效应是复杂的，不仅能够导致直接的、迅速的生物化学和生理的变化，还有迟后的基因表达的改变以及代谢产物导致的继发性变化。此外，吸入麻醉药的作用仍然有许多是未知的。过去的传统观念认为吸入麻醉药是通过一种简单而可逆的生化过程发生作用的，而基因表达的改变令这一传统观念受到前所未有的挑战。然而对于老年人的麻醉来讲，吸入麻醉药的已知和未知的作用都有着深刻的意义。对于所有吸入麻醉药而言，一个众所周知的发现是老年患者只需较低的药物剂量便可以达到一个预定的麻醉深度。Mapleson 对于 MAC 和年龄进行过一个荟萃分析，他的分析表明，达到 1.0MAC 所需要的吸入麻醉药的浓度随着年龄的增加而呈现一致性的下降。如当氧化亚氮的浓度分别为 67% 和 0 时，地氟烷与氧化亚氮和氧气同时吸入维持 1.2MAC 值，一名 80 岁患者的呼吸末地氟烷浓度分别为 2% 和 6.25%；相比较，对于一名 40 岁的患者而言，保持 1.2MAC 值，当氧化亚氮浓度分别为 67% 和 0 时，呼吸末的地氟烷浓度分别接近于 3.8% 和 8%。也有许多研究表明，在吸入混合气体时，无论是否同时吸入氧化亚氮，达到一个预想的 MAC 所需要的吸入麻醉药的呼气末浓度随着年龄的增加而降低。对于所有的吸入麻醉药，老年患者只需较低的剂量便可以达到所需的麻醉深度。吸入麻醉药诱导时的冠状动脉窃血、心肌预处理以及神经保护的机制复杂，对于老年人，这些现象的临床意义还不是很清楚。挥发性吸入麻醉药可能具有与它们的药动学无关的无法预料的长效作用，尤其是对大脑，这可能是产生术后认知功能障碍的一个原因。

（六）吸入麻醉在日间手术中的应用

随着麻醉和外科手术技术的进步，日间手术也逐年增长。日间手术可以给患者、医院、第三方付款者带来诸多的益处，这也反映了人们对降低住院需求的兴趣，越来越多的手术被安排在日间手术室进行。速效、短效的麻醉药、镇痛药以及肌肉松弛药的出现使得麻醉后的恢复过程更容易，可在日间门诊实施的手术操作也更为广泛。

质量、安全性、有效性以及药物和设备的费用是门诊手术选择麻醉的重要考虑因素。理想的日间手术麻醉用药应该是起效迅速而平稳、可产生顺行性遗忘和镇痛、可提供良好的手术条件而且恢复迅速且无不良反应。全身麻醉是日间手术应用最为广泛的麻醉技术。在日间手术麻醉维持中吸入麻醉药最为常用，这些药物的摄取、消除迅速，因此容易调节麻醉深度。消除迅速可以使得患者恢复快、离院早。在七氟烷和地氟烷出现前，异氟烷是门诊麻醉维持的常用药。对于时长 > 90 分钟的手术，应用异氟烷的恢复时间短于应用氟烷和恩氟烷。针对儿科患者的大多数研究报道氟烷的围手术期并发症发生率最低，但氟烷诱导中发生室性心律失常的可能性较七氟烷大。随着七氟烷的普及，七氟烷逐渐取代了氟烷的临床应用。七氟烷比氟烷的可溶性低，对呼吸道的刺激性小，在老年患者中七氟烷诱导时的血流动力学又比丙泊酚诱导时更加稳定。又因七氟烷无刺激性气味，在成人及儿童日间手术中的应用越来越广泛。但其和丙泊酚与氟烷相比较，七氟烷的 PONV 发生率高。尽管 CO_2 吸收罐可将七氟烷降解为复合物 A，但临床研究没有表明低流量 (1L/min) 或者紧闭回路中的七氟烷对肝、肾功能的影响有明显改变。全麻醉中辅助使用 N_2O 可减少维持使用的吸入麻醉药或静脉麻醉药，因为用 N_2O 恢复更快，成本更低。

第五章　利尿药

利尿药是作用于肾脏，增加电解质特别是 Na^+、Cl^- 及水排泄，使尿量增多，细胞间液减少的药物。临床主要用于治疗各种原因引起的水肿，也可用于某些非水肿性疾病，如高血压、肾结石、高钙血症等。利尿药按其作用强度可分为高效、中效、低效利尿药。

高效利尿药主要作用于肾脏髓袢升支粗段髓质部和皮质部，利尿作用强大，包括呋塞米、托拉塞米、依他尼酸及布美他尼等。

中效利尿药主要作用于髓袢升支粗段皮质部和远曲小管近端，利尿作用中等，包括噻嗪类利尿药及氯噻酮、吲达帕胺、美托拉宗等。

低效利尿药主要作用于远曲小管和集合管，利尿作用弱于以上两类，包括保钾利尿药如螺内酯、氨苯蝶啶、阿米洛利，还有主要作用于近曲小管的碳酸酐酶抑制剂，如乙酰唑胺等。

第一节　利尿药的生理生化基础

肾脏是由肾单位构成，肾单位是肾脏结构和功能的基本单位，它与集合管共同完成尿的生成过程，两侧肾脏共含有 170 万～ 240 万个肾单位。集合管因在胚胎发育中起源于尿道嵴，故不属于肾单位。集合管与远曲小管相连，每一集合管有多条远曲小管汇集而成。集合管在尿液生成过程中，特别是在尿液浓缩过程中起着重要作用。

尿液的生成是通过肾小球滤过，肾小管和集合管重吸收及肾小管和集合管的分泌与交换而实现的。尿液在集合管生成后，汇入乳头管，最后经肾盏、肾盂、输尿管进入膀胱储存。

一、肾小球的滤过

肾小球是入球小动脉分支成的毛细血管袢，其包囊称肾小囊，由两层上皮细胞组成，内皮紧贴于毛细血管壁，外层与肾小管相连。两层上皮细胞之间的间隙称为囊腔，与肾小管管腔相通。

循环血液经过肾小球毛细血管时，血浆中的水和小分子溶质，包括少量分子量较小的血浆蛋白，可以滤入肾小囊的囊腔而形成滤过液。原尿量的生成与肾小球的有效滤过压和滤过膜通透性密切相关。此外还受滤过面积、肾血流量等因素的影响。有效滤过压＝肾小球毛细血管血压－（血浆胶体渗透压＋肾小囊内压）。在正常情况下，肾小球毛细血管压为45mmHg，血浆胶体渗透压为20mmHg，肾小囊内压为10mmHg，因此，有效滤过压为15mmHg。

影响肾小球滤过的因素较多，包括肾小球毛细血管血压、囊内压、血浆胶体渗透压、肾血浆流量等。

（一）肾小球毛细血管血压

全身动脉血压的改变，可影响肾小球毛细血管的血压。由于肾血流量具有自身调节机制，动脉血压变动于80～180mmHg范围内时，肾小球毛细血管血压维持稳定，肾小球滤过率基本保持不变。但当动脉血压降到80mmHg以下时，肾小球毛细血管压将相应下降，于是有效滤过压降低，肾小球滤过率也减少。当动脉血压降到40～50mmHg以下时，肾小球滤过率将降低到零，因而无尿。在高血压病晚期，入球小动脉由于硬化而缩小，肾小球毛细血管血压可明显降低，于是肾小球滤过率减少而导致少尿。

（二）囊内压

正常情况下，肾小囊内压比较稳定。肾盂或输尿管结石、肿瘤压迫或其他原因引起的输尿管阻塞，都可使肾盂内压显著升高。此时囊内压也将升高，致使有效滤过压降低，肾小球滤过率因此而减少。有些药物如果浓度太高，可在肾小管液的酸性环境中析出结晶；某些疾病时溶血过多，血红蛋白过高可堵塞肾小管，这些情况也会导致囊内压升高而影响肾小球滤过。

（三）血浆胶体渗透压

人体血浆胶体渗透压在正常情况下不会有很大变动。但若全身血浆蛋白的浓度明显降低时，血浆胶体渗透压也降低，此时有效滤过压将升高，肾小球滤过率也随之增加。例如由静脉快速注入生理盐水使血液稀释时，肾小球滤过率将增加，其原因之一可能是血浆胶体渗透压的降低。

（四）肾血浆流量

肾血浆流量对肾小球滤过率有很大影响，主要影响滤过平衡的位置。如果肾血流量加大，肾小球毛细血管内血浆胶体渗透压的上升速度减慢，滤过平衡就靠近出球小动脉端，有效滤过压和滤过面积就增加，肾小球滤过率将随之增加。如果肾血流量进一步增加，血浆胶体渗透压上升速度就进一步减慢，肾小球毛细血管全长都达不到滤过平衡，全长都有滤过，肾小球滤过率就进一步增加。相反，肾血浆流量减少时，血浆胶体渗透压的上升速度加快，滤过平衡就靠近入球小动脉端，有效滤过压和滤过面积就减少，肾小球滤过率将减少。在严重缺氧、脓毒症休克等病理情况下，由于交感神经兴奋，肾血流量和肾血浆流量将显著减少，肾小球滤过率也因而显著减少。

凡能增加有效滤过压的药物都可利尿，如强心苷、多巴胺、氨茶碱等，通过增加心肌收缩性，增加肾血流量及肾小球滤过率而利尿。但由于肾脏存在球、管平衡的调节机制，终尿量并不能明显增多，利尿作用很弱。

肾小球旁器又称近球小体，由球旁细胞核、致密斑及球外系膜细胞组成。球旁细胞是入球微动脉近血管膜内的管壁平滑肌细胞转变成的上皮样细胞，细胞质内含丰富的分泌颗粒，可分泌肾素。致密斑为远曲小管在靠近血管极一侧，管壁上皮细胞变为单层柱状，且排列紧密，所形成的椭圆形斑。致密斑是离子感受器，可感受远端小管内尿液的 Na^+ 浓度变化。利尿药和降压药产生耐药性的机制以及利尿药引起低血钾的机制与此有关。球外系膜细胞是入球小动脉和出球小动脉之间的一群细胞，具有吞噬功能，它们与致密斑相互联系，细胞内有肌丝，故也有收缩能力。由于组成球旁器的这些特殊细胞在部位上非常靠近，它们能将髓袢升支粗段中小管液化学变化的信息传递到肾单位的肾小球，从而也能调节该肾单位球旁细胞肾素的释放量和肾小球滤过率。

二、肾小管和集合管的重吸收及转运

肾小管包括近曲小管、髓袢、远曲小管和集合管。正常人每日能形成 180L 原尿，但进入输尿管的终尿每日仅 $1 \sim 2L$，可见约 99% 的原尿在肾小管被重吸收，它是影响终尿量的主要因素。不仅如此，滤过液中的葡萄糖已全部被肾小管重吸收回血；Na^+、尿素不同程度地重吸收；肌酐、尿酸和 K^+ 等还被肾小管分泌入管腔中。目前常用的利尿药多数通过减少肾小管对电解质及水的重吸收而发挥利尿作用。

（一）近曲小管

此段重吸收 Na^+ 约占原尿 Na^+ 量的 $60\% \sim 65\%$，原尿中约有 85% 的 $NaHCO_3$ 及 69%Cl^-、50%K^+ 和全部葡萄糖在此段被重吸收。

Na^+ 在近曲小管的转运可分成二相，Na^+ 通过腔膜侧进入上皮细胞内，再通过基膜离开细胞，后者由钠泵 (Na^+, K^+-ATP 酶) 所驱动。此外，Na^+ 在近曲小管可通过 Na^+-H^+ 反向转运系统与 H^+ 按 1：1 进行交换而进入细胞内。H^+ 由小管细胞分泌到小管液中，并将小管液中的 Na^+ 换回细胞内。H^+ 的产生来自 H_2O 与 CO_2 所生成的 H_2CO_3，这一反应需上皮细胞内碳酸酐酶的催化，然后 H_2CO_3 再解离成 H^+ 和 HCO_3^-，H^+ 将 Na^+ 换入细胞内，再由 Na^+ 将 Na^+ 送至组织间液。若 H^+ 的生成减少，则 Na^+-H^+ 交换减少，致使 $Na+$ 的重吸收减少而引起利尿。碳酸酐酶抑制剂乙酰唑胺能使 H^+ 的生成减少而发挥利尿作用，但作用弱，易致代谢性酸血症，故现少用。

目前尚无高效作用于近曲小管的利尿药，原因是药物抑制了近曲小管 Na^+ 的重吸收，使近曲小管腔内原尿增多，小管有所扩张，原尿吸收面积增大，尿流速度减慢而停留时间延长，从而近曲小管本身出现代偿性重吸收，同时近曲小管以下各段肾小管也出现代偿性重吸收增多现象。

近曲小管对水有高度通透性，盐和水呈正相关重吸收，小管液为等渗。当静脉注射葡萄糖或甘露醇等高渗溶液时，因甘露醇等不易被重吸收，小管液渗透压升高，通过渗透压效应，阻碍近曲小管水的重吸收，使小管液增加。

（二）髓袢升支粗段的髓质部和皮质部

髓袢升支的功能与利尿药作用关系密切。也是高效利尿药的重要作用部位，此段重吸收原尿中 30% ～ 35% 的 Na^+，而不伴有水的重吸收。髓袢升支粗段 NaCl 的重吸收受腔膜侧 K^+-Na^+-$2Cl^-$ 共同转运系统所控。该转运系统可将 2 个 Cl^-、1 个 Na^+ 和 1 个 K^+ 同向转运到细胞内，其驱动力来自间液侧 Na^+，K^+-ATP 酶对胞内 Na^+ 的泵出作用，即共同转运的能量来自 Na^+ 浓度差的势能。进入胞内的 Cl^-，通过间液侧离开细胞，K^+ 则沿着腔膜侧的钾通道进入小管腔内，形成 K^+ 的再循环。

当原尿流经髓袢升支时，随着 NaCl 的重吸收，小管液由肾乳头部流向肾皮质时，也逐渐由高渗变为低渗，进而形成无溶质的净水 (H_2O)，这就是肾对尿液的稀释功能。同时 NaCl 被重吸收到髓质间质后，由于髓袢的逆流倍增作用，以及在尿素的共同参与下，使髓袢所在的髓质组织间液的渗透压逐步提高，最后形成呈渗透压梯度的髓质高渗区。这样，当尿液流经开口于髓质乳头的集合管时，由于管腔内液体与高渗髓质间存在着渗透压差，并经抗利尿激素的影响，水被重吸收，即水由管内扩散出集合管，大量的水被重吸收回去，称净水的重吸收，这就是肾对尿液的浓缩功能。

综上所述，如当髓袢升支粗段髓质部和皮质部对 NaCl 的重吸收被抑制时，一方面肾的稀释功能降低（净水，即非渗透压所吸引的水生成减少）；另一方面肾的浓缩功能也降低（净水再吸收减少），排出大量渗透压较正常尿低的尿液，就能引起强大的利尿作用。高效利尿药托拉塞米等，可抑制升支粗段髓质部和皮质部对氯化钠的重吸收，使肾的稀释功能降低，净水生成减少，同时又使肾的浓缩功能降低。中效噻嗪类利尿药等，抑制髓袢升支粗段皮质部（远曲小管开始部分）对 NaCl 的重吸收，使肾的稀释功能降低，但不影响肾的浓缩功能。

（三）远曲小管及集合管

此段重吸收原尿 Na^+ 约 5% ～ 10%，其再吸收方式除继续进行 Na^+-H^+ 交换外，同时也有 Na^+-K^+ 交换过程，这是在醛固酮调节下进行的。醛固酮有三个作用：增加渗透酶蛋白的合成而增强腔膜侧 Na^+ 的内流；兴奋间液侧的 Na^+，K^+-ATP 酶；促进细胞的生物氧化过程以提供 ATP，为 Na^+ 泵活动供能。通过这些作用增加远曲小管、集合管对 Na^+ 的重吸收并分泌 K^+。如能拮抗醛固酮的调节功能或直接抑制 K^+-Na^+ 交换，就会造成排 Na^+ 保 K^+ 而致利尿。远曲小管对水亦不通透，NaCl 的重吸收进一步稀释了尿液。此外，在远曲小管，Ca^{2+} 经 Ca^{2+} 通道、以 Ca^{2+}-Na^+ 交换方式被重吸收，甲状旁腺激素 (PTH) 可调节 Ca^{2+} 的重吸收。集合管有水通道蛋白分布 (AQP2、3、4)，是重吸收水的主要部位。当集合管腔内尿液流经高渗性的髓质区域时，稀释的尿液与高渗区之间的渗透压差，驱使水分子通过水通道从管腔流向间质。在抗利尿激素作用下，AQP2 转到细胞的管腔膜，与管周膜上的 AQP3 和 AQP4 协同，完成水的重吸收。在此过程中，尿液被浓缩，成为肾脏的浓缩功能。螺内酯、氨苯蝶啶等药作用于此部位，又称保钾利尿药。

第二节 利尿药的作用机制

根据利尿药的作用部位、化学结构及作用机制可分为以下几类：袢利尿药、噻嗪类利尿药、保钾利尿药、碳酸酐酶抑制剂、渗透性利尿药。

一、袢利尿药

最早用于临床的袢利尿药为有机汞化合物，如汞撒利。因其对心脏和肝脏的毒性较大，现已不用。目前用于临床的袢利尿药主要有：呋塞米、依他尼酸、布美他尼和托拉塞米等。

本类药物主要作用于髓袢升支粗段，既可影响尿的稀释过程，也能影响尿液的浓缩过程，利尿作用强大，为高效能利尿药。本类药物与氯化物竞争结合位于髓袢升支粗段管腔膜的 Na^+-K^+-$2Cl^-$ 协同转运载体，从而抑制 Na^+、Cl^- 的重吸收。袢利尿药 98% 以上与蛋白结合，因此，不能经肾小管自由滤过，而是借助有机阴离子载体分泌到肾小管腔。袢利尿药的分泌可因内生性有机酸水平增加而减少，如肾衰，使用丙磺舒、水杨酸盐和非甾体类抗炎药等情况。

袢利尿药除抑制 NaCl 重吸收外，也抑制 Ca^{2+}、Mg^{2+}、K^+ 重吸收，使血液中 Ca^{2+}、Mg^{2+}、K^+ 的浓度降低。因此此类药物可以治疗高钙血症。袢利尿药还有扩张血管的作用，是治疗急性肺水肿的药物之一。同时还能抑制前列腺素分解酶的活性，使前列腺素 E_2 含量升高，从而具有扩张血管作用。扩张肾血管，降低肾血管阻力，使肾血流量尤其是肾皮质深部血流量增加，是其用于预防急性肾功能衰竭的理论基础。另外，与其他利尿药不同，袢利尿药在肾小管液流量增加的同时肾小球滤过率不下降，可能与流经致密斑的 Cl^- 减少，从而减弱或阻断了球-管平衡有关。扩张肺部静脉，降低肺毛细血管通透性，及其利尿作用，使回心血量减少，左心室舒张末期压力降低，有助于急性左心衰竭的治疗。

二、噻嗪类利尿药

噻嗪类利尿药于 1956～1957 年用于临床，氯噻嗪应用最早，随后发展为一系列的衍生物。目前国内应用最广泛的是氢氯噻嗪，此外还有环戊噻嗪、苄氟噻嗪等，氯噻酮、美托拉宗在化学结构上与前者不同，但药理效应相似，也归于此类。本类利尿药的优点是急性毒性较小，治疗范围较广；缺点是能降低肾小球滤过率，肾功能不全者应慎用，肌酐清除率＜25mL/min 时不主张使用。

（一）利尿作用

动物实验表明，噻嗪类药物直接作用于肾脏，经肾小球滤过和肾小管分泌进入管腔，通过竞争远曲小管近端管腔膜上的 Na^+-Cl^- 协同转运载体而抑制 Na^+、Cl^- 的重吸收，肾小管腔内渗透浓度增高，大量的 NaCl 带着水分排出体外。此功能段重吸收的钠量有限，故本类利尿药产生的利尿效应有限，为中效能利尿药。除抑制 Na^+、Cl^- 的重吸收以外，也增加 K^+ 排泄。其作用机制尚不清楚，有研究认为与 Na^+，K^+-ATP 酶有关，药物通过抑制该酶的活性而减少肾小管对 Na^+、Cl^- 主动重吸收所需要的能量，从而使 Na^+、Cl^- 主动重吸收减弱，水的重吸收也随之减少。也有人认为，酯化脂肪酸是供给肾小管重吸收 Na^+ 所需要的能量，噻嗪类药物能够降低肾组织对酯化脂肪酸的利用而影响肾小管对 Na^+ 的重吸收。另外，15-羟前列腺素脱氢酶抑制剂吲哚美辛能够对抗噻嗪类利尿药的作用，故有人推测此类药物的利尿作用可能与肾脏的前列腺素合成相关。

噻嗪类利尿药可使肾小管中尿钙排泄减少 40%～50%，从而使肾小管尿钙沉着减少，减少高尿钙引起的肾结石，可治疗特发性高钙尿症。其作用机制尚不清楚，推测可能是噻嗪类药物阻止肾小管 Na^+ 重吸收所产生的继发作用。噻嗪类利尿药可增加 K^+、Mg^+ 的排泄，导致低 K^+、低 Mg^+、低 Cl^- 血症及酸碱平衡失调，但不影响该类药物的利尿效果。

噻嗪类利尿药可使血浆容量减少而影响肾脏血流量，导致肾小球滤过率下降，从而引起醛固酮分泌增加而影响该类药物的利尿效果。

(二) 降压作用

噻嗪类利尿药是治疗高血压的基础药物之一，有作用温和、持久，长期应用无明显耐受性、不良反应小及加强其他降压药降压效果等优点。噻嗪类利尿药降压作用机制尚不清楚，一般认为其早期降压作用与利尿有关，通过大量排泄水和钠，使血容量及细胞外液减少、血压下降。但长期服用则利尿作用消失，血容量和心排血量恢复，但外周血管阻力仍降低，仍保持降压作用，这与血容量改变无关。

二氮嗪属噻嗪类化合物无利尿作用，相反可引起钠、水潴留，但却是有效降压药，从而提示噻嗪类利尿药的降压作用尚有其他机制参与。可能与减少了交感神经元突触前纤维及阻力血管壁细胞内的钠含量而导致去甲肾上腺素的释放减少，细胞内外 Na^+-Ca^{2+} 交换减弱，从而改变了血管平滑肌的反应性有关。

噻嗪类利尿药也可以通过抑制血管平滑肌对 ATP 的利用而降低血管的紧张性，另外可能与影响了肾脏内前列腺素的合成有关。

(三) 抗利尿作用

噻嗪类利尿药治疗由于抗利尿激素不足所引起的垂体性尿崩症和集合管对抗利尿激素不敏感所致的肾性尿崩症均有效，其作用机制尚不清楚，可能是由于药物的排 Na^+ 作用使血浆的晶体渗透压降低而减轻口渴症状使饮水量减少，也可能是由于排 Na^+ 后血浆容量减少，肾小球滤过率下降，使远端肾小管对水和钠的重吸收比较完全而达远端肾小管的水钠减少所致。

三、保钾利尿药

包括氨苯蝶啶、阿米洛利、螺内酯、坎利酸钾。前二者主要作用于远曲小管上皮细胞，抑制钠的重吸收，增加 Na^+、Cl^- 排泄而产生利尿作用，对钾则有潴留作用。后二者为醛固酮拮抗剂，可在远曲小管和集合管竞争性地对抗醛固酮的作用，抑制 Na^+-K^+ 交换，增加 Na^+、Cl^- 排泄，产生留钾排钠的利尿作用，在肾灌注减少时具有特别的优势，这是因为到达作用部位的药量与肾小球过滤无关。该类药利尿作用弱，为低效能利尿药。在心力衰竭时与袢利尿药合用可克服利尿药产生的耐药，减少钾的丢失。

四、碳酸酐酶抑制剂

包括乙酰唑胺、双氯非那胺、醋甲唑胺等，主要作用于近曲小管，能抑制在肾近曲小管和其他部位（如眼房）的碳酸重吸收中起重要作用的碳酸酐酶。该酶是催化二氧化碳和水生成碳酸的酶，广泛分布于肾皮质、胃黏膜、胰腺、红细胞、眼和中枢神经系统。碳酸酐酶缺乏时可抑制 H^+ 的进一步分泌，使 HCO_3^- 重吸收减少 80%。在 HCO_3^- 大量滤过（血清碳酸 > 28mmol/L）时，乙酰唑胺是有效的利尿药。而此类药物对远曲小管无作用，故利尿作用弱，目前主要用于治疗非水肿性疾病。

五、渗透性利尿药

渗透性利尿药又称脱水药，是一类非电解物质，无明显药理活性。主要药物有：甘露醇、山梨醇、尿素、甘油、高渗葡萄糖、甘油果糖等。此类药物进入循环系统后不宜透过毛细血管壁，迅速升高血液渗透压，促使细胞内液和细胞间液中的水分逐步向血浆渗透，引起细胞组织脱水。渗透性利尿药大多不被代谢，多半采用静脉注射给药，经肾小球滤过后不易被肾小管再吸收或吸收很少，提高肾小管内渗透压，产生渗透性利尿作用。

第三节　利尿药的临床应用

一、水肿

（一）心源性水肿

水、钠潴留引起血容量增加及间质液增多是临床形成心力衰竭的重要因素。利尿药治疗心力衰竭的目的就是排出过多的钠和水，减少血管壁 Ca^{2+} 的含量，使血管壁的张力下降，外周阻力降低，从而减少静脉回流，降低前后负荷，改善心功能，减轻肺淤血和外周水肿，降低房室舒张压，从而降低室壁肌张力，并改善心内膜下血流灌注，阻止左心室功能恶化。其适于左心充盈压增高（> 2.4kPa）或右心充盈压增高（> 1.3kPa）的心力衰竭患者，是液体潴留心力衰竭治疗策略的重要组成部分。

不同类型的利尿药适应不同情况的心力衰竭。作用于髓袢升支皮质部和远曲小管的利尿药如噻嗪类适用于轻度心力衰竭。作用于髓袢升支髓质部的强效利尿药适用于急性、中度心力衰竭及急性肺水肿。作用于远曲小管的利尿药如螺内酯、氨苯蝶啶适用于与中、强效排钾利尿药配伍治疗中、重度心力衰竭。积极利尿可引起电解质紊乱，尤其要避免发生低钾血症，故如无急性肺水肿存在时，每日体重下降以不超过 1kg 为宜。

所有心力衰竭患者，有液体潴留证据或原先有过液体潴留者，均应给予利尿药。应用利尿药后心力衰竭症状得到控制，临床状态稳定者不能将利尿药作为单一治疗，一般应与 ACE 抑制剂和 β 受体阻滞剂合用。

1. 用法与用量

起始与维持剂量：通常从小剂量开始，逐渐增量直至尿量增加，体重每日减轻 0.5 ～ 1.0kg 为宜。以最小有效量长期维持，一般需无限期使用。在长期维持期间，仍应根据液体潴留情况随时调整剂量。

2. 制剂选择

轻度水肿且肾功能正常者，选用噻嗪类，氢氯噻嗪 100mg/d 已达最大效应，再增剂量也无效。严重水肿尤其伴肾功能损害者，选用呋塞米，其剂量与效应成线性关系，因此剂量不受限制。

3. 利尿药抵抗

当疾病严重时，常需加大利尿药剂量。最终，最大剂量也无反应，即出现利尿药抵抗。处理如下：当口服药的吸收欠佳时，应改用肌内或静脉应用利尿药，如呋塞米持续静脉滴注 1 ～ 5mg/h 联合用药；应用增加肾血流量的药物，如短期应用小剂量的多巴胺 2 ～ 5μg/(kg·min)。

（二）肾源性水肿

肾脏疾病使肾小球滤过功能降低而发生水钠潴留，利尿药可以直接抑制肾小管对钠、水的重吸收，同时还可通过降低肾血管阻力，增加肾皮质血流量，改善肾小球滤过功能，使尿量增加、水肿改善。

1. 肾病综合征

水肿是典型肾病综合征患者的临床表现之一。水肿的治疗一方面要严格限制水钠摄入，另一方面要合理恰当地应用利尿药。此类患者，通常需用的利尿药用量偏大，其主要原因可能是利尿药与经肾小球滤过的尿蛋白发生了结合，使到达发挥利尿作用部位的利尿药剂量减少所致。如单纯加大利尿药剂量难奏效时，宜联合其他种类的利尿药。

2. 肾功能减退患者

应用利尿药更需慎重。用药前需了解患者的生理病理变化以及血、电解质等情况，慢性肾功能不全者对血容量的增加与减少比较敏感，即使血容量轻微减少，也能使肾功能进一步恶化。当有血容量增高伴高血压、心力衰竭等情况，需用利尿药时，以袢利尿药为主。急性肾功能衰竭时需静脉用呋塞米，也可加用多巴胺，多巴胺能增加肾血流和抑制钠的重吸收，使尿量增加。

3. 肝源性水肿

肾脏潴钠是肝硬化腹腔积液形成的重要因素之一。在腹腔积液形成的过程中，可能由于血醛固酮量增高和肾血流量减少，肾小管近段及远端回收钠量均增加，形成正钠平衡。纠正时首先要注意控制饮食中钠含量。多数人当钠摄入量控制在 250～300mg/d 时，可取得钠平衡。此外由于抗利尿激素分泌增加，肾排水功能下降，为防止低钠血症，水分摄入应控制在 1000～1500mL/d。当控制钠与水无效，需用利尿药时，螺内酯常为首选。其起始剂量为 40mg/d，根据需要增量至 120mg/d，偶可增至 120mg/d 以上，对轻、中度腹腔积液往往有效。螺内酯治疗无效时，可加用呋塞米 (40～80mg/d) 或氢氯噻嗪 (25～50mg/d)。治疗期间需注意尿量，监测体重。一般体重下降 0.5～1kg/d 时，患者往往可以耐受。积极利尿易引起不良反应，如低血容量、低血钾、碱中毒等，从而诱发肝性脑病。

4. 急性肺水肿和脑水肿

目前对急性肺水肿的治疗主张首先使用强效利尿药，通过大量的水钠排泄，可使血容量及细胞外液量明显减少，迅速降低回心血容量，减少左心室充盈压，并可通过舒张血管、增加静脉血容量、降低心室前负荷及左心室舒张末压使肺脏淤血量迅速减少，从而及时快速控制肺水肿。

由于利尿药的利尿作用，可使血液浓缩，血浆渗透浓度增高，有助于脑水肿的治疗，尤其是合并左心衰竭的脑水肿患者。

5. 其他水肿

对一些不明原因的水肿及营养不良性水肿、淋巴性水肿、恶性胸膜腔积液或阻塞远端水肿等，利尿药可改善或缓解症状，但应积极寻找和治疗原发病。

二、高血压

利尿药治疗高血压已有 50 年的历史，目前仍广泛应用于临床，是作用温和、价廉、小量应用不良反应少的抗高血压药物。《美国高血压预防、监测、评估和治疗联合委员会第七次报告》(JNC-72003) 和《欧洲高血压治疗指南》中均推荐利尿药作为无并发症高血压患者的首选药。噻嗪类利尿药由于疗效确切、作用持久、价格低廉、患者依从性好等优点，迄今仍是常用抗高血压药物之一。JNC-7 特别强调了噻嗪类利尿药的治疗地位：

(1) 应作为多数患者的初始用药。

(2) 当超过正常血压 20/10mmHg 时应联合应用抗高血压药物，通常是噻嗪类利尿药。

(3) 噻嗪类利尿药适用于高血压并发心力衰竭、冠心病高危因素和糖尿病等患者。

利尿药通常和其他抗高血压药物联合治疗高血压，并且已有许多固定的联合治疗模式，如噻嗪类利尿药与利血平、肼屈嗪、ACE 抑制剂和血管紧张素 D 受体拮抗剂、β 受体阻滞剂、盐酸可乐定、甲基多巴等。极低剂量的利尿药和β受体阻滞剂的复方制剂，如氢氯噻嗪＋比索洛尔以及氯噻酮＋倍他洛尔，这些方案已被 FDA 批准作为一线治疗药物。

吲达帕胺作为较新一代的噻嗪类长效利尿药，近几年来受到人们的关注。大量循证医学证据如 ARGUS、PATS、PROGRESS、SHEP、MRCMHT 等试验表明，吲达帕胺单独或联合使用均有确切的降压效果和预防脑卒中作用，可减轻左心室肥厚，不影响糖、脂代谢，且可减轻糖尿病性微蛋白尿的排出率，对血钾几乎无影响，具有广阔的应用前景。

利尿药治疗高血压剂量宜小不宜大，同时要根据有无伴随疾病及病情轻重选择利尿药的类型。有糖耐量降低或糖尿病、痛风或血尿酸增高的患者，不宜用氢氯噻嗪。肾功能正常时噻嗪类利尿药的降压效果比呋塞米好，当肾功能不全时应选用呋塞米。高血压急症宜用短效类利尿药如呋塞米，长期高血压治疗可选用长效利尿药如吲达帕胺。

三、尿崩症

噻嗪类利尿药、高效利尿药均有此作用，其中噻嗪类利尿药在临床上最为常用。对中枢性尿崩症能使尿量减少 50%，自觉症状改善，但主要还是替代疗法。

四、高钙血症和高钙尿症

强效利尿药可增加钙盐的排泄，在高钙危象无透析的条件时，可采用大剂量呋塞米加生理盐水治疗，治疗成功的关键是利尿时不能脱水，静脉输液量不能落后于尿量。噻嗪类利尿药可降低尿钙，对高钙尿症有治疗作用，可预防特发性高钙尿所致的肾结石，也可以减少这种结石所致的肾绞痛发作。

五、心绞痛

越来越多的证据表明，利尿药可为慢性稳定型心绞痛提供有效的辅助治疗。利尿药因为能够降低卧床患者的血管内容量和室壁张力而被推荐用于治疗卧位型心绞痛；通过防止血管扩张时容量增加，也可用来治疗硝酸酯耐药。但是，最新研究发现对于没有充血性心力衰竭的心绞痛患者，在使用硝酸甘油治疗的基础上加入利尿药，不能预防硝酸酯耐药。但单独使用利尿药治疗，却能提高患者对运动平板试验的耐受性从而显示利尿药在心绞痛治疗方面的优点。利尿药还能增加心绞痛阈值。

利尿药治疗的优点在于能降低运动中的左心室前负荷，从而降低心肌需氧量。但是，由于长期应用利尿药对代谢的负影响，在同时有其他抗心绞痛治疗情况下，利尿药不应作为常规治疗的一部分。当顽固性心绞痛对其他治疗无效或不能耐受时，可考虑使用利尿药。

六、某些中毒性疾病

利尿药尤其是强效利尿药可结合输液用于主要经过肾脏排泄的药物或毒物中毒的急救处理，借助其利尿作用加速毒物的排出。

七、支气管哮喘

近年有研究报道吸入呋塞米可舒张支气管，缓解哮喘。口服呋塞米对哮喘无效。其作用机制尚未阐明，可能为：

(1) 抑制 Na^+-K^+-$2Cl^-$ 同向转运进入气管上皮基膜，降低细胞内 Na^+、Ca^{2+} 浓度，使气管平滑肌松弛。

(2) 抑制气道内炎症细胞释放介质，降低气道高反应性。

(3) 增加气道上皮 PGE_2 生成，抑制 PGE_2 转变为 PGE_2，缓解支气管痉挛。

八、其他

呋塞米可用于治疗抗利尿激素分泌过多症 (SIADH)。氢氯噻嗪对近端型肾小管酸中毒有一定的疗效。螺内酯具有抗雄性激素的作用，可用于治疗妇女多毛症，促进女性排卵，治疗男性脱发及用于脂溢性皮炎的治疗。对于高尿酸血症，可用天尼酸治疗。对急性高尿酸血症可一次性给予大剂量强效利尿药。但应注意一般利尿药对血尿酸的作用具有双重性，长期应用可使尿酸排泄降低。眼球睫状体中的碳酸酐酶有促使房水形成的作用，碳酸酐酶抑制剂乙酰唑胺使房水生成速度减慢，从而降低眼压，故可用于急性和慢性青光眼的治疗。

第四节　利尿药的不良反应及注意事项

一、利尿药主要不良反应

(一) 水、电解质及酸碱平衡紊乱

1. 低血钾

低血钾常见于接受利尿药治疗的患者。排钾利尿药引起低钾比较常见，尤其是老年患者。有报道，老年人服用排钾利尿药低钾发生率为 5%。这可能与老年人日常饮食中含钾量不足，体内钾储备量不够有关。低钾可加重地高辛的心肌毒性。心肌梗死患者同时有低血钾时，发生心室颤动的机会增加。急性心肌梗死患者如在 24h 内应用排钾利尿药，病死率增高。

2. 低镁血症

有关评价利尿药引起镁缺乏的对照试验很少。Davies 和 Frasier 通过对大量文献的回顾，发现在利尿药治疗中，血清或血浆镁浓度与基础水平相比既有增加也有减少。但是该回顾涉及的试验主要以噻嗪类利尿药治疗为基础，保钾利尿药则始终与血清和细胞内镁浓度增加有关。理论上讲，长期使用大剂量袢利尿药可引起镁的负平衡。袢利尿药作

用于髓袢升支粗段，该部位约重吸收 60% 滤过的镁离子。镁是 Na^+，K^+-ATP 酶和髓袢升支粗段钾重吸收的重要辅助因子。镁的缺乏往往同时伴有尿钾大量丢失而引起低血钾。一项研究表明，41% 的低血钾患者伴有低血镁。另两项研究指出，充血性心力衰竭使用袢利尿药治疗后，19% ～ 37% 的患者发生低血镁。

3. 低钠血症

低钠血症一般由噻嗪类利尿药引起。由于噻嗪类利尿药作用于肾皮质，对髓质浓缩功能无影响，保证了抗利尿激素作用下最大程度水的重吸收。而袢利尿药抑制髓质的钠氯转运，阻止了最大渗透梯度的形成。此外，使用噻嗪类利尿药，常伴有游离水摄入增加、肾小球滤过率降低及抗利尿激素浓度增加，促进了低钠血症的发生。严重低钠血症常见于老年人，并发生于开始治疗的最初 2 周内。

4. 低磷血症

利尿药的钠利尿也使尿磷排出增加，引起低磷血症，噻嗪类利尿药导致本症较袢利尿药为多。

5. 高钙血症

噻嗪类利尿药能增加肾小管的钙吸收，尿钙排出减少，导致高钙血症。

6. 高钾血症

长期服用保钾利尿药，尤其是肾功能不全、补充钾盐、老年人服用 ACE 抑制剂和分解代谢旺盛的疾病。糖尿病伴低肾素性醛固酮减少症、高渗状态及胰岛素血症时，用保钾利尿药导致高血钾的危险性增加。

（二）低血容量、低血压状态

过度利尿使血容量下降，个别甚至可发生低血容量休克、体位性低血压、脑供血不足等严重情况。

（三）肝脏毒性

加重肝功能损害，诱发肝昏迷。

（四）肾脏毒性

噻嗪类利尿药降低肾小球滤过率，减少肾血流量，加重肾功能不全。

（五）高血糖

作用于髓袢升支髓质部的呋塞米及作用于髓袢升支皮质部的如噻嗪类药可降低糖耐量，升高血糖。这可能是通过抑制胰岛细胞分泌胰岛素，使血浆胰岛素水平下降所致。此外血钾降低时，血糖向细胞内转移和糖原合成减少。因此糖尿病患者需长期应用利尿药时必须监测血糖、尿糖，调整降糖药物的剂量。

（六）高尿酸血症

利尿药治疗常引起高尿酸血症和尿酸排出减少，其主要机制是血浆容量减少，肾小球尿酸滤过减少，近曲小管重吸收增加。同时，呋塞米、氢氯噻嗪在肾小管竞争抑制尿酸的排出，故长时间应用可使血尿酸升高，诱发或加重痛风发作。

（七）过敏反应

部分利尿药可发生过敏反应，表现为皮疹、嗜酸性细胞增多、粒细胞减少、血小板减少性紫癜和胰腺炎等。利尿药偶可引起急性间质性肾炎，可能与噻嗪类及呋塞米有类似磺胺结构有关，依他尼酸则少见，停药后可恢复。

（八）消化系统及血液系统

部分利尿药可致恶心呕吐、血小板减少、白细胞减少等不良反应。

（九）内分泌失调

长期用螺内酯可引起男性乳房发育、阳痿、性欲减退、女性月经不调等内分泌功能紊乱，因为其结构类似孕酮，具有抗雄性激素作用。

（十）耳毒性

实验和临床研究均已证明袢利尿药与耳毒性有关，但袢利尿药引起听力丧失的确切机制还不清楚。耳毒性可由静脉或口服依他尼酸、呋塞米和布美他尼引起，通常发生于药物输注 20 分钟内，为可逆性，但也有永久性耳聋的报道。肾衰患者和同时使用氨基糖苷类抗生素者最易出现袢利尿药引起的耳毒性。耳毒性与输注速度和血清峰浓度明显相关。

二、注意事项

利尿药在治疗疾病中起到了重要作用，但鉴于其不良反应，应用利尿药时应严格掌握适应证、禁忌证，并根据病情轻重不同选择不同类型的利尿药，避免滥用。同时要注意如下事项。

(1) 定期检测血清电解质、血气分析，24h 电解质排泄量、液体出入量，避免水、电解质和酸碱平衡紊乱。

(2) 避免过度利尿导致低血容量状态，必要时可根据情况进行血流动力学检测。

(3) 袢利尿药能迅速减少循环血量，易有暂时性的血容量减少，相应减少肾血流量及肾小球滤过率，有反射性抑制近曲小管利钠激素的作用，并增加醛固酮和抗利尿激素的水、钠潴留作用，使利尿作用减弱。因此强利尿药应间歇给药，以允许体液重新平衡而有利于下一次的利尿作用。如出现血液循环量减少表现如低血压、脉压差小、心率增快、血尿素氮增高等应暂停强效利尿药。

(4) 了解肝肾功能，避免利尿药使用不当而加重肝肾功能的损害。

(5) 治疗慢性心力衰竭应从小剂量开始，逐渐增量，以体重每日减轻 0.5 ～ 1kg 为宜。液体潴留消退后应予以维持治疗。

(6) 急性左心衰竭时选用静脉注射袢利尿药，如呋塞米或布美他尼，有效的血流动力学改善出现在开始利尿之前。

(7) 对于顽固性水肿，除限制钠盐入量和利尿外，还必须限制水分入量 (约每日 700mL)，否则易出现低钠血症；必要时加大呋塞米或布美他尼剂量。近年经验，髓袢性利尿药合用卡托普利对严重心力衰竭合并低钠血症可产生显著的利尿和纠正低血钠作用。

(8) 充分卧床休息可增加利尿效果。

(9) 过量摄钠可降低利尿药效果。

(10) 老年人慎用利尿药。

第六章　作用于血液及造血系统药物

第一节　促凝血药

促凝血药是指能加速血液凝固、抑制纤维蛋白溶解或加强血小板功能而使出血停止的药物。此类药物包括促进凝血因子生成药、抗纤维蛋白溶解药、促进血小板生成药和作用于血管的止血药。

一、促进凝血因子生成药

（一）维生素 K

维生素 K 的基本结构为甲萘醌。临床应用的维生素 K 有 K_1、K_2、K_3、K_4，其中，维生素 K_1 存在于植物性食物中，维生素 K_2 来自腐败鱼粉或由肠道细菌产生，两者均为脂溶性，需胆汁协助才能吸收；维生素 K_3、K_4 为人工合成品，均为水溶性，不需要胆汁协助即可吸收。

1. 药理作用

(1) 参与肝脏合成凝血因子：维生素 K 是羧化酶的辅酶，主要作用是参与凝血因子 Ⅱ、Ⅶ、Ⅸ、Ⅹ 在肝脏内的合成。促进这些凝血因子前体蛋白分子氨基末端谷氨酸残基羧化，使这些因子具有生理活性，与 Ca^{2+} 结合，再与带有大量负电荷的血小板磷脂结合，产生凝血作用。在羧化反应过程中，氢醌型维生素 K 转变为环氧型，后者在还原型辅酶 Ⅰ (NADH) 作用下可再还原为氢醌型，使之循环利用。当维生素 K 缺乏时，凝血因子 Ⅱ、Ⅶ、Ⅸ、Ⅹ 的合成停留于前体状态，凝血酶原时间延长，而引起出血。

(2) 镇痛、缓解平滑肌痉挛：维生素 K_1、K_3 尚有镇痛、缓解平滑肌痉挛作用。

2. 临床应用

(1) 防治维生素 K 缺乏引起的出血性疾病

①维生素 K 吸收障碍：如梗阻性黄疸、胆瘘、慢性腹泻患者，因肠道内缺乏胆汁，致使肠道吸收维生素 K 受阻。

②维生素 K 合成障碍：如早产儿、新生儿和长期应用广谱抗生素患者，因肠道内缺乏产生维生素 K 的大肠埃希菌，不能合成维生素 K_2。

③凝血酶原过低的出血：长期应用香豆素类、水杨酸类等药物，因阻断维生素 K 由环氧型向氢醌型转化，使肝脏内凝血酶原合成减少而引起低凝血酶原血症。

(2) 其他：维生素 K 可缓解胃肠平滑肌痉挛引起的疼痛，如胆石症、胆绞痛、胆道蛔虫性绞痛。大剂量维生素 K_1 可用于解救抗凝血类灭鼠药如敌鼠钠、大隆、溴敌隆等中毒。

3. 不良反应及注意事项

(1) 胃肠道反应：口服维生素 K 或维生素 K_4，因刺激性强，易引起恶心、呕吐等胃肠反应。

(2) 溶血性贫血：较大剂量维生素 K_3、K_4 可致新生儿、早产儿溶血性贫血、高胆红素血症和黄疸。维生素 K_3 对葡萄糖 -6- 磷酸脱氢酶缺乏者可诱发急性溶血性贫血。

(3) 其他：维生素 K_1 静脉注射过快，可产生面部潮红、出汗、胸闷、血压下降，甚至虚脱等。一般以肌内注射为宜。

（二）凝血酶

凝血酶是从猪、牛血中提取精制而成的无菌制剂。直接作用于血液中的纤维蛋白原，使其转变为纤维蛋白，发挥止血作用。此外，还有促进上皮细胞的有丝分裂，加速创伤愈合的作用。主要用于止血困难的小血管、毛细血管以及实质性脏器出血的止血，也用于创面、口腔、泌尿道以及消化道等部位的止血。局部止血时，用灭菌生理盐水溶解成 $50 \sim 1000U/mL$ 溶液喷雾或敷于创面。

二、抗纤维蛋白溶解药

（一）氨甲苯酸

氨甲苯酸 (PAMBA，止血芳酸) 能竞争性抑制纤溶酶原激活因子，使纤溶酶原不能转变为纤溶酶，从而抑制纤维蛋白的溶解，产生止血作用。大剂量时可直接抑制纤溶酶的活性。临床用于治疗纤维蛋白溶解亢进所致的出血，如肺、肝、胰、脾、前列腺、甲状腺、肾上腺等手术所致的出血。也可用于治疗链激酶和尿激酶过量所致出血。对癌症出血、创伤出血及非纤维蛋白溶解引起的出血无止血效果。本药毒性较低，过量可致血栓形成，可能诱发心肌梗死。

本类药物还有氨甲环酸 (AMCHA，止血环酸)，与氨甲苯酸相似，但其作用较强，不良反应较多。

三、促进血小板生成药

（一）酚磺乙胺

酚磺乙胺 (止血敏) 能促进血小板生成并增强血小板黏附性和聚集性，还可增强毛细血管抵抗力，降低毛细血管通透性。止血作用迅速，维持时间长。临床主要用于防治手术出血、内脏出血，如胃肠道、泌尿道、肺、脑、牙龈、眼底、鼻黏膜等处出血。也可用于血小板减少性紫癜及过敏性紫癜。毒性低，偶见过敏反应。

四、作用于血管的止血药

(一)垂体后叶素

垂体后叶素是从猪、牛、羊的神经垂体中提取的成分，主要含有缩宫素和加压素(抗利尿激素)两种成分。

缩宫素小剂量用于催产和引产；大剂量用于产后止血。

加压素的药理作用及临床应用有：

(1) 直接作用于血管平滑肌，使小动脉、小静脉及毛细血管收缩，在血管破损处形成血凝块，发挥止血作用，尤其对肺和肠系膜小动脉作用更明显，使肺及门静脉血流量减少，降低门静脉压力。临床用于肺咯血及门脉高压引起的上消化道出血，静脉滴注止血效果迅速、强大，与抗纤维蛋白溶解药合用可增强疗效。

(2) 增加肾远曲小管和集合管对水分的重吸收，发挥抗利尿作用，临床主要用于尿崩症的治疗。

垂体后叶素静脉滴注过快，可出现面色苍白、胸闷、心悸、血压升高、胸痛，偶见过敏反应。禁用于高血压、冠心病、心功能不全及肺源性心脏病患者。

第二节　抗凝血药和抗血栓药

一、抗凝血药

抗凝血药是一类通过干扰凝血因子，阻止血液凝固的药物，主要用于防止血栓的形成和扩大，防治血栓栓塞性疾病。

(一)体内、体外抗凝血药

1.肝素

肝素因最初来源于肝脏而得名，存在于肥大细胞、血浆及血管内皮细胞中，具强酸性。药用肝素是从猪小肠和猪、牛肺中提取而得。

(1) 体内过程：肝素是带有大量负电荷的大分子，偏酸性，不易通过生物膜，口服不被吸收。皮下注射血药浓度低，吸收差，肌内注射易引起血肿，常静脉注射给药。60%集中于血管内皮，血浆蛋白结合率约为80%。大部分经单核－巨噬细胞系统破坏，极少以原形随尿排出。

(2) 药理作用

①抗凝血作用：肝素的抗凝血特点为：A.迅速、强大；B.体内、体外均有抗凝作用。可延长凝血时间、凝血酶时间和凝血酶原时间。其作用机制是增强抗凝血酶III (AT III) 的

作用。AT III 是一种 α_2 球蛋白，可与凝血因子 II a、IX a、X a、XI a、XII a 的丝氨酸残基（活性中心）通过肽键相结合，形成 AT III 凝血酶复合物而使因子灭活。肝素与 AT III 所含的赖氨酸残基结合后，加速 AT III 灭活上述凝血因子的作用，从而抑制凝血过程的多个环节。

②抗感染作用：抑制炎症介质的活性，阻止炎症细胞的活动，降低毛细血管通透性而减轻炎症反应。

③调节血脂：促使血管内皮释放脂蛋白酯酶，使乳糜微粒和极低密度脂蛋白中的三酰甘油水解而降低血脂。

此外，肝素还具有抗血小板聚集、抗平滑肌细胞增生和抗血管内膜增生等作用。

(3) 临床应用

①防治血栓栓塞性疾病：如深部静脉血栓、肺栓塞、脑栓塞以及急性心肌梗死等，防止血栓的形成与扩大，对已形成的血栓则无溶解作用。

②防治弥散性血管内凝血 (DIC) 应早期应用，防止微血栓形成，避免纤维蛋白原及其他凝血因子的耗竭而引起的继发性出血。

③其他：用于体外循环、器官移植、心血管手术、心导管检查、血液透析等的抗凝。

(4) 不良反应及注意事项

①自发性出血：是肝素的主要不良反应。表现为黏膜出血、关节腔积血和伤口出血等。在使用肝素过程中应控制剂量，仔细观察患者的反应和监测凝血时间或活化部分凝血酶时间 (APTT)，一旦发生出血，应停用肝素，缓慢静脉注射肝素特异性解毒剂硫酸鱼精蛋白解救。硫酸鱼精蛋白是强碱性蛋白质，带有正电荷，可与肝素结合成稳定的复合物，使肝素失去抗凝作用。每 1mg 硫酸鱼精蛋白可中和 100U 肝素，每次剂量不可超过50mg。

②血小板减少症发生率为 5%，是肝素引起的一过性血小板聚集所致，多数发生于用药后 7～10 天，与免疫反应有关，停药后约 4 天恢复。

③肝肾功能不全、出血倾向、血小板功能不全和血小板减少症、紫癜、溃疡病、严重高血压、孕妇、先兆流产及产后、外伤手术后等禁用。

(5) 相互作用：肝素为酸性药物，不能与碱性药物合用；与阿司匹林等非甾体抗炎药及右旋糖酐、双嘧达莫等合用，可增加出血危险；与糖皮质激素等药合用可致胃肠出血；与胰岛素或磺酰脲类药物合用能导致低血糖与血管紧张素转化酶抑制剂合用可引起高血钾。

2. 低分子量肝素

低分子量肝素 (LMWH) 是指分子量低于 6.5kDa 的肝素，是由普通肝素直接分离或降解后再分离获得。与肝素相比，其特点是：

(1) 选择性抑制凝血因子 X a 而不影响凝血因子 II a 的作用。

(2) 抗血栓作用强，抗凝血作用弱，出血危险少。

(3) 生物利用度高，$t_{1/2}$ 较长，一日用药 1 次即可。临床常用于预防和治疗深静脉血栓及肺栓塞，预防外科手术后血栓形成，并用于急性心肌梗死、不稳定型心绞痛、血液透析和体外循环等。LMWH 可引起出血、血小板减少症、低醛固酮血症伴高钾血症、皮肤坏死、过敏反应及暂时性氨基转移酶升高等不良反应。临床常用制剂有依诺肝素、替地肝素等。

（二）体内抗凝血药

1. 香豆素类

香豆素类口服抗凝血药，包括华法林（苄丙酮香豆素）、双香豆素和醋硝香豆素（新抗凝）等。药理作用和临床应用基本相同。

(1) 体内过程：华法林吸收快而完全，血浆蛋白结合率达 99% 以上，主要在肝脏代谢，经肾排泄。双香豆素口服受食物的影响，吸收慢而不规则。血浆蛋白结合率高，约为 99%。

(2) 药理作用：香豆素类为维生素 K 竞争性拮抗药，在肝脏抑制维生素 K 由环氧型向氢醌型转化，阻止其循环利用，影响依赖于维生素 K 的凝血因子 Ⅱ、Ⅶ、Ⅸ、Ⅹ 的合成，对已形成的凝血因子无作用，须待体内已合成的上述凝血因子耗竭后，才能发挥抗凝血作用。其特点是：

①仅有体内而无体外抗凝血作用。

②抗凝作用缓慢而持久。

③口服有效。

(3) 临床应用

①防治血栓栓塞性疾病：可防止血栓形成与发展。作用时间长，但起效缓慢，故一般先与肝素合用，经 1～3 天香豆素类药效发挥作用后再停用肝素。

②预防手术后血栓形成用于外科大手术、风湿性心脏病、人工瓣膜置换术后，防止静脉血栓发生。

(4) 不良反应及注意事项

①口服过量或长期用药，易引起自发性出血，常见于皮肤黏膜、胃肠、泌尿生殖系统等部位，一旦发生出血，应立即停药，用维生素 K 对抗，必要时输入新鲜血浆或全血以补充凝血因子。

②华法林可透过胎盘屏障，有致畸胎的危险，并能进入乳汁，因此，用药期间不宜怀孕和哺乳。

③应用本类药物期间必须测定凝血酶原时间，一般控制在 18～24 秒（正常参考值 12 秒），并据此调整剂量，注意观察患者血栓栓塞的症状和体征的变化。

(5) 相互作用

①增强香豆素类抗凝作用的药物主要有 3 类：竞争血浆结合蛋白，使香豆素类血药

浓度增高的药物，如阿司匹林、吲哚美辛、甲苯磺丁脲等；肝药酶抑制剂，减少香豆素类的代谢，如氯霉素、丙米嗪、甲硝唑、西咪替丁等；广谱抗生素，抑制肠道菌群，使体内维生素 K 含量下降而增强其作用。

②减弱香豆素类抗凝作用的药物主要为肝药酶诱导剂，如苯巴比妥、苯妥英钠、卡马西平、利福平等，可加快华法林的代谢。

（三）体外抗凝血药

1. 枸橼酸钠

枸橼酸钠（柠檬酸钠）为体外抗凝血药。其抗凝作用是枸橼酸根离子能与血浆中的 Ca^{2+} 形成难解离的可溶络合物，降低血中 Ca^{2+} 浓度，产生快速的抗凝作用。仅用于体外血液保存，防止血液凝固。每 100mL 全血中加入输血用枸橼酸钠注射液 10mL，足以使血液不再凝固。

大量输血（> 1000mL）或输血速度过快，机体则不能及时氧化枸橼酸根离子，可引起血液 Ca^{2+} 降低，导致手足抽搐、心功能不全、血压降低，新生儿及幼儿容易发生，必要时可应用钙盐防治。

二、抗血栓药

（一）纤维蛋白溶解药

纤维蛋白溶解药可使纤溶酶原转变为纤溶酶，降解纤维蛋白和纤维蛋白原，导致血栓溶解，故又称血栓溶解药。缺点是对纤维蛋白无特异性，诱发血栓溶解的同时常伴有严重出血，且对形成已久并已机化的血栓难以发挥作用。

1. 链激酶

链激酶 (SK) 是由 C 族 β- 溶血性链球菌培养液中提取的一种蛋白质，目前已能用基因重组技术生产，称为重组链激酶。能与纤溶酶原形成链激酶 - 纤溶酶原复合物，促进纤溶酶原转变成纤溶酶，从而迅速水解纤维蛋白，使血栓溶解。主要用于治疗急性血栓栓塞性疾病，如深静脉栓塞、肺栓塞、眼底血管栓塞；静脉或冠脉内注射可使急性心肌梗死面积缩小，梗死血管的血流重建。但需早期用药，血栓形成不超过 6 小时疗效最佳。因对纤维蛋白的作用无特异性，溶解血栓同时可诱发严重出血，可静脉注射氨甲苯酸等解救。因有抗原性，易引起皮疹、药热等过敏反应，甚至发生过敏性休克。禁用于出血性疾病、新近创伤、消化道溃疡、严重高血压、分娩前后及链球菌感染者。

2. 尿激酶

尿激酶 (UK) 是由人肾细胞合成，自尿中提取的一种蛋白水解酶，也可由基因重组技术制备。静脉给药能直接激活纤溶酶原转变成纤溶酶而溶解血栓。适应证、不良反应及禁忌证同链激酶，无抗原性，不引起过敏反应。主要用于链激酶无效或过敏者。

3. 组织型纤溶酶原激活剂

组织型纤溶酶原激活剂 (t-PA) 又称阿替普酶，由血管内皮产生，为生理性纤溶酶原激活物，现已用基因工程重组技术制备。其溶栓机制为：t-PA 通过其赖氨酸残基与纤维蛋白结合，并激活与纤维蛋白结合的纤溶酶原转变为纤溶酶。激活循环中游离型纤溶酶作用较弱，因此对血栓部位有一定选择性，出血并发症少见。用于治疗急性心肌梗死和肺栓塞，使阻塞血管再通率比链激酶高，且对人无抗原性，不良反应轻微，是较好的第二代溶栓药。

瑞替普酶等为第三代溶栓药，是通过基因重组技术，改良天然溶栓药的结构，提高选择性溶栓效果，$t_{1/2}$ 延长，减少用药剂量和不良反应。主要优点为溶栓疗效高，生效快，耐受性好。临床主要用于急性心肌梗死患者。

溶栓治疗时应遵循以下几点用药原则：

(1) 尽早用药：用药后血栓溶解程度与血栓形成时间有关，新鲜血栓易于溶解。再者，由于血栓堵塞血管，组织供血中断时间过长将造成细胞不可逆的损伤，乃至死亡。

(2) 首次负荷剂量。溶栓药进入血液循环后必须先中和体内可能存在的抗体和抗纤溶物质，然后才能发挥其溶栓作用，一般首次应用时应采用大剂量。

(3) 溶栓药与抗凝药联合应用。溶解血栓过程常与血栓形成过程平行进行，为加速溶栓和减少再闭塞，须常规合并用肝素、阿司匹林等抗凝血药。

（二）抗血小板药

血小板在凝血、血栓形成、动脉粥样硬化等过程中起着重要作用。本类药物主要通过减少 TXA_2 的生成或直接对抗其促凝血作用，也可通过抑制血小板花生四烯酸代谢、增加血小板内 cAMP 浓度，抑制血小板黏附、聚集以及释放等功能而达到抗凝作用。主要用于心、脑血管或外周血管血栓栓塞性疾病的防治。

1. 阿司匹林

小剂量阿司匹林能不可逆地抑制血小板中环氧酶的活性，减少 TXA_2 的产生，抑制血栓形成。阿司匹林对血小板功能亢进而引起的血栓栓塞性疾病疗效确定，对急性心肌梗死或不稳定型心绞痛患者，可降低再梗死率和猝死率；对一过性脑缺血患者也可减少发生率及病死率。

2. 双嘧达莫

双嘧达莫（潘生丁）通过抑制血小板磷酸二酯酶活性、抑制红细胞对腺苷的摄取而激活血小板腺苷酸环化酶，使血小板内 MMP 浓度增高；还可轻度抑制环氧酶，减少了 TXA 的生成。单独应用作用较弱，与阿司匹林合用预防血栓栓塞性疾病疗效较好，与华法林合用可防止心脏瓣膜置换术后血栓的形成。

第三节　血容量扩充药

　　血容量扩充药是一类能提高血浆胶体渗透压、增加血容量、改善微循环的高分子物质。机体大量失血或失血浆（如烧伤）可使血容量降低，严重者可导致休克，迅速扩充血容量是抗休克的基本疗法。理想的扩充血容量药能够维持血浆胶体渗透压、作用持久、无毒性、无抗原性。由于全血或血浆等制品来源有限，而等渗盐水、葡萄糖溶液则维持时间较短，均不能作为常规血容量扩充药，目前临床最常用的是右旋糖酐。

一、右旋糖酐

　　右旋糖酐（葡聚糖）是高分子葡萄糖聚合物。根据聚合的葡萄糖分子数目不同，分为中分子右旋糖酐（右旋糖酐70，平均分子量为70000）、低分子右旋糖酐（右旋糖酐40，平均分子量为40000)和小分子右旋糖酐（右旋糖酐10，平均分子量为10000)。

（一）药理作用及临床应用

　　1. 扩充血容量

　　右旋糖酐分子量较大，静脉滴注后不易渗出血管，可提高血浆胶体渗透压，从而迅速扩充血容量，维持血压。其作用强度与维持时间随分子量的减少而逐渐降低。临床常用中分子右旋糖酐治疗大量失血、失血浆等低血容量性休克。

　　2. 抗凝血作用

　　低分子和小分子右旋糖酐能抑制红细胞、血小板聚集及纤维蛋白聚合，降低血液黏滞性，并对凝血因子Ⅱ有抑制作用，因而能防止血栓形成，改善微循环。用于治疗血栓栓塞性疾病，如心肌梗死、脑血栓形成、视网膜动静脉血栓形成及弥散性血管内凝血等。

　　3. 渗透性利尿作用

　　低分子和小分子右旋糖酐分子量较小，极易由肾小球滤过，且不被肾小管重吸收，使肾小管管腔内渗透压升高，水重吸收减少而利尿。临床用于防治急性肾衰竭。

（二）不良反应及注意事项

　　少数患者用药后出现过敏反应，如荨麻疹、发热、寒战、呼吸困难，严重者可致过敏性休克。首次用药应严密观察5～10分钟，一旦发现过敏症状，应立即停药，及时抢救。用量过大可出现凝血障碍。禁用于血小板减少症、出血性疾病等。心功能不全、肺水肿和肾功能不全者慎用。

第七章 临床常用抗实体瘤药

第一节 作用于 DNA 的化合物

一、氮芥

（一）英文名

Chlormethine。

（二）商品名及别用名

恩比兴、甲氯乙胺、甲氯乙胺盐酸盐、盐酸氮芥、Nitrogen Mustard，HN_2。

（三）药理毒理

氮芥为双功能烷化剂，主要抑制 DNA 合成，同时对 RNA 和蛋白质合成也有抑制作用。氮芥可与鸟嘌呤第 7 位氮呈共价结合，产生 DNA 的双链内交联或 DNA 的同链内不同碱基的交联，阻止 DNA 复制，造成细胞损伤或死亡。对 G_1 期和 M 期肿瘤细胞杀伤作用最强，大剂量时对细胞各周期均有杀伤作用，属细胞周期非特异性药物。

（四）药代动力学

氮芥体内代谢速度极快，入血 1 分钟后即有 90% 以上药物可以从血中消除，药物分布于肺、小肠、脾、肾、肝及肌肉等组织中，脑中含量最少。其 $t_{1/2}$ 很短，血中药物衰减迅速，尿中原形物排出低于 0.01%。约 20% 的药物以二氧化碳形式排出，有多种代谢产物从尿中排出。

（五）适应证

霍奇金病、癌性胸腔积液和心包积液。

（六）用法与用量

(1) 静脉注射：每次 $6mg/m^2$，加生理盐水 10mL 入壶或静脉冲入，并用生理盐水或葡萄糖液冲洗血管，每周 1 次，连用 2 次，3 周为 1 个周期。

(2) 腔内给药：每次 5 ～ 10mg，生理盐水 10mL 稀释后，在尽可能抽液后腔内注入，每周 1 次，视情况重复。

(3) 局部皮肤涂抹：每次 5mg 配制生理盐水 50mL 中，每日 1 ～ 2 次，主要用于皮肤蕈样霉菌病。

（七）不良反应

(1) 骨髓抑制：为主要的限制剂量性毒性，以白细胞和血小板减少为主。

(2) 胃肠道反应：速发性恶心、呕吐反应发生，可持续 24 小时。

(3) 影响生殖功能：男子可发生睾丸萎缩、精子减少、精子活动能力降低和不育，妇女可致月经紊乱、闭经。

(4) 本药刺激性较大，注射于血管外时可引起局部溃疡发生。局部涂抹可产生迟发性皮肤过敏反应。

（八）注意事项及特殊说明

(1) 氮芥的局部刺激性较大，严禁口服、皮下注射或者肌内注射。静脉应用中应避免药物外渗，避免发生因药物外渗而引发的严重疼痛、炎症反应以及组织坏死，并具有诱发栓塞性静脉炎的可能。

(2) 药物长时间使用可导致睾丸萎缩、精子减少、活动能力减低，引发不育，妇女可以引发月经紊乱，闭经等症状。

(3) 具有致畸作用，长期使用可有致癌作用。

(4) 由于氮芥的降解速度较快，在临床应用中，药物溶解后需在 5 分钟内使用，要求床边配药。

(5) 氮芥在用于心包及胸腔内积液治疗时，须保证药物注射在腔隙内，禁用于腹腔内注射治疗，防止腹痛、肠粘连及肠梗阻发生。

(6) 氮芥具有蓄积性毒性反应，两个疗程之间的间歇时间不少于 2～4 周。

（九）规格

5mg/mL；10mg/mL。

二、氮甲

（一）英文名

Formylmerphalan。

（二）商品名及别用名

甲酰溶肉瘤素。

（三）药理毒理

本品为我国创制的苯丙氨酸氮芥类抗癌药，属周期非特异性药，能抑制肿瘤的 DNA、RNA 和蛋白质合成。氮甲对吉田腹腔积液肉瘤的化疗指数比溶肉瘤素高 1 倍多。可以显著抑制 Hela 细胞的繁殖和分裂。对 9 种动物移植性肿瘤有抑制作用。

（四）药代动力学

氮甲经口服后 30～60 分钟血中已可测出，1～2 小时血浆浓度达顶峰，3～4 小时逐渐消失。静脉用药后血中药物消失迅速，体内肾脏、肝脏浓度最高，心、肺、脾浓度低，肿瘤组织的药物浓度很低。$T_{1/2}=2$ 小时，24 小时内由尿中排出服用量的 10%，尿中代谢物主要为羟基水解物。

（五）适应证

适用于精原细胞瘤，对多发性骨髓瘤也有很好疗效，对淋巴瘤有效，但显效较慢，可作为维持治疗药物。

（六）用法与用量

(1) 成人用量：150 ～ 200mg/d 或 3 ～ 4mg/(kg·d)，分 3 ～ 4 次，或睡前 1 次口服，总量 6 ～ 8g。每次用药加碳酸氢钠 1g 同服。

(2) 小儿用量：3 ～ 4mg/(kg·d)，分 3 ～ 4 次，或睡前 1 次口服，80 ～ 160mg 为 1 个疗程。

（七）不良反应

(1) 消化道反应表现为食欲缺乏、恶心，少数患者有呕吐和腹泻发生。

(2) 骨髓抑制反应以白细胞下降较明显，停药后 2 ～ 4 周左右即可恢复。

（八）注意事项及特殊说明

(1) 氮甲可致突变或致畸，孕妇忌用。

(2) 既往曾接受过化疗或放疗、严重感染、骨髓抑制等患者慎用。

(3) 用药期间定期查血常规，测血清尿酸水平。

（九）规格

片剂：50mg/ 片。

三、甲氧芳芥

（一）英文名

Methoxymerphalan。

（二）商品名及别用名

甲氧基溶肉瘤素、Methosarcolysin。

（三）药理毒理

本品可抑制肿瘤细胞的核分裂及细胞核酸代谢，使细胞分裂减少。

（四）药代动力学

药物经口服迅速吸收，半小时后血药浓度较高，3 小时后下降至较低水平。分布在多脏器组织及肿瘤中，以骨髓、肾和肝中最高，主要从尿中排出，24 小时内约排出 40%，少量从粪便中排出。

（五）适应证

适用于慢性粒细胞白血病、恶性淋巴瘤、多发性骨髓瘤、骨转移性癌、乳腺癌、肺癌等。

（六）用法与用量

(1) 口服 25 ～ 50mg/d 或隔日 1 次（可与碳酸氢钠同服），1000 ～ 1500mg 为 1 个疗程，达 500mg 时减量，25mg/d，维持量：25mg，每周 1 ～ 2 次。

(2) 慢性粒细胞白血病，起始剂量为 50 ～ 100mg/d，当白细胞迅速下降或低于 $20×10^9$/L 时，逐渐减低每日剂量，至白细胞降至正常范围时，即给予维持量。

（七）不良反应

主要抑制骨髓，白细胞下降明显，亦有胃肠道反应，个别病例出现皮肤瘙痒等反应。

（八）注意事项及特殊说明

(1) 使用总量超过 700mg 时应注意出血反应。

(2) 该药有蓄积作用，不宜大量长期服用。

(3) 烷化剂有致突变或致畸胎作用，可造成胎儿死亡及先天性畸形。妊娠初期 3 个月内禁用或慎重。

(4) 发生严重骨髓抑制、感染、肿瘤细胞浸润骨髓的患者以及既往曾接受过化学治疗或放射治疗者应慎用。

(5) 用药期间须定期检查血清尿酸水平。

（九）规格

片剂、胶囊剂：25mg。

四、环磷酰胺

（一）英文名

Cyclophosphamide。

（二）商品名及别用名

环磷氮芥、癌得星、Cytoxan、Endoxan，Neosar，CTX。

（三）药理毒理

本品在体外无活性，在体内被肝脏或肿瘤内存在的过量的磷酰胺酶或磷酸酶水解，变为具有活性的活化作用型的磷酰胺氮芥而起作用。其作用机制与氮芥相似，与 DNA 发生交叉联结，抑制 DNA 的合成，也可干扰 RNA 的功能，属细胞周期非特异性药物。本品抗瘤谱广，对多种肿瘤有抑制作用。

（四）药代动力学

环磷酰胺口服易吸收，分布全身，1 小时后达血浆峰浓度，在肝脏转化释出磷酰胺氮芥，其代谢产物约 50% 与蛋白结合。静脉注射血浆 $t_{1/2}$ 4～6 小时，48 小时内经肾脏排出 50%～70%。

（五）适应证

本品对恶性淋巴瘤、急性或慢性淋巴细胞白血病、多发性骨髓瘤有较好的疗效，对乳腺癌、睾丸肿瘤、卵巢癌、肺癌、头颈部鳞癌、鼻咽癌、神经母细胞瘤、横纹肌肉瘤及骨肉瘤均有一定的疗效。

（六）用法和用量

(1) 成人常用量：单药静脉注射 500～1000mg/m²，每周 1 次，连用 2 次，休息 1～2 周重复；联合用药 500～600mg/m²。

(2) 儿童常用量：静脉注射每次 10～15mg/kg，每周 1 次，连用 2 次，休息 1～2 周重复。也可肌内注射。

（七）不良反应

(1) 泌尿道反应：当大剂量环磷酰胺使用时，可以出现膀胱刺激症状、少尿、血尿及蛋白尿等出血性膀胱炎表现，系其代谢产物丙烯醛刺激膀胱所致，治疗中需要给予有效预防措施，常规剂量应用时较少发生。

(2) 对肝功能有影响，其他反应包括口腔炎、中毒性肝炎、皮肤色素沉着、月经紊乱、无精子或精子减少及肺纤维化等。

（八）注意事项及特殊说明

(1) 本品的代谢产物丙烯醛对尿路有刺激性，应用时应鼓励患者多饮水，大剂量应用时应水化、利尿，同时给予尿路保护剂美司钠。

(2) 大剂量使用尚可以引发心肌炎、中毒性肝炎及肺纤维化等表现。肝肾功能损害、骨髓转移或既往曾接受多程化放疗时，注意适当减量 1/3～1/2。

(3) 本品腔内给药无直接作用，介入动脉给药无预期高浓度效果。

(4) 有致突变、致畸胎作用，妊娠妇女禁用。

(5) 环磷酰胺可增高血清尿酸水平，伴有痛风时应调整抗痛风药物的剂量，也加强了琥珀胆碱的神经肌肉阻滞作用，可使呼吸暂停延长，可抑制胆碱酯酶活性，延长可卡因的作用并增加毒性，大剂量巴比妥类、皮质激素类药物可影响环磷酰胺的代谢，增加环磷酰胺的急性毒性。

（九）规格

0.1g；0.2g。

五、异环磷酰胺

（一）英文名

Ifosfamide。

（二）商品名及别用名

和乐生、匹服平、宜佛斯酰胺、Holoxan、IF0。

（三）药理毒理

本品在体外无抗癌活性，进入体内被肝脏或肿瘤内存在的磷酰胺酶或磷酸酶水解，变为活化作用型的磷酰胺氮芥而起作用。其作用机制为与 DNA 发生交叉联结，抑制 DNA 的合成，也可干扰 RNA 的功能，属细胞周期非特异性药物。

（四）药代动力学

按体表面积一次静脉注射 $3.8 \sim 5.0g/m^2$，血药浓度呈双相，终末 $t_{1/2}$ 为 15 小时，61% 以原形排出；按体表面积一次静脉注射 $1.6 \sim 2.4g/m^2$，血药浓度呈单相，$t_{1/2}$ 为 7 小时，$12\% \sim 18\%$ 以原形排出。可经肝降解，活性代谢产物仅少量通过血脑屏障。

（五）适应证

适用于睾丸癌、卵巢癌、乳腺癌、肉瘤、恶性淋巴瘤和肺癌等。

（六）用法和用量

单药治疗每次 $1.2 \sim 2.5g/m^2$，联合用药每次 $1.2 \sim 2.0g/m^2$，均连续 5 天为 1 个疗程。每 $3 \sim 4$ 周 1 个疗程。给异环磷酰胺的同时及其后第 4 小时、第 8 小时，静脉注射美司钠 400mg(美司钠剂量为异环磷酰胺的 20%)。

（七）不良反应

(1) 泌尿道反应：可致出血性膀胱炎，表现为排尿困难、尿频和尿痛、可在给药后几小时或几周内出现，通常在停药后几天内消失。

(2) 中枢神经系统毒性与剂量有关，通常表现为焦虑不安、神情慌乱、幻觉和乏等，少见昏厥、癫痫样发作甚至昏迷。

(3) 高剂量用药可因肾毒性产生代谢性酸中毒，罕见心脏和肺毒性。

(4) 长期用药可产生免疫抑制、垂体功能低下、不育症和继发性肿瘤。

（八）注意事项及特殊说明

(1) 本品的代谢产物对尿路有刺激性，应用时应鼓励患者多饮水，大剂量应用时应水化、利尿，同时给予尿路保护剂美司钠。

(2) 低清蛋白血症、肝肾功能不全、骨髓抑制及育龄期妇女慎用。

(3) 本品水溶液不稳定，须现配现用。

(4) 本药物有致突变、致畸胎作用，可造成胎儿死亡或先天畸形，妊娠妇女禁用。

(5) 同时使用抗凝血药物，可能导致出血危险。使用降血糖药，可增强降血糖作用。

（九）规格

0.5g；1.0g。

六、甘磷酰芥

(一) 英文名

Glyfostin。

(二) 商品名及别用名

磷酰胺氮芥双甘氨酸乙酯、Glyciphosphoramide、M-25。

(三) 药理毒理

本品在体内直接起作用，既有烷化作用还有代谢拮抗作用，是细胞周期非特异性药物。

(四) 药代动力学

大鼠口服 ^{14}C-甘磷酰芥 8 小时后，血中 ^{14}C 浓度达到高峰，至 48 小时仍能维持一定的药物浓度，药物在正常及肿瘤大鼠的组织内分布相似。口服 24 小时从呼吸及尿粪中排出总量占给药剂量的 39%，96 小时总回收量为 55.4%。

(五) 适应证

本品为我国研制的磷酰胺类化合物，对恶性淋巴瘤、乳腺癌、小细胞肺癌、子宫肉瘤和慢性白血病均有效。局部外用对乳腺癌、子宫颈癌引起的癌性溃疡有效。

(六) 用法与用量

(1) 成人用量：每天两次，0.5g/ 次，10 ～ 20 天为 1 个疗程。

(2) 局部用药：20% 甘磷酰芥软膏或 20% 的二甲基亚砜溶液，涂患处，每天两次，20 ～ 30 天为 1 个疗程。

(七) 不良反应

本品具有引发消化道反应、头昏乏力等不良反应，也会出现骨髓抑制反应，值得注意的是部分患者的白细胞减少和血小板减少会发生在停药后，因此，停药后仍需密切观察血常规变化。

(八) 注意事项及特殊说明

(1) 本品的外用制剂必须现配现用，以防失效，使用时尤其需要注意药物的有效期限。

(2) 骨髓抑制作用出现较晚，应注意迟发性反应发生。

(3) 妊娠初期 3 个月内，烷化剂有致突变或致畸胎作用，可造成胎儿死亡及先天性畸形。

(九) 规格

片剂：0.1g；0.25g。

七、多柔比星

(一)英文名

Adriamycin。

(二)商品名及别用名

阿霉素、14-羟基柔红霉素、14-羟基正定霉素、阿得里亚霉素、Adriamycin、Adriblastin、ADM、Doxorubicin Hydrochloride for injection。

(三)药理毒理

药物可穿透进入细胞，与染色体结合。实验显示多柔比星的平面环插入碱基对之间从而与DNA结合形成复合物，严重干扰DNA合成、DNA依赖性RNA合成和蛋白质合成。药物插入DNA引发拓扑异构酶Ⅱ裂解DNA，从而破坏DNA三级结构。多柔比星还与氧化(还原)作用有关：一系列NADPH依赖性的细胞还原酶可还原多柔比星为半醌自由基，再与分子氧反应产生高反应活性的细胞毒化合物如过氧化物、活性的羟基和过氧化氢，自由基形成与多柔比星的细胞毒作用有关。多柔比星也可以与细胞膜上的脂结合影响各种不同的功能。多柔比星对包括细胞间期在内的整个细胞周期均有活性作用。对快速增生组织的作用最敏感。

(四)药代动力学

多柔比星不能通过胃肠道吸收，对组织具有强烈刺激性，临床上需以静脉或动脉途径给药，部分患者可以膀胱内局部用药，此途径药物较少进入体循环。多柔比星稳态分布容积较大，超过 20～30L/kg，不通过血脑屏障。血浆蛋白结合率约为75%，药物由肝脏代谢，主要代谢产物为β-羟-多柔比星酮，同样具有抗肿瘤活性。静脉给药后，多柔比星血浆浓度呈多相衰减，清除由代谢和胆汁分泌途径完成，受到肝功能影响较大，肾脏分泌较少。

(五)适应证

多柔比星能成功地诱导多种恶性肿瘤的缓解，包括急性白血病、淋巴瘤、软组织和骨肉瘤、儿童恶性肿瘤及成人实体瘤，尤其用于乳腺癌和肺癌。

(六)用法与用量

(1)成人用量：静脉给药为最常用的给药途径。单药 60～75mg/m²，3～4周1次；联合用药40mg/m²，每周一次，或25mg/m²，每周1次，连用2周停用1周。

(2)儿童用量约为成人的一半，总剂量不超过400mg/m²。

(3)膀胱内或胸腔内可每次用30～40mg。

(4)动脉用药：动脉内注射可加强局部活性，虽减少全身毒性，但被灌注的组织会产生广泛的坏死。

(5) 膀胱内灌注：多柔比星在膀胱内的浓度应为 50mg/50mL，区域灌注不可用于已穿透膀胱壁的侵袭性肿瘤的治疗。

（七）不良反应

(1) 骨髓抑制和口腔溃疡。存在骨髓抑制和口腔溃疡时不可重复使用本品。

(2) 心脏毒性。心脏毒性可表现为心动过缓，包括室上性心动过缓和心电图改变，需要常规监测心电图，对已有心功能损害的患者需慎用，累积剂量超过 $450 \sim 500mg/m^2$ 时可能会发生不可逆性充血性心力衰竭。对既往、同时或者即将使用其他有明显心脏毒性药物，如高剂量静脉给药的环磷酰胺，纵隔放疗或相关的蒽环类化合物时需慎重用药。心电图出现 QRS 波降低是心脏毒性较为特异的表现，严重的心力衰竭可突然发生，一般无预先的心电图改变。

（八）注意事项及特殊说明

(1) 用药期间应严格监测心电图，评价心肌状态。

(2) 多柔比星与其他有潜在心脏毒性作用的抗肿瘤药物如 5-FU、CTX、DDP 等联合使用或与其他具有心脏活性作用的药物，如钙通道拮抗剂伴随使用，需密切监测心脏功能。

(3) 本品需避免与碱性溶液长期接触。

(4) 辅酶 Q10、维生素 C、维生素 E 等可清除自由基，从而可降低本药的心脏毒性。

（九）规格

10mg/ 瓶。

八、表柔比星

（一）英文名

Epirubicin。

（二）商品名及别用名

表阿霉素、阿表比星、表比星、表柔米星、法玛新、恩得通、海正力星、Pharmorubicin、EPI。

（三）药理毒理

本品的作用机制与其能与 DNA 结合有关，进入细胞核与 DNA 结合从而抑制核酸的合成和有丝分裂。本品治疗指数高于多柔比星，而全身和心脏毒性略低于后者。动物毒性研究表明本品具有突变性和致癌性。

（四）药代动力学

本品静脉注射后广泛分布于组织中，符合药代动力学呈三房室模型，药物在肝脏代谢，经胆汁消除。72 小时内 40% 的给药量由胆汁排出，48 小时内 9% ～ 10% 的给药量由尿排出。本品不通过血脑屏障。对有肝转移和肝功能受损的患者，该药在血浆中的浓度维持时间较长，故应适当减小剂量。本品的肝清除量较高，肝动脉给药后，其血浆清除率也比静脉给药高，所以更适用于局部化疗如肝动脉插管给药或腹腔内化疗，在膀胱内灌注极少经膀胱壁吸收，有利于局部治疗。

（五）适应证

治疗恶性淋巴瘤、乳腺癌、软组织肉瘤、食管癌、胃癌、肝癌、胰腺癌、黑色素瘤、结肠直肠癌、卵巢癌、多发性骨髓瘤、白血病。

（六）用法和用量

(1) 常规剂量：单药成人剂量为 60 ～ 90mg/m², 可以 1 次使用也可以在 1 ～ 3 天内分次给药，分次给药或持续静脉滴注可以明显减轻药物不良反应。联合化疗时一般可用单剂量的 2/3 左右，总剂量不宜超过 700 ～ 800mg/m²。

(2) 高剂量：单药高剂量使用为 105 ～ 120mg/m², 可以分次或持续静脉滴注减低毒性反应。

(3) 对于肝功能不全者应减量，中度肝功能受损患者 (胆红素 1.4 ～ 3mg/100mL 或 BSP 滞留量 9% ～ 15%)，药量应减少 50%，重度肝功能受损患者 (胆红素 > 3mg/100mL 或 BSP 滞留量 > 15%)，药量应减少 75%。

（七）不良反应

(1) 脱发是本品突出的不良反应，发生率大于 80% 以上。

(2) 心肌毒性也较多柔比星为轻，其发生率和严重程度与本品累积量成正比。迟发的严重心力衰竭大多在用药半年以后或总剂量逾 700 ～ 800mg/m² 时发生，使用中注意监测左室射血分数 (LVEF) 和 PEP/LVEF 最为敏感。

(3) 注射处如有药液外溢，可导致红肿、局部疼痛甚至疏松结缔组织炎或坏死。

（八）注意事项及特殊说明

(1) 本品禁用于因用化疗或放疗而造成明显骨髓抑制的患者、已用过大剂量蒽环类药物 (如阿霉素或柔红霉素) 的患者以及近期或既往有心脏受损病史的患者。

(2) 治疗期间应对肝功能进行评估检查 (SGOT、SGPT、碱性磷酸酶、胆红素、BSP)，指导治疗使用剂量。

(3) 表阿霉素的心脏毒性突出，使用中注意药物剂量的蓄积和监测心功能。对接受纵隔、心包区合并放疗的患者，表阿霉素心脏毒性的潜在危险可能增加。

（九）规格

10mg/ 支。

九、吡柔比星

（一）英文名

Pirarubicin。

（二）商品名及别用名

吡喃阿霉素、THP 阿霉素、阿克拉霉素 B。

（三）药理毒理

本品为半合成的蒽环类抗癌药，进入细胞核内迅速嵌入 DNA 核酸碱基对间，干扰转录过程，阻止 mRNA 合成，抑制 DNA 聚合酶及 DNA 拓扑异构酶 II 活性，干扰 DNA 合成。因本品同时干扰 DNA、mRNA 合成，在细胞增生周期中阻断细胞进入 G_1 期而干扰瘤细胞分裂、抑制肿瘤生长，故具有较强的抗癌活性。

（四）药代动力学

本品静脉注射后迅速吸收，组织分布广，以脾、肺及肾组织浓度高，心脏内较低，对于瘤细胞的作用具有选择性。其 $t_{1/2}$ 明显低于 ADM。静脉注射后血浆浓度迅速减少，$t_{1/2\alpha}$、$t_{1/2\beta}$、$t_{1/2\gamma}$ 各为 0.89 分钟、0.46 小时及 14.2 小时。

（五）适应证

对恶性淋巴瘤和急性白血病有较好疗效，对乳腺癌、头颈部癌、胃癌、泌尿系统恶性肿瘤及卵巢癌、子宫内膜癌、子宫颈癌等有效。

（六）用法和用量

本品可静脉、动脉、膀胱内给药。静脉注射：$25 \sim 40mg/m^2$；动脉给药：$7 \sim 20mg/m^2$，每天一次，共用 $5 \sim 7$ 天，亦可每次 $14 \sim 25mg/m^2$，每周 1 次；膀胱内给药：$15 \sim 30mg/m^2$，注入膀胱腔内保留 $1 \sim 2$ 小时，每周 3 次为 1 疗程，可用 $2 \sim 3$ 疗程。

（七）不良反应

(1) 骨髓抑制为剂量限制性毒性，以粒细胞减少为主。

(2) 心脏毒性低于 ADM，急性心脏毒性主要为可逆性心电图变化，如心律失常或非特异性 ST-T 异常，慢性心脏毒性呈剂量累积性。

（八）注意事项及特殊说明

严格避免注射时渗漏至血管外，密切监测心脏、血常规、肝肾功能及继发感染等情况。溶解本品只能用 5% 葡萄糖注射液或注射用水，以免影响效价或浑浊。

（九）规格

10mg；20mg。

十、米托蒽醌

(一)英文名

Mitoxantrone。

(二)商品名及别用名

二羟基蒽醌(酮)、丝裂蒽醌,恒恩、米西宁、能减瘤、能灭瘤、诺安托、诺消林、Novantrone、DHAD。

(三)药理毒理

作用机制尚不清楚。可能抑制 DNA 及 RNA 合成。本品与 DNA 有两种结合形式:一是与碱基强有力结合而嵌入 DNA,引起 DNA 链间和链内交叉连接,导致 DNA 单链及双链断裂;另一较弱的结合是通过与螺旋链外部阴离子的静电作用,此外对 RNA 聚合酶也有抑制作用。本品对各细胞周期肿瘤细胞均有抑制作用,但主要作用于 S 后期。

(四)药代动力学

本品在体内广泛分布于各器官,与组织结合,分布容积为 522 Ｉ ym², $Z_{1/2}$ 为 40 ～ 120 小时。有腹腔积液等增加药物分布容积因素者 $t_{1/2}$ 可进一步延长。本品主要靠肝脏代谢,代谢物主要由粪便排出。6% ～ 11% 经肾脏排泄(其中 65% 为原形药)。

(五)适应证

恶性淋巴瘤、乳腺癌及各种急性白血病。

(六)用法与用量

静脉滴注:10mg/m²,溶于 5% 葡萄糖注射液 100mL 内,静脉滴注 30 分钟,每 3 ～ 4 周 1 次。联合用药时应减少 2 ～ 4mg/m²。当总剂量超过 140 ～ 160mg/m² 时,应警惕心脏毒性。

(七)不良反应

心脏毒性:本品还原力强,不易形成氧自由基及脂质体超氧化,故心脏毒性较多柔比星轻,主要表现为心肌肥大和纤维化。总剂量超过 140 ～ 160mg/m²,心肌损害增加,在用过多柔比星,纵隔部位接受过放射治疗或原有心脏疾病的患者,总剂量不宜超过 100 ～ 120mg/m²。

(八)注意事项及特殊说明

(1) 用药过程中应注意有无咳嗽、气急、水肿等提示心力衰竭的症状。密切随访周围血常规、肝肾功能、心电图,必要时还需测定左心室排血量和超声心动图等。总剂量不宜超过 140 ～ 160mg/m²。

(2) 妊娠及哺乳期妇女禁用。

(3) 本品由尿排出，可使尿呈蓝色，不需处理。

（九）规格

10mg/ 瓶；4mg/ 瓶。

十一、阿柔比星

（一）英文名

Aclarubicin。

（二）商品名及别用名

阿克拉霉素 A、阿克拉霉素、阿克拉比星、阿克拉鲁比西，阿拉霉素。

（三）药理毒理

本品为第 2 代新的蒽环类抗癌药物，其结构不同于多柔比星，有 3 个脱氧己糖，作用机制是与细胞 DNA 螺旋链结合，阻止和干扰核酸合成，特别有选择地抑制 RNA 合成，使细胞阻滞于 G_1 和 S 期。

（四）药代动力学

人静脉注射 40 ～ 100mg/ 次，血细胞中药物浓度高于血浆，其血浆浓度在给药后迅速下降，药物迅速消失，但活性代谢物浓度增高。活性代谢物可维持 20 ～ 30ng/mL，浓度达 12 小时以上；主要分布在肺、脾、淋巴结内较多，在无氧和有氧情况下，主要在肝脏中受微粒体及胞质中的还原酶作用而被代谢，代谢产物随尿及粪排出。

（五）适应证

急性白血病、恶性淋巴瘤、肺癌、卵巢癌。

（六）不良反应

(1) 心脏毒性表现为偶见心电图变化、心动过速、心律失常、心力衰竭，和多柔比星大致相同。心肌毒性比多柔比星小 1/10，对心脏损伤较轻。

(2) 消化道反应：食欲缺乏、恶心呕吐、腹泻、肝功能损伤，偶见氨基转移酶升高，也可合并消化道出血、口腔炎等。

(3) 骨髓抑制反应：有红、白细胞和血小板减少，出血倾向，致血发生。

(4) 中枢神经系统毒性：有头痛、倦怠反应。

（七）用法与用量

(1) 急性白血病：静脉注射或静脉滴注，每日一次，每次 0.4mg/kg，10 ～ 15 日为 1 个疗程。

(2) 恶性淋巴瘤、实体瘤：静脉注射或静脉滴注，每日一次，每次 0.4mg/kg，7 日为 1 个疗程。也可采用每次 0.8 ～ 1mg/kg，每周 2 次，静脉注射或静脉滴注。

（八）注意事项及特殊说明

(1) 药物刺激性较大，为防止静脉炎，采用静脉滴注方式较为适宜。

(2) 肝、肾功能受损者、老年患者、水痘患者、孕妇、儿童慎用。

(3) 对用过多柔比星、柔红霉素的患者，慎用本品。

(4) 用药期间合并严重感染、发热或具有出血倾向、心衰或心电图异常、胃肠道出血的患者应考虑停药。

(5) 先用亚硝脲类或丝裂霉素治疗，再用本品可增强骨髓抑制作用，应注意。

（九）制剂

20mg/ 支；10mg/ 支。

十二、尼莫司汀

（一）英文名

Nimustine。

（二）商品名及别用名

嘧啶亚硝脲、ACNU、宁得朗、尼氮芥、里莫斯定。

（三）药理毒理

本品使细胞内 DNA 烷化而抑制 DMA 合成，对实验肿瘤有很强的抗肿瘤效果和很广的抗癌谱，且化疗指数高。

（四）药代动力学

本品可以全身分布，肿瘤组织内分布良好，在血中浓度显示双相性衰减，肝肾浓度高于血中浓度，肿瘤组织内浓度稍高于血中浓度。可通过血脑屏障，给药 30 分钟后脑脊液内浓度达高峰，约为血中浓度的 30%。动脉药物注入，肿瘤组织内药物浓度最高。

（五）适应证

脑瘤、肺癌、慢性白血病、恶性淋巴瘤、消化道癌。

（六）用法与用量

每次 2 ～ 3mg/kg，6 周 1 次；或每次 2mg/kg，每周 1 次，连用 2 ～ 3 次，疗程总剂量 300 ～ 500mg。

（七）不良反应

(1) 血液学毒性：以迟发性的白细胞和血小板减少为主，一般见于用药后第 4 ～ 6 周发生。

(2) 过敏反应：一般表现为皮疹。

(3) 肝肾毒性：以 GTP、GOT 升高为主，偶见 BUN 上升、蛋白尿。

（八）注意事项及特殊说明

与其他抗肿瘤药、放疗同时使用，有时会加重骨髓抑制，注意药物剂量的调整。亚硝脲类药物的骨髓抑制作用出现较晚，约4周时最明显，约6周恢复。这与其他类化疗药物不同，所以一定要间隔较长时间。

（九）规格

25mg/支；50mg/支。

十三、卡莫司汀

（一）英文名

Carmustine。

（二）商品名及别用名

BCNU、卡氮芥、氯乙亚硝脲、亚硝脲氮芥、双氯乙基亚硝脲。

（三）药理毒理

本品及其代谢物可通过烷化作用与核酸交链，亦有可能因改变蛋白而产生抗癌作用。在体内能与DNA聚合酶作用，对增生期细胞各期都有作用，对兔子及小鼠有致畸性。

（四）药代动力

学静脉注射入血后分解迅速，化学 $t_{1/2}$ 5分钟，生物 $t_{1/2}$ 15～30分钟。由肝脏代谢，代谢物可在血浆中停留数日，造成延迟骨髓毒性。可能有肝肠循环。96小时内60%～70%由肾排出，1%由粪排出，10%以二氧化碳形式排出。脂溶性好，可通过血脑屏障。脑脊液中的药物浓度为血浆中的50%或50%以上。

（五）适应证

对脑瘤（恶性胶质细胞瘤、脑干胶质瘤、成神经管细胞瘤、星形胶质细胞瘤、室管膜瘤）、脑转移瘤和脑膜白血病有效，对恶性淋巴瘤、多发性骨髓瘤，与其他药物合用对恶性黑色素瘤有效。

（六）用法与用量

快速静脉滴注，100mg/m²，每天1次，连用2～3天；或200mg/m²，每6～8周重复。

（七）不良反应

(1) 骨髓抑制以迟发性白细胞、血小板反应为主，见于用药后4～6周，白细胞最低值见于5～6周，在6～7周逐渐恢复。但多次用药，可延迟至10～12周恢复。血小板下降常比白细胞严重。

(2) 静脉注射部位可产生血栓性静脉炎。

(3) 大剂量应用可产生脑脊髓病，长期治疗可产生肺间质或肺纤维化。有时甚至1～

2 个疗程后即出现肺并发症，部分患者不能恢复。

(4) 肝肾均有影响，肝脏损害常可恢复，肾脏毒性可见氮质血症，功能减退，肾脏缩小。

(5) 本品有继发白血病的报道，亦有致畸胎的可能性，本品可抑制睾丸或卵子功能，引起闭经或精子缺乏。

（八）注意事项及特殊说明

(1) 老年人易有肾功能减退，可影响药物排泄，应慎重使用。

(2) 合并或伴发有骨髓抑制、感染、肝肾功能异常、接受过放射治疗或抗癌药治疗的患者慎用。

(3) 用药期间应注意检查血常规、血小板、肝肾功能、肺功能。

(4) 本品抑制身体免疫机制，使疫苗接种不能激发身体抗体产生。化疗结束后 3 个月内不宜接种活疫苗。

(5) 目前无药物可以对抗本品过量，临床上需严密监测血常规，对出现严重骨髓抑制可输注成分血或使用粒细胞集落刺激因子。

(6) 本品需遮光，密闭，在 5℃以下保存。

（九）规格

125mg。

十四、洛莫司汀

（一）英文名

Lomustine。

（二）商品名及别用名

CCNU，环己亚硝脲，环乙亚硝脲，甲基 CCNU，罗氮芥，洛莫氮芥，氯乙环己亚硝脲。

（三）药理毒理

本品为细胞周期非特异性药，对处于 $G_1 \sim S$ 期边界、或 S 早期的细胞最敏感，对 O_2 期亦有抑制作用。本品进入人体后，其分子从氨甲酰胺键处断裂为 2 部分：一部分为氯乙胺部分，将氯解离，形成乙烯碳正离子，发挥烃化作用，致使 DNA 链断裂，RNA 及蛋白质受到烃化，这些主要与抗癌作用有关；另一部分氨甲酰基变为异氰酸酯，或再转化为氨甲酸，以发挥氨甲酸化作用，主要与蛋白质，特别是与其中的赖氨酸末端氨基等反应。据认为这主要与骨髓毒性作用有关，氨甲醇化作用还可破坏一些酶蛋白，使 DNA 受烃化破坏后较难修复，有助于抗癌作用。本品虽具烷化剂作用，但与一般烷化剂无交叉耐药性，与长春新碱、丙卡巴肼及抗代谢药亦无交叉耐药性。

（四）药代动力学

口服易吸收，体内迅速变为代谢产物。器官分布以肝胆、肾、脾为多。能透过血脑屏障，脑脊液中药物浓度为血浆浓度的 30%。血浆蛋白结合率为 50%（代谢物）。$t_{1/2}$ 为 15 分钟，代谢物血浆 $t_{1/2}$ 为 16～48 小时。肝内完全代谢，排泄于胆汁，伴有肠肝循环，药效持久。60% 以上在 48 小时内以代谢物形式从尿中排出。

（五）适应证

原发脑肿瘤及继发肿瘤、霍奇金病。

（六）用法与用量

口服，80～100mg/m^2，间隔 6～8 周。

（七）不良反应

(1) 口服后 6 小时内可发生恶心、呕吐，需给予预处理。

(2) 骨髓抑制，服药后 3～5 周可见血小板减少，白细胞降低可在服药后第 1、4 周先后出现 2 次，第 6～8 周才恢复；骨髓抑制有累积性。

(3) 偶见全身性皮疹，有致畸胎的可能，亦可能抑制睾丸或卵巢功能，引起闭经或精子缺乏。

（八）注意事项及特殊说明

(1) 有溃疡病或食管静脉曲张者慎用。

(2) 用药当日不能饮酒。

(3) 与西咪替丁合用，骨髓抑制可能会加重。

(4) 使用本药时接种活疫苗，被活疫苗感染的风险增加。因此，正在接受化疗的患者不能接种活疫苗。缓解期白血病患者，至少要停止化疗 3 个月后才能接种活疫苗。

(5) 毒副反应具有剂量蓄积性，药物总量不宜超过 1000mg/m^2。

（九）规格

胶囊：40mg；50mg；100mg。

第二节　影响核酸合成的药物

一、甲氨蝶呤

（一）英文名

Methotrexate。

（二）商品名及别用名

氨甲蝶呤、MTX。

（三）药理毒理

对二氢叶酸还原酶有高度亲和力，以竞争方式与其结合，使叶酸不能转变为四氢叶酸，从而使脱氧尿苷酸不能转变为脱氧嘧啶核苷酸，阻止 DNA 合成，亦干扰 RNA、蛋白质合成。属细胞周期特异性药物。主要作用于 G_1 及 G_1/S 转换期细胞。

（四）药代动力学

用量小于 $30mg/m^2$ 时，口服吸收良好，$1 \sim 5$ 小时血药浓度达最高峰，肌内注射后达峰时间为 $0.5 \sim 1$ 小时。血浆蛋白结合率约为 50%，本品透过血脑屏障的量甚微，但鞘内注射后则有相当量可达全身循环。40% $\sim$ 90% 经肾排泄，大多以原形药排出体外；约 10% 通过胆汁排泄，$t_{1/2\alpha}$ 为 1 小时；$t_{1/2\beta}$ 为二室型：初期为 $2 \sim 3$ 小时；终末期为 $8 \sim 10$ 小时。少量甲氨蝶呤及其代谢产物可以结合型形式储存于肾脏和肝脏等组织中，长达数月，在有胸腹腔积液情况下，本品的清除速度明显减缓；清除率个体差别极大，老年患者更甚。

（五）适应证

(1) 急性白血病，特别是急性淋巴细胞白血病；恶性淋巴瘤，非霍奇金淋巴瘤和蕈样肉芽肿，多发性骨髓瘤。

(2) 恶性葡萄胎、绒毛膜上皮癌、乳腺癌、卵巢癌、宫颈癌、睾丸癌。

(3) 头颈部癌、支气管肺癌、各种软组织肉瘤。

(4) 高剂量用于骨肉瘤，鞘内注射可用于预防和治疗脑膜白血病以及恶性淋巴瘤的神经侵犯，本品对银屑病也有一定疗效。

（六）用法与用量

(1) 急性白血病：肌肉或静脉注射，每次 $10 \sim 30mg$，每周 $1 \sim 2$ 次；儿童每日 $20 \sim 30mg/m^2$，每周 1 次。

(2) 绒毛膜上皮癌或恶性葡萄胎：每日 $10 \sim 20mg$，每日 1 次，$5 \sim 10$ 次为 1 个疗程。总量 $80 \sim 100mg$。

(3) 脑膜白血病：鞘内注射，$6mg/m^2$，成人常用 $5 \sim 12mg$，最大不超过 12mg，每日 1 次，5 日为 1 疗程；用于预防脑膜白血病时，每日 $10 \sim 15mg$，每日 1 次，每隔 $6 \sim 8$ 周 1 次。

(4) 实体瘤：静脉应用 $20mg/m^2$。

(5) 甲氨蝶呤大剂量疗法：1 次 $1 \sim 5g/m^2$，静脉 $4 \sim 6$ 小时滴完。自用药 1 日开始至用药后 $1 \sim 2$ 日每天补液 3000mL，并用碳酸氢钠碱化尿液，每日尿量应不少于 2000mL。开始用药后 24 小时起每 3 小时肌内注射亚叶酸钙 $9 \sim 12mg$，连用 $3 \sim 6$ 次或直至甲氨蝶呤血药浓度降至 5×10^{-8} mol/L 以下。

（七）不良反应

(1) 胃肠道反应：恶心、呕吐、常见食欲减退，腹痛、腹泻、消化道出血，偶见假膜性或出血性肠炎等，口腔炎、口唇溃疡、咽喉炎等。

(2) 肝功能损害：黄疸、丙氨酸氨基转移酶、碱性磷酸酶、γ- 谷氨酸转肽酶等增高，长期口服可导致肝细胞坏死、脂肪肝、纤维化甚或肝硬化。

(3) 大剂量应用时，本品及其代谢产物沉积在肾小管而致高尿酸血症性肾病，此时可出现血尿、蛋白尿、少尿、氮质血症甚至尿毒症。

(4) 长期用药可引起咳嗽、气短、肺炎或肺纤维化。

(5) 骨髓抑制：主要引起白细胞和血小板减少，尤其是大剂量应用或小剂量长期口服后易引起明显骨髓抑制，甚至贫血和血小板下降而致皮肤或内脏出血。

(6) 脱发、皮肤潮红、瘙痒或皮疹，后者有时为本品的过敏反应。

(7) 白细胞低下时可合并感染。

(8) 鞘内注射后可能出现视力模糊、眩晕、头痛、意识障碍，甚至嗜睡抽搐等。

（八）注意事项及特殊说明

(1) 本品的致突变性、致畸性和致癌性较烷化剂为轻，但长期服用后，有潜在的导致继发性肿瘤的危险。

(2) 对生殖功能的影响，虽较烷化剂类抗癌药小，但确可导致闭经和精子减少或缺乏，尤以长期应用较大剂量后，但一般多不严重，有时呈不可逆性。

(3) 可增加抗血凝作用，甚至引起肝脏凝血因子的缺少和 (或) 血小板减少症，因此与其他抗凝药同用时宜谨慎。

(4) 本品有对抗药即亚叶酸钙 (CF)，因而形成一种特殊疗法"高剂量 MTX-CF 解救疗法"，在骨肉瘤的治疗中具有很重要的地位。

(5) 另外一种疗效突出的方法是"抗代谢物－代谢物疗法"，即从动脉中滴注高剂量MTX 而在静脉内滴注合适剂量的 CF，从而使得 MTX 只作用于肿瘤所在的部位，起到"局部治疗"的效果。

（九）规格

(1) 甲氨蝶呤片：2.5mg。

(2) 注射用甲氨蝶呤：5mg，10mg，100mg，500mg。

二、硫嘌呤

（一）英文名

Mercaptopurine。

（二）商品名及别用名

6- 巯基嘌呤、乐疾宁、Purinethol、6-MP。

（三）药理毒理

本品为抑制嘌呤合成途径的细胞周期特异性药物，化学结构与次黄嘌呤相似，因而能够竞争性地抑制次黄嘌呤的转化过程，该药物进入体内以后，在细胞内必须由磷酸核糖转移酶转为 6- 巯基嘌呤核糖核苷酸后才具有活性。本品对处于 S 期的细胞较敏感，抑制细胞 DNA 的合成，对细胞 RNA 的合成亦有轻度的抑制作用。用巯嘌呤治疗白血病常产生耐药现象，其原因可能是体内出现了突变白血病细胞株，因而失去了将巯嘌呤转变为巯嘌呤核苷酸的能力。

（四）药代动力学

口服后可迅速经胃肠道吸收。广泛分布于体液内，仅有较小量可透过血脑屏障，口服的剂量对预防和治疗脑膜白血病无效；血浆蛋白结合率约为 20%；本品吸收后的活化部分代谢过程主要在肝脏内进行，在肝内经黄嘌呤氧化酶等氧化及甲基化作用后分解为硫尿酸等产物而失去活性；静脉注射后的 $t_{1/2}$ 约为 90 分钟。约半量经代谢后在 24 小时从肾脏排出，其中 7% ～ 39% 以原形药排出。

（五）适应证

绒毛膜上皮癌、恶性葡萄胎、急性淋巴细胞白血病及急性非淋巴细胞白血病、慢性粒细胞白血病的急变期。

（六）用法与用量

(1) 肾或肝脏功能不全的患者，应适当减少剂量。

(2) 服用本品时，应该适当增加患者液体的摄入量，并使得尿液保持碱性，在加用别嘌呤醇的时候应该谨慎，仅限于应用在血尿酸含量显著增高的患者，如果每日加服 300 ～ 600mg 别嘌呤醇的时候，巯嘌呤的剂量就需要减少至每日常用量的 1/4 ～ 1/3，减慢巯嘌呤代谢，减少药物的毒副反应，阻止或者减少高尿酸血症的产生。

(3) 在治疗疗程中首次出现明显的骨髓抑制、出血或者出血倾向、黄疸等征象时，应立即停药。当白细胞不再继续下降而保持稳定 2 ～ 3 日或者已经上升时，再恢复原来药物剂量的一半，继续服药。

（七）不良反应

(1) 肝脏损害：可致胆汁淤积，出现黄疸。

(2) 高尿酸血症：多见于白血病治疗初期，严重的可发生尿酸性肾病。

(3) 口腔炎、腹泻、间质性肺炎及肺纤维化少见。

（八）注意事项及特殊说明

(1) 本品有增加胎儿死亡以及先天性畸形的危险，故应该避免在妊娠初期 3 个月内服用本品。

(2) 由于老年患者对于化疗药物的耐受性较差，当老年性白血病需要服用本药物时，则需要加强营养支持治疗，并且严密观察症状、体征以及周围血常规变化，及时调整药物使用剂量。

(3) 对诊断的干扰：白血病时有大量的白血病细胞坏死、破坏，在服用本品的时候破坏会进一步增加，血液和尿液中尿酸的浓度明显增高。

(4) 下列情况应慎重：骨髓抑制，严重感染，出血现象者，肝、肾功能损害、胆道疾患者，痛风、尿酸盐肾结石病史者，4～6周以内接受过细胞毒药物或者接受放疗者。

（九）规格

50mg。

三、氟尿嘧啶

（一）英文名

Fluorouracil。

（二）商品名及别用名

5- 氟尿嘧啶，5-FU。

（三）药理毒理

本品在体内先转变为5- 氟 -2- 脱氧尿嘧啶核苷酸，后者抑制胸腺嘧啶核苷酸合成酶，阻断脱氧尿嘧啶核苷酸转变为脱氧胸腺嘧啶核苷酸，从而抑制 DNA 的生物合成。此外，通过阻止尿嘧啶和乳清酸掺入 RNA，达到抑制 RNA 合成的作用。本品为细胞周期特异性药，主要抑制 S 期细胞。

（四）药代动力学

本品主要经肝脏代谢，分解为二氧化碳经呼吸道排出体外，约15% 的氟尿嘧啶在给药 1 小时内经肾以原型药排出体外。大剂量用药能透过血脑屏障，静脉滴注半小时后到达脑脊液中，可维持 3 小时。为 10 ～ 20 分钟，$t_{1/2\alpha}$ 为 20 小时。

（五）适应证

本品的抗瘤谱较广，主要用于治疗消化道肿瘤，或较大剂量氟尿嘧啶治疗绒毛膜上皮癌。亦常用于治疗乳腺癌、卵巢癌、肺癌、宫颈癌、膀胱癌及皮肤癌等。

（六）用法与用量

氟尿嘧啶作静脉注射或静脉滴注时所用剂量相差甚大。单药静脉注射剂量一般为 10 ～ 20mg/kg，连用 5 ～ 10 天，每疗程 5 ～ 7g(甚至 10g)。静脉滴注，通常 300 ～ 500mg/m²，连用 3 ～ 5 天，每次静脉滴注时间不得少于 6 ～ 8 小时；静脉滴注时可用输液泵连续给药维持 24 小时。用于原发性或转移性肝癌，多采用动脉插管注药。腹腔内注射按体表面积 1 次 500 ～ 600mg/m², 每周 1 次, 2 ～ 4 次为 1 个疗程。

(七) 不良反应

(1) 恶心、食欲减退或呕吐。一般剂量多不严重。偶见口腔黏膜炎或溃疡, 腹部不适或腹泻。极少见咳嗽、气急或小脑共济失调等。

(2) 长期应用可导致神经系统毒性。

(3) 偶见用药后心肌缺血, 可出现心绞痛和心电图的变化。如经证实出现心血管不良反应 (心律失常, 心绞痛, ST 段改变) 则停用。

(八) 注意事项及特殊说明

(1) 本品在动物实验中有致畸和致癌性, 但在人类, 其致突变、致畸和致癌性均明显低于氮芥类或其他细胞毒性药物, 长期应用本品导致第 2 个原发恶性肿瘤的危险性比氮芥等烷化剂为小。

(2) 除单用本品较小剂量作放射增敏剂外, 一般不宜和放射治疗同用。

(3) 慎用本品: 肝功能明显异常, 感染、出血 (包括皮下和胃肠道) 或发热超过 38℃ 者, 明显胃肠道梗阻, 脱水和 (或) 酸碱、电解质平衡失调者。

(4) 使用本品时不宜饮酒或同用阿司匹林类药物, 以减少消化道出血的可能。

(九) 规格

0.25g。

四、替加氟

(一) 英文名

Tegafur。

(二) 商品名及别用名

Ftorafur、FT-207、呋喃氟尿嘧啶、喃氟啶、呋氟啶、呋氟尿嘧啶、氟利尔。

(三) 药理毒理

本品为氟尿嘧啶的衍生物, 在体内经肝脏活化逐渐转变为氟尿嘧啶而起抗肿瘤作用。能干扰和阻断 DNA、RNA 及蛋白质合成, 主要作用于 S 期, 是抗嘧啶类的细胞周期特异性药物, 其作用机制、疗效及抗瘤谱与氟尿嘧啶相似, 但作用持久, 吸收良好, 毒性较低。化疗指数为氟尿嘧啶的 2 倍, 毒性仅为氟尿嘧啶的 1/7 ～ 1/4。慢性毒性实验中未见到严重的骨髓抑制, 对免疫的影响较轻微。

(四) 药代动力学

口服吸收良好, 给药后 2 小时作用达最高峰, 持续时间较长, 为 12 ～ 20 小时。血浆 $t_{1/2}$ 为 5 小时, 静脉注射后均匀地分布于肝、肾、小肠、脾和脑, 以肝、肾中的浓度为最高。本品具有较高的脂溶性，可通过血脑屏障，在脑脊液中浓度比氟尿嘧啶高。本品经肝脏代谢，主要由尿和呼吸道排出，给药后 24 小时内由尿以原形排出 23%，由呼吸道以二氧化碳形式排出 55%。

（五）适应证

主要治疗消化道肿瘤，对胃癌、结肠癌、直肠癌有一定疗效。也可用于治疗乳腺癌、支气管肺癌和肝癌等。还可用于膀胱癌、前列腺癌、肾癌等。

（六）用法与用量

成人口服，每日 800 ～ 1200mg，分 3 ～ 4 次服用，总量 30 ～ 50g 为 1 个疗程。小儿剂量 1 次按体重 4 ～ 6mg/kg，1 日 4 次服用。

（七）不良反应

轻度骨髓抑制表现为白细胞和血小板减少。轻度胃肠道反应以食欲减退、恶心为主，个别患者可出现呕吐、腹泻和腹痛，停药后可消失。其他反应有乏力、寒战、发热、头痛、眩晕、运动失调、皮肤瘙痒、色素沉着、黏膜炎及注射部位血管疼痛等。

（八）注意事项及特殊说明

(1) 用药期间定期检查白细胞、血小板计数，若出现骨髓抑制，轻者对症处理，重者需减量，必要时停药。一般停药 2 ～ 3 周即可恢复。

(2) 轻度胃肠道反应可不必停药，给予对症处理，严重者需减量或停药，餐后服用可以减轻胃肠道反应。

(3) 有肝肾功能障碍的患者使用时应慎重，酌情减量。

（九）规格

50mg。

五、氟尿己胺

（一）英文名

Camiofurum。

（二）商品名及别用名

嘧福禄、卡莫氟、己胺酰氟尿嘧啶、氟贝、Mifurol、HCFU。

（三）药理毒理

本品为氟尿嘧啶的衍生物，口服后经肠道迅速吸收，在体内缓慢释放出氟尿嘧啶，而其抗肿瘤作用是抗嘧啶类药物，属于细胞周期特异性药物。

（四）药代动力学

口服吸收良好，在体内经多种代谢途径缓慢释放出氟尿嘧啶。给药 2 ～ 4 小时后血药浓度达峰值，血液中超过 0.1μg/mL(口服 5mg/kg)，氟尿嘧啶有效血浓度可维持 9 小时。由于本药可在肝外代谢，若肝脏代谢功能减退，亦可酌情应用。脑脊液中氟尿嘧啶浓度较其他衍生物低。口服后约 15% 以氟尿嘧啶或代谢物形式从尿中排出。

（五）适应证

胃癌、结肠癌、直肠癌、乳腺癌。

（六）用法与用量

(1) 单药治疗：成人每日 0.6 ～ 0.8g，分 3 ～ 4 次服用，连用 4 ～ 6 周为 1 个疗程。

(2) 联合用药：成人每日 0.6g，分 3 次服用，连用 2 周为 1 疗程。

（七）不良反应

轻度骨髓抑制表现为白细胞和血小板减少。轻度胃肠道反应以恶心、呕吐为主。发热和尿频是本药较为特有的不良反应，停药后或经对症处理后再继续给药也可自行缓解。

（八）注意事项及特殊说明

与氟尿嘧啶相似。

(1) 给药后若摄入乙醇性饮料可出现潮红、恶心、脉率增速、多汗和头痛等症状。有时会产生脑缺血和意识模糊。

(2) 与其他细胞毒药物联用时应酌情减量。

（九）规格

50mg。

六、氟尿苷

（一）英文名

Fioxurdine。

（二）商品名及别用名

5- 氟尿嘧啶脱氧核糖酸钠、5- 氟去氧尿苷、5- 氟脱氧尿苷、氟苷、氟尿嘧啶脱氧核苷、氟尿嘧啶脱氧核糖核酸、氟尿脱氧核苷、FUDR。

（三）药理毒理

本品为氟尿嘧啶的脱氧核苷衍生物。作用机制和氟尿嘧啶相似，注射后在体内转化成活性型氟苷单磷酸，阻断 DNA 合成，抑制癌细胞生长。疗效为氟尿嘧啶的 2 ～ 3 倍，而毒性仅为其 1/6 ～ 1/5。

（四）药代动力学

本药胃肠道吸收差，通常采用注射给药。本药可通过血脑屏障。体内代谢可因给药方式和速度而不同，快速注射后主要在肝脏代谢为氟尿嘧啶。

（五）适应证

对肝癌、胃肠道癌、乳腺癌、肺癌等有效，对无法手术的原发性肝癌疗效显著。肝癌以动脉插管给药疗效较好。

（六）用法与用量

(1) 肝动脉插管给药：每日 1 次，每次 250 ～ 500mg，15 ～ 20g 为 1 疗程。

(2) 动脉灌注：每次 250mg 加 8 ～ 10mg，注射用水溶解即可。

(3) 静脉滴注：每天 500mg，连用 10 天为 1 疗程。

（七）不良反应

同 5-FU，但比 5-FU 轻。

（八）注意事项及特殊说明

同 5-FU。

（九）规格

250mg/ 支。

七、尿嘧啶替加氟

（一）英文名

Compound Tegafu。

（二）商品名及别用名

优福定、优氟泰、UFT。

（三）药理毒理

优福定 (UFT) 是将尿嘧啶与 FT-207 按适宜的比例混合装成的胶囊或压成的片剂。动物实验表明，这种混合物可在相当程度上增强移植性肿瘤的抑制作用。

（四）药代动力学

在给 AH130 大鼠口服 1：4UFT 后 4 小时，测得肿瘤组织中 5-FU 浓度最高，其他正常组织如脾、肺、脑、肌肉、肾等的浓度均较低。胃癌患者服用 UFT4 ～ 5 小时后手术，测定血和肿瘤组织中 5-FU 浓度，结果显示胃癌组织中的浓度为血中的 8.2 倍，为正常胃壁的 3.2 倍，有转移的淋巴结中浓度也高于无转移的淋巴结。

（五）适应证

胃癌、大肠癌、乳腺癌，也用于食管癌、头颈部癌。

（六）用法与用量

2～4片，每日3次，口服，6～8周为1疗程。作放射治疗增敏剂，2片，每日3次，口服，共计4～6周。如与其他药物联合应用，2～4片，每日3次。

（七）不良反应

食欲缺乏、恶心呕吐、腹泻、口腔炎、色素沉着、皮疹、乏力、白细胞减少、红细胞减少、血小板减少、肝功能损害等。

（八）注意事项及特殊说明

有肝、肾功能损害或孕妇禁用。极少数病例出现头晕、头痛、嗜睡等症状，应警惕其有透过血脑屏障之可能，必要时停药。本品所含的替加氟呈碱性且含碳酸盐，避免与含钙、镁离子及酸性较强的药物合用。

（九）规格

50mg/片。

八、卡培他滨

（一）英文名

Capecitabine。

（二）商品名及别用名

希罗达、Xeloda。

（三）药理毒理

本品是氟尿嘧啶的前体物，口服后吸收迅速，并能以完整药物经肠黏膜进入肝脏。在肝脏，经羧基酯酶转化为无活性中间体5'-DFCR，接着在肝脏和肿瘤组织胞苷脱氢酶的作用下，产生最终中间体5'-DFUR。最后，在肿瘤组织中经胸苷磷酸化酶催化，转化为5-FU。单药化疗时，卡培他滨比5-FU静脉给药更为有效，卡培他滨对5-FU敏感和耐药的细胞系均有抗肿瘤活性。此外，紫杉类、奥沙利铂、顺铂、伊立替康、丝裂霉素等可以上调胸苷磷酸化酶(TP)的活性，提示与卡培他滨联合治疗有协同作用。

（四）药代动力学

动物模型已表明，给卡培他滨后，与正常组织相比，肿瘤组织内5-FU浓度显著增高。另外，给予卡培他滨后，肿瘤组织内5-FU浓度显著高于血浆(127倍)和肌肉(22倍)内浓度。相比之下，给予5-FU之后，未观察到有何选择性分布。口服后，本品迅速和完全地转化为最初两种代谢物5'-DFCR和5'-DFUR，其后浓度呈指数下降，$t_{1/2}$为0.5～1.0小时。给药后，70%经尿排除。

（五）适应证

(1) 晚期乳腺癌一线治疗。

(2) 晚期结直肠癌一线及二线治疗。

(3) 可切除结直肠癌术后辅助治疗。

（六）用法与用量

$2500mg/m^2$，分 2 次口服，于饭后半小时用水吞服，连用 14 天，休息 7 天，21 天重复。根据患者情况和不良反应调整剂量。联合用药时剂量可酌减。

（七）不良反应

(1) 消化道反应：不良反应有腹泻（严重者需对症治疗）、恶心、呕吐、腹痛等。

(2) 手足综合征：约半数患者发生，表现为麻木、感觉迟钝、感觉异常、麻刺感、无痛感或疼痛感。

(3) 其他：少见的不良反应如皮炎、脱发、黏膜炎、发热、乏力、嗜睡、头痛、下肢水肿、中性粒细胞减少等。

（八）注意事项及特殊说明

(1) 为预防手足综合征，可同时口服维生素 B_6，每日量可达 200mg。

(2) 本品可能导致胎儿死亡或畸形，因此孕妇禁用。

(3) 亚叶酸钙可使得 5-FU 浓度升高，增强其毒性，与本药合用时应注意监测，特别是老年患者。

(4) 与口服抗凝药物合用，凝血参数可能发生变化，出血的危险性增加。

(5) 本药可增高苯妥英钠的血药浓度，导致苯妥英钠的毒性增加，必要时减少苯妥英钠的使用剂量。

（九）规格

500mg。

九、吉西他滨

（一）英文名

Gemcitabine。

（二）商品名及别用名

双氟脱氧胞苷、健择、Gemzar、dFdC、泽菲。

（三）药理毒理

吉西他滨为胞嘧啶核苷衍生物，属周期特异性抗肿瘤药物，主要作用于 G_1/S 期。和阿糖胞苷一样，进入体内后由脱氧胞嘧啶激酶活化，由胞嘧啶核苷脱氨酶代谢。代谢物吉西他滨二磷酸盐和吉西他滨三磷酸盐为活性物质，通过在细胞内掺入 DNA 而抑制其合成。本品除了掺入 DNA 以外，还对核苷酸还原酶具有抑制作用，导致细胞内脱氧核苷三磷酸酯减少；此外它能抑制脱氧胞嘧啶脱氨酶减少细胞内代谢物的降解，具有自我增效的作用。在临床上，吉西他滨和阿糖胞苷的抗癌谱不同，对多种实体肿瘤有效。

（四）药代动力学

吉西他滨静脉滴注后，快速分布到各组织，滴注时间越长，分布越广。单次 $1000mg/m^2$ 吉西他滨静脉滴注 30 分钟，有 92% ～ 98% 在 1 周内几乎全部由尿中以原形（< 10%）和无活性的尿嘧啶代谢物排出。本品很少和血浆蛋白结合。老年患者特别是女性清除率较低，$t_{1/2}$ 较长，使用时应当适当降低剂量。

（五）适应证

(1) 晚期胰腺癌、晚期非小细胞肺癌、局限期或转移性膀胱癌及转移性乳腺癌的一线治疗。

(2) 晚期卵巢癌的二线治疗。

(3) 早期宫颈癌的新辅助治疗。本品抗瘤谱广，对其他实体瘤包括间皮瘤、食管癌、胃癌和大肠癌，以及肝癌、胆管癌、鼻咽癌、睾丸肿瘤、淋巴瘤和头颈部癌等均有一定疗效。

（六）用法用量

吉西他滨静脉滴注时间一般限制在 30 ～ 60 分钟，超过 60 分钟会导致不良反应加重。

(1) 胰腺癌：800 ～ 1250mg/m²，静脉滴注，每周 1 次，连续 7 周，休息 1 周，或吉西他滨 800 ～ 1250mg/m²，静脉滴注，每周 1 次，连续 3 周，休息 1 周，同时在第 1 天吉西他滨滴注后给予顺铂滴注，每 4 周重复。

(2) 其他肿瘤：800 ～ 1250mg/m² 静脉滴注 30 ～ 60 分钟，每周 1 次，连续 3 周，停 1 周。若与卡铂联合应用，卡铂在本品以前给药最好。

（七）不良反应

(1) 骨髓抑制是本品剂量限制性毒性，中性粒细胞和血小板下降均常见。

(2) 皮肤：少数患者出现过敏反应，表现为皮疹、皮肤瘙痒，偶尔伴有脱皮、水疱和溃疡。

(3) 肝功能：约半数以上患者可以引起轻度氨基转移酶升高，继续给药不会加重。

(4) 吉西他滨还可引起发热、皮疹和流感样症状。

（八）注意事项及特殊说明

(1) 骨髓功能受损的患者，用药应谨慎。与其他的抗肿瘤药物配伍进行联合或序贯化疗时，应考虑对骨髓抑制作用的蓄积。

(2) 肝功能不全的患者或在用药前未检查患者的肝功，使用吉西他滨须特别小心。

(3) 放疗的同时给予吉西他滨可导致严重的肺或食管病变、辐射敏化和发生严重肺及食管纤维样变性的危险。

（九）规格

200mg/ 支；1g/ 支。

十、安西他滨

（一）英文名

Ancitabine。

（二）商品名及别用名

环胞苷、CyCloCytidine。

（三）药理毒理

本品为细胞周期特异性药物，主要作用于 S 期，并对 G_1/S 及 S/G_2 转换期也有作用。本品为阿糖胞苷衍生物，在体内转变为阿糖胞苷，本身可磷酸化而阻碍脱氧核糖核酸的合成，抑制细胞合成，具有抗肿瘤作用。它的特点是不直接被胞苷脱氨酶脱氨而失活，而且对其他代谢酶也较稳定。在实验抗肿瘤药中，环胞苷治疗指数最高为 50，对多种动物肿瘤均有明显抑制作用。对单纯疱疹病毒也有抑制作用。

（四）药代动力学

本品在体内作用时间较长，在血液和脏器内停留时间亦长，口服有效。$t_{1/2}$ 为 8 小时。单次静脉注射 24 小时内排泄 95%，其中 85% 为环胞苷，10% 为阿糖胞苷和阿糖尿苷。

（五）适应证

本品对急性白血病、实体瘤、脑膜白血病、恶性淋巴瘤、上皮浅层型单纯疱疹病毒角膜炎等有效。

（六）用法与用量

(1) 静脉滴注：4 ～ 12mg/kg，每日 1 次，连用 5 ～ 10 日。

(2) 口服或者肌内注射剂量同静脉滴注。

(3) 脑膜白血病作鞘内注射，50 ～ 100mg，生理盐水 2mL 稀释后使用。

(4) 眼科：单纯疱疹病毒角膜炎，每 1 ～ 2 小时滴眼 1 次，晚间加眼药膏 1 次，或者单用眼药膏每日 4 ～ 6 次，溃疡愈合实质层浸润消失后，再减量为每天 4 次，维持用药 2 周以上。用药期间合并用抗生素和抗真菌药，以防止细菌及真菌感染。

（七）不良反应

(1) 骨髓抑制作用：可见白细胞、血小板减少，多在给药后 2 ～ 4 小时出现。

(2) 胃肠道反应：食欲减退、恶心、呕吐。

(3) 本药物使用剂量过大，可以出现腮腺痛，冷敷局部可减轻疼痛。

(4) 本药物在唾液腺分布较多而出现流涎现象。

(5) 偶尔有患者出现直立性低血压、结膜充血、鼻黏膜肿胀，个别患者出现头痛、皮疹。

(6) 静脉注射部位可以出现静脉炎。

(7) 偶见患者出现肝功能损害。

（八）注意事项及特殊说明

(1) 应用本药物期间需要定期检查血常规，肝脏功能等。

(2) 偶尔可以引起一过性肺部炎症变化，应注意。

（九）规格

注射剂：100mg/ 支；片剂：100mg/ 片；滴眼剂：眼药水为 0.05%(浓度)，眼药膏 1%(浓度)。

第三节 作用于核酸转录的药物

一、放线菌素 D

（一）英文名

Actinomycin D。

（二）商品名及别用名

更生霉素、ACTD。

（三）药理毒理

本品为细胞周期非特异性药物，对细胞周期中各期细胞均敏感，其中对 G_1 期前半段最敏感，即相当于 mRNA 合成时。本品与 DNA 结合，抑制以 DNA 为模板的 RNA 多聚酶，从而抑制 RNA 的合成。结合方式可能是通过其发色团嵌入 DNA 的碱基对之间，而其肽链则位于 DNA 双螺旋的小沟内，妨碍 RNA 多聚酶沿 DNA 分子前进。本品对 RNA 合成的抑制作用主要是 RNA 链的延伸而不是影响它的起始，本品选择性地与 DNA 中的鸟嘌呤结合，与缺乏鸟嘌呤碱基的 DNA 不发生结合作用。本品不能阻止 DNA 的复制，因 DNA 多聚酶能在其正前方引起 DNA 局部变性 (如双螺旋的解开)，可使本品较快地解离开。

（四）药代动力学

静脉注射后迅速分布至各组织，广泛与组织结合，但不易透过血脑屏障。$T_{1/2}$ 为 36 小时，在体内代谢的量很小。缓慢自尿及粪排泄，原形药 10% 由尿排出，50% 由胆道排出，9 天后还能发现注射剂量的 30%。

（五）适应证

Wilms 瘤、绒毛膜上皮癌及恶性葡萄胎、睾丸癌、Ewing 肉瘤、恶性淋巴瘤。

（六）用法与用量

成人 1 次 0.2 ～ 0.4mg，小儿 $0.45/m^2$ 组成联合化疗方案，1 岁以下慎用。

（七）不良反应

(1) 厌食、恶心、呕吐等。

(2) 可引起白细胞及血小板减少。

(3) 静脉注射可引起静脉炎，漏出血管可引起疼痛、局部硬结及溃破。

(4) 有免疫抑制作用；可有脱发。

(5) 长期应用可抑制睾丸或卵巢功能，引起闭经或精子缺乏。

（八）注意事项及特殊说明

(1) 抗癌药均可影响细胞动力学，并引起突变和畸形，孕妇与哺乳期妇女慎用。

(2) 可能使尿及血尿酸升高。

(3) 骨髓功能低下、有痛风病史、肝功能损害、感染、有尿酸盐性肾结石病史应慎用。

(4) 本品可提高放射敏感性，与放射治疗同时应用可能加重放射治疗降低白细胞的作用和局部组织的损害作用。

(5) 本品也可能削弱维生素 K 的疗效，对缺少维生素 K 的患者需要补充维生素 K。

（九）规格

200μg；500μg。

二、博来霉素

（一）英文名

Bleomycin。

（二）商品名及别用名

争光霉素，琥珀酰博来霉素，琥珀酰争光霉素。

（三）药理毒理

本品与铁的复合物嵌入 DNA，引起 DNA 单链和双链断裂。它不引起 RNA 链断裂。作用的第 1 步是本品的二噻唑环嵌入 DNA 的 G-C 碱基对之间，同时末端三肽氨基酸的正电荷和 DNA 磷酸基作用，使其解链。作用的第 2 步是本品与铁的复合物导致超氧或羟自由基的生成，引起 DNA 链断裂。

（四）药代动力学

口服无效。须经肌肉或静脉注射。注射后在血中消失较快，广泛分布到各组织中，尤以皮肤和肺较多，因该处细胞中酰胺酶活性低，博来霉素水解失活少。在其他正常组织则迅速失活。部分药物可透过血脑屏障。连续静脉滴注 4 ～ 5 天，30mg/d，24 小时内血药浓度稳定在 146ng/mL，一次量静脉注射后初期和终末消除 $t_{1/2}$ 分别为 24 分钟及 4 小时，静脉注射后 $t_{1/2}$ 相应参数分别为 1.3 小时及 8.9 小时，肌内注射或静脉注射博来霉素 15mg，血药峰浓度分别为 $1\mu g/mL$ 及 $3\mu g/mL$。有可能在组织细胞内由酰胺酶水解而失活。主要经肾排泄，24 小时内排出 50% ～ 80%。不能被透析清除。

（五）适应证

适用于头颈部、食管、皮肤、宫颈、阴道、外阴、阴茎的鳞癌，霍奇金病及恶性淋巴瘤，睾丸癌及癌性胸腔积液等。亦用于治疗银屑病。

（六）用法与用量

(1) 成人肌肉、静脉及动脉注射，每次 15mg，每日 1 次或每周 2 ～ 3 次。总量不超过 400mg。胸腔内注射，20 ～ 40mg。

(2) 小儿使用 $10mg/m^2$。

（七）不良反应

(1) 骨髓抑制轻微。

(2) 本品可引起皮肤色素沉着，特别是骨隆起处（如踝部），指甲变色脱落，脱发，口腔溃破，食欲缺乏。

(3) 长期用药可致肺纤维化，可因肺功能不全而死亡。

(4) 注射后发热反应常见，偶见因过敏性休克而死亡。

（八）注意事项及特殊说明

(1) 因所有抗癌药均可影响细胞动力学，并引起诱变和畸形，孕妇与哺乳期妇女应谨慎给药。

(2) 对诊断的干扰：本品可引起肺炎样症状、肺纤维化、肺功能损害，应与肺部感染作鉴别。

(3) 下列情况应慎用：70 岁以上老年患者、肺功能损害、肝肾功能损害。发热及白细胞低于 $2.5\times10^9/L$ 者不宜用。

(4) 本品可引起肺纤维化，不宜用于肺部放射治疗患者。注射本品前，先服用吲哚美辛 50mg，可减轻发热反应。

(5) 本品有肺毒性，而且和剂量累积有关，所以一般总量不宜超过 400mg。

(6) 全身用药为主，起始静脉注射应缓慢，不少于 10 分钟。淋巴瘤患者易引起高热、过敏、休克，用药前应做好充分准备。

（九）制剂

10mg。

三、平阳霉素

（一）英文名

Bleomycin A5。

（二）商品名及别用名

Pingyangmycin，FY1V1、争光霉素。

（三）药理毒理

为我国开发的抗生素类抗肿瘤药物，为博来霉素多组分中的单一组分 A5。其作用机制与博来霉素相同，主要抑制胸腺嘧啶核苷掺入 DNA，与 DNA 结合使之破坏；另外也能使 DNA 单链断裂，破坏 DNA 模板阻止 DNA 复制。

（四）药代动力学

静脉注射后 30 分钟血药浓度达最高峰，以后迅速下降，$t_{1/2}$ 为 1.5 小时，在 24 小时内由尿中排出 25%～50%。

（五）适应证

头颈部癌、皮肤癌、食管癌、鼻咽癌、肺癌、子宫颈癌、阴茎癌、淋巴瘤和睾丸肿瘤。

（六）用法与用量

(1) 静脉滴注：8mg，每周 2～3 次；或 16mg，每周 1 次，总量 200mg 左右。

(2) 肌内注射：8mg，深部肌内注射，用法同上。

(3) 肿瘤内注射：1 日或隔日 1 次。

(4) 外涂：用平阳霉素软膏涂于肿瘤溃疡面，1 次／日。

(5) 胸腔内注射：32mg～40mg，每 2 周 1 次。

（七）不良反应

(1) 发热：少数患者于用药后 1 小时左右发生，一般 38℃左右，个别可达 40℃，并伴有寒战，3～4 小时后可自行退热。

(2) 肝肾功能损伤。

(3) 指、趾关节皮肤肥厚色素沉着较常见，有的还有手指、脚趾感觉过敏和指甲变形敏反应，极个别患者可发生过敏性休克。

（八）注意事项及特殊说明

(1) 为预防发热，可于用药前 1 小时口服氯苯那敏、吲哚美辛和地塞米松，仍有高热者则应停药。

(2) 肺功能差或作肺部放疗的患者不用本药物。

(3) 本品不良反应小，亦不宜长期滥用，以免引发不良后果。

(4) 肺部放疗可增加本品肺毒性，单次剂量较大或累积剂量较大都可以导致严重肺毒性，患者发热、呼吸困难、双肺湿性啰音，需要紧急抢救，给予氧气吸入，静脉滴注氢化可的松或地塞米松，必要时给予强心药物和预防呼吸衰竭。

（九）规格

4mg；8mg；15mg。

第四节　拓扑异构酶抑制剂

一、拓扑替康

（一）英文名

Topotecan。

（二）商品名及别用名

托泊替康、和美新、喜典、金喜素、艾妥、奥罗那、Hycamtin、TPT。

（三）药理毒理

是喜树碱的人工半合成衍生物，为拓扑异构酶 I 抑制剂，进入体内后与拓扑异构酶 I 形成复合物并导致 DNA 不能正常复制，引起 DNA 双链损伤。由于哺乳类动物细胞不能有效地修复这种双 DNA 损伤，因此抑制细胞增生。本品属于 S 期特异性药物。实验研究本品对多种动物肿瘤均有明显抑制作用。

（四）药代动力学

本品代谢呈二室模型，分布较快，分布于肝、肾等器官，$t_{1/2\alpha}$ 为 4.1 ～ 8.1 分钟，$t_{1/2\beta}$ 为 2.4 ～ 4.3 小时，和血浆蛋白的结合率为 6.6% ～ 21.3%。26% ～ 80% 经肾脏排出，其中 90% 在用药后 12 小时内由尿中排出，小部分由胆汁排出。所以肾功能不全的患者本品清除率降低。但肝功能不全对本品代谢影响不大。拓扑替康可以透过血脑屏障进入脑脊液，并在脑脊液中蓄积。

（五）适应证

小细胞肺癌；一线治疗失败的转移性卵巢癌。

（六）用法与用量

(1) 静脉给药：单药治疗，$1.2 \sim 1.5 \text{mg/m}^2$，第 $1 \sim 5$ 天，21 天为 1 周期。肌酐清除率 $20 \sim 39 \text{mL/min}$ 时推荐剂量为 0.6mg/m^2，重度肾功能不全时不推荐使用。与铂类、紫杉类、异环磷酰胺及其他细胞毒药物联合应用，剂量应减少。

(2) 口服给药：1mg/m^2，每天一次，第 $1 \sim 5$ 天和第 $8 \sim 12$ 天，21 天为 1 周期；亦可 0.6mg/m^2，每天 1 次，连服 21 天，28 天为 1 周期。

（七）不良反应

(1) 骨髓抑制是剂量限制性毒性，主要表现为白细胞、血小板和血红蛋白降低。

(2) 胃肠道反应：如食欲缺乏、恶心、呕吐、厌食、口腔炎、腹泻、腹痛、便秘等。

(3) 其他：乏力、脱发、头痛。发热等也时有发生。罕见不良反应尚有呼吸困难、过敏反应、血尿、一过性氨基转移酶升高和心电图异常等。

（八）注意事项及特殊说明

(1) 本品可以导致严重骨髓抑制，用药期间应当注意观察血常规变化。

(2) 中度肾功能不全 (肌酐清除率 $20 \sim 39 \text{mL/min}$) 剂量调整为 0.6mg/m^2。

(3) 老年人用药除非有骨髓抑制一般不需要调整剂量，但应当注意观察。

（九）规格

2mg；4mg。

二、伊立替康

（一）英文名

Irinotecan。

（二）商品名及别用名

开普拓、CPT-11、Campto。

（三）药理毒理

为半合成水溶性喜树碱类衍生物。本品及其代谢产物 SN38 为 DNA 拓扑异构酶 I (Topo I) 抑制剂，其与 Topo I 及 DNA 形成的复合物能引起 DNA 单链断裂，阻止 DNA 复制及抑制 RNA 合成，为细胞周期 S 期特异性药。CPT-11 及其代谢物 SN38 对数多肿瘤细胞有抗瘤活性。

（四）药代动力学

静脉滴注后，大部分药迅速转化为活性代谢物 SN38，其消除呈三相，$t_{1/2\alpha}$ 相很短，约 6 分钟，$t_{1/2\beta}$ 为 2.5 小时，$t_{1/2\gamma}$ 持续 16.5 小时。平均分布容积为 150L/m^2，总体血浆清除率为 $14.5 \text{L/(m}^2 \cdot \text{h})$。药物主要经胆道排泄，24 小时尿中 CPT-11 排泄量为原药量的 20%，而 SN38 尿排泄量仅为 0.1% ～ 0.2%。

（五）适应证

晚期大肠癌作为一线用药，也可用于术后的辅助化疗；对肺癌、乳腺癌、胰腺癌、胃癌、宫颈癌和卵巢癌等也有一定疗效。

（六）用法与用量

(1) 大肠癌：单药治疗，3 周方案推荐初始剂量为 175mg/m²，每 3 周 1 次，70 岁以上者及曾接受盆腔或腹腔放疗的患者，初始剂量为 135mg/m²；每周方案推荐初始剂量为 85mg/m²，每周 1 次，连续 4 周停 2 周。联合用药：CPT-11 使用 125mg/m²，也可以参考 FORFRI 方案应用。

(2) 非小细胞肺癌：与 DDP 联合用药，DDP80mg/m²，第 1 天；CPT-1160mg/m²，第 1、8、15 天，每 28 天重复。

(3) 胃癌、胰腺癌、宫颈癌：100 ～ 150mg/m²，每 1 ～ 2 周 1 次。

(4) 卵巢上皮细胞癌：200mg/m²，每 3 ～ 4 周 1 次。

（七）不良反应

本品的主要剂量限制性毒性为延迟性腹泻和中性粒细胞减少。

(1) 延迟性腹泻：多发生在用药后 5 天，平均持续 4 天，严重者可致死。

(2) 骨髓抑制：中性粒细胞减少，血小板下降及贫血常见，联合用药时更为明显。

(3) 乙酰胆碱综合征：用药后 24 小时内出现，表现为急性腹泻、腹痛、流泪、唾液增多、瞳孔缩小、低血压、多汗等症状。

（八）注意事项及特殊说明

(1) 延迟性腹泻：24 小时后出现的腹泻均应视为延迟性腹泻，一旦出现第 1 次水样便或腹部异常肠蠕动，应立即开始口服洛派丁胺（易蒙停），首剂 4mg，以后 2mg，每 2 小时 1 次至少 12 小时，直到本次水样便治愈后继续用药 12 小时，最长用药时间不超过 72 小时。若 48 小时后仍有腹泻，应开始预防性口服广谱抗生素（喹诺酮类）7 天，并换用其他止泻药治疗（如奥曲肽）。

(2) 下列情况之一者，应口服喹诺酮类抗生素：4 度腹泻；腹泻同时伴 3 或 4 度中性粒细胞减少或伴发热；腹泻伴发热。洛派丁胺不能预防腹泻的发生，故不能作预防用药。

(3) 中性粒细胞减少：不推荐预防性应用 G-CSF 或 GM-CSF。若第 1 周期出现严重延迟性中性粒细胞减少，可考虑应用。

(4) 出现乙酰胆碱综合征，包括"早期"腹泻（24 小时内出现）时，可给予阿托品 0.25 ～ 0.5mg 皮下注射。

(5) 出现下列情况之一，下周期剂量应减量：4 度中性粒细胞减少；3 度中性粒细胞减少伴发热，体温超过 38.51 或感染；4 度腹泻或 3 度腹泻需水化者。若减量后仍出现上述毒性之一者，下周期应进一步减量。若第 2 次减量后还出现上述毒性之一者，应终止治疗。

(6) 有下列表现的患者禁用本品：慢性肠炎和 (或) 肠梗阻；胆红素超过正常值上限的 3 倍；对本品或赋形剂有严重过敏史；严重骨髓功能不全；孕期或哺乳期。

(九) 规格

40mg/2mL；100mg/5mL。

三、羟喜树碱

(一) 英文名

Hydroxyl-Camptothecin。

(二) 商品名及别用名

HCPT、10- 羟喜树碱、拓喜、喜得欣、喜素。

(三) 药理毒理

本品通过抑制拓扑异构酶 I 而发挥细胞毒作用，使 DNA 不能复制，造成不可逆的 DNA 链破坏，从而导致细胞死亡。

(四) 药代动力学

小鼠静脉注射羟喜树碱后，药物浓度以胆囊及小肠内容物最高，其次为癌细胞、肝、骨髓、胃及肺组织。$t_{1/2}$ α 相和 β 相分别为 4.5 分钟及 29 分钟。主要通过粪便排泄，24 小时排出量为 29.6%，48 小时为 47.8%。

(五) 适应证

原发性肝癌、胃癌、头颈部癌、膀胱癌及直肠癌。

(六) 用法与用量

(1) 静脉注射：10 ～ 30mg，1 次 / 日，每周 3 次，6 ～ 8 周为 1 个疗程，联合用药本品剂量可适当减少。

(2) 膀胱灌注：10mg，保持 2 ～ 4 小时，每周 1 次，10 次为 1 个疗程。

(3) 胸腹腔注射：10 ～ 20mg，每周 1 ～ 2 次。

(七) 不良反应

(1) 骨髓抑制：表现为白细胞下降，对红细胞及血小板无明显影响。

(2) 胃肠道反应：主要表现为恶心、呕吐、食欲减退、腹泻等。

(3) 偶见泌尿系统毒性：血尿、尿频和轻度蛋白尿。

(八) 注意事项及特殊说明

(1) 不宜用葡萄糖液稀释。

(2) 为避免膀胱刺激及血尿发生，用药期间应鼓励患者多饮水。

（九）规格

2mg/2mL；10mg/5mL。

四、依托泊苷

（一）英文名

Etoposide。

（二）商品名及别用名

鬼臼乙叉苷、足叶乙苷、表鬼臼毒吡喃葡萄糖苷、泛必治、拉司太特、凡必复、凡必士、Vepesid、Lastet、VP-16。

（三）药理毒理

本品为细胞周期特异性抗肿瘤药物，作用于 DNA 拓扑异构酶 Ⅱ，形成药物 - 酶 -DNA 稳定的可逆性复合物，阻碍 DNA 修复。实验发现此复合物可随药物的清除而逆转，使损伤的 DNA 得到修复，降低了细胞毒作用。因此，延长药物的给药时间，可能提高抗肿瘤活性。

（四）药代动力学

本品口服吸收后，在 0.5 ～ 4 小时达到血药浓度峰值，生物利用度为 50%，主要分布于胆汁、腹腔积液、尿液、胸腔积液和肺组织中，很少进入脑脊液。主要以原形和代谢产物从尿中排泄。静脉使用血药浓度的 $t_{1/2}$ 为 7 小时 (3 ～ 12 小时)。97% 与血浆蛋白结合。由于本品与拓扑异构酶 Ⅱ 的结合是可逆的，并作用于细胞周期中持续时间较长的 S 期及 G_2 期，因此血药浓度持续时间长短比峰浓度高低更重要，一般采用静脉滴注，而不用静脉注射。

（五）适应证

主要用于治疗小细胞肺癌，恶性淋巴瘤，恶性生殖细胞瘤，白血病，对神经母细胞瘤，横纹肌肉瘤，卵巢癌，非小细胞肺癌，胃癌和食管癌等有一定疗效。

（六）用法与用量

单药使用 60 ～ 100mg/m²，第 1 ～ 10 天，每 3 ～ 4 周重复；联合化疗 50mg/m²，连用 3 天或 5 天。

（七）不良反应

主要为血液学和消化道毒性，与静脉制剂比较，呕吐发生率较低。极少数可发生严重过敏反应，应重视。若静脉滴注过速 (< 30 分钟)，可有低血压、喉痉挛等过敏反应。

（八）注意事项及特殊说明

口服时宜饭前服用，部分患者可能发生过敏反应。本品有骨髓抑制作用，用药期间应定期检查患者的血常规。肝功能障碍者慎用。

（九）规格

胶囊：50mg；注射剂：0.1g/5mL。

五、替尼泊苷

（一）英文名

Teniposide。

（二）商品名及别用名

威猛、卫萌、邦莱、Vumon、VM-26。

（三）药理毒理

为表鬼臼毒的半合成衍生物，主要作用机制是与依托泊苷一样作用于 DNA 拓扑异构酶 II，导致双链或单链破坏使细胞不能通过 S 期，停于晚 S 期或早 G_2 期。本品与 VP-16 有交叉耐药。本品为周期特异性细胞毒药物，作用于细胞周期 S_2 后期和 G_2 期，通过阻止细胞进入有丝分裂而起作用。本品为中性亲脂性物质，可以通过血脑屏障。

（四）药代动力学

药代动力学数据：静脉滴注后，药物从中央室 I 相清除，即分布相 $t_{1/2}$ 约为 1 小时。替尼泊苷在体内的蛋白结合率高（ > 99%）可能限制其在体内的分布。替尼泊苷在脑脊液中的浓度低于同时测定的血浆药物浓度。其在肾的清除率仅占总清除率的 10% 左右，替尼泊苷的清除相 $t_{1/2}$ 为 6 ～ 20 小时。尽管替尼泊苷的代谢途径尚未明确。

（五）适应证

小细胞肺癌、急性淋巴细胞白血病、神经母细胞瘤和淋巴瘤。

（六）用法与用量

(1) 单药治疗：50 ～ 100mg，每日 1 次，连用 3 ～ 5 日，3 ～ 4 周为 1 个疗程，总剂量为 300mg/m^2。

(2) 联合用药：当与其他骨髓抑制药物联合使用时应适当降低本品剂量。

（七）不良反应

(1) 骨髓抑制，最低在给药后 13 ～ 18 天。

(2) 胃肠道反应如恶心、呕吐、厌食、腹泻、腹痛和肝功能异常，可以发生口腔炎、黏膜炎。

(3) 脱发、低血压、过敏反应、皮肤反应、神经病变。输注过快可有过敏反应发生。

（八）注意事项及特殊说明

(1) 对肝肾功能损害的患者或肿瘤已侵犯骨髓的患者使用该药要谨慎。

(2) 输液中注意保证输注本品进入静脉，防止产生组织坏死和（或）血栓性静脉炎。

(3) 静脉输入本品时可发生低血压的病例，在输注本品开始 30 分钟内需仔细监测。

(4) 在接受高于推荐剂量治疗的患者和先前曾用过止吐药的患者可发生急性中枢神经系统抑制和低血压。

（九）规格

50mg/5mL。

第五节　作用于有丝分裂 M 期干扰微管蛋白合成的药物

一、长春碱

（一）英文名

Vinblastine。

（二）商品名及别用名

长春花碱、威保定、Vincaleukoblastine、VLB。

（三）药理毒理

本品作用方式与浓度有关。低浓度时，本品与微管蛋白的低亲和点结合，由于空间阻隔等因素，抑制微管聚合。高浓度时，本品与微管蛋白上高亲和点结合，使微管聚集，形成类结晶。

（四）药代动力学

口服吸收差，静脉注射后迅速分布至各组织，很少透过血脑屏障。血浆蛋白结合率为 75%，大部分与 α 和 β 球蛋白结合。静脉注射后，$t_{1/2\alpha}$ 为 3.7 分钟，$t_{1/2\beta}$ 为 1.64 小时，$t_{1/2\gamma}$ 为 24.8 小时。在肝内代谢成脱乙酰长春碱。本品的代谢物主要由尿排泄。

（五）适应证

主要对恶性淋巴瘤、绒毛膜癌及睾丸肿瘤有效，其他对肺癌、乳腺癌、卵巢癌及单核细胞白血病也有效。

（六）用法与用量

(1) 成人常用量：静脉注射，10mg，每周 1 次，总量 60～80mg。

(2) 小儿用量：静脉注射，0.1～0.15mg/kg，每周 1 次。

（七）不良反应

(1) 骨髓抑制作用较明显，静脉注射后白细胞下降迅速，但可在 2～3 周内恢复正常。

(2) 偶有恶心、呕吐等胃肠道反应。

(3) 静脉反复注射可致血栓性静脉炎。

(4) 注射时漏至血管外可造成局部组织坏死。

(5) 本品在动物中有致癌作用。

(6) 长期应用可抑制睾丸或卵巢功能，引起闭经或精子缺乏。

(7) 严重骨髓抑制、过敏者禁用。

（八）注意事项及特殊说明

(1) 本品可能使血及尿内尿酸升高。

(2) 下列情况应慎用：骨髓抑制、有痛风病史、肝功能损害、感染、肿瘤已侵犯骨髓、有尿酸盐性肾结石病史、经过放射治疗或抗癌药治疗的患者。

(3) 用药期间应注意定期检查：血常规、血胆红素、丙氨酸氨基转移酶、乳酸脱氢酶、血尿素氮、血尿酸、肌酐清除率。

（九）规格

10mg；15mg。

二、长春新碱

（一）英文名

Vincristine。

（二）商品名及别用名

醛基长春碱、Oncovin、VCR。

（三）药理毒理

长春新碱为夹竹桃科植物长春花中提取的有效成分。抗肿瘤作用靶点是微管，主要抑制微管蛋白的聚合而影响纺锤体微管的形成。使有丝分裂停止于中期。还可干扰蛋白质代谢及抑制 RNA 多聚酶的活力，并抑制细胞膜类脂质的合成和氨基酸在细胞膜上的转运。长春新碱对移植性肿瘤的抑制作用大于长春碱且抗瘤谱广。长春新碱、长春碱和长春地辛三者间无交叉耐药现象，长春新碱神经毒性在三者中最强。

（四）药代动力学

静脉注射长春新碱后迅速分布于各组织，神经细胞内浓度较高，很少透过血脑屏障，脑脊液浓度是血浆浓度的 1/30 ～ 1/20。蛋白结合率 75%。在成人，$t_{1/2\alpha}$ ＜ 5 分钟为 50 ～ 155 分钟，末梢消除相 $t_{1/2\gamma}$ 长达 85 小时。在肝内代谢，在胆汁中浓度最高，主要随胆汁排出，粪便排泄 70%，尿中排泄 5% ～ 16%。长春新碱能选择性地集中在癌组织，可使增生细胞同步化，进而使抗肿瘤药物增效。

(五)适应证

用于急、慢性白血病，恶性淋巴瘤，也用于乳腺癌、支气管肺癌、软组织肉瘤、神经母细胞瘤及多发性骨髓瘤。

(六)用法和用量

(1) 成人常用量：静脉注射，$1.4mg/m^2$，或 0.02 ～ 0.04mg/kg，单次量不超过 2mg，每周 1 次，总量 20mg。

(2) 小儿常用量：静脉注射，0.05 ～ 0.75mg/kg，每周 1 次。

(七)不良反应

(1) 剂量限制性毒性是神经系统毒性，主要引起外周神经症状，如手指、神经毒性等，与累积量有关。足趾麻木、腱反射迟钝或消失，外周神经炎。腹痛、便秘，麻痹性肠梗阻偶见。运动神经、感觉神经和脑神经也可受到破坏，并产生相应症状。神经毒性常发生于 40 岁以上者，儿童的耐受性好于成人，恶性淋巴瘤患者出现神经毒性的倾向高于其他肿瘤患者。

(2) 有局部组织刺激作用，药液不能外漏，否则可引起局部坏死。

(3) 本品在动物中有致癌作用，长期应用可抑制睾丸或卵巢功能，引起闭经或精子缺乏。

(八)注意事项

(1) 仅用于静脉注射，漏于皮下可导致组织坏死、蜂窝织炎。

(2) 注入静脉时避免日光直接照射。

(3) 肝功能异常时减量使用。

(九)规格

1mg。

三、长春地辛

(一)英文名

Vindesine。

(二)商品名及别用名

长春花碱酰胺、癌的散、去乙酰长春花碱酰胺、西艾克、艾得新、Desacetylvinblastine Amide、Eldisine、VDS。

（三）药理毒理

为细胞周期特异性抗肿瘤药物，抑制细胞内微管蛋白的聚合，阻止增生细胞有丝分裂中纺锤体的形成，使细胞分裂停于有丝分裂中期，本品对移植性动物肿瘤的抗癌谱较广，与长春碱和长春新碱无完全的交叉耐药。

（四）药代动力学

本品在体内代谢符合三室模型，$t_{1/2\alpha}$ 为 0.037 小时，$t_{1/2\beta}$ 为 0.912 小时，$t_{1/2\gamma}$ 为 24.2 小时，本品不与血浆蛋白结合，主要经胆汁分泌到肠道排泄，约有 10% 经尿液排出。人体单次静脉注射（$3mg/m^2$）后，血浆中的药物浓度迅速下降，广泛分布于组织中，脾、肺、肝、周围神经和淋巴结等的浓度为血浆浓度的数倍。

（五）适应证

非小细胞肺癌，小细胞肺癌，恶性淋巴瘤等恶性肿瘤。

（六）用法与用量

$3mg/m^2$，每周 1 次，连续用药 3 次为 1 周期。

（七）不良反应

(1) 本药物的骨髓抑制、胃肠道反应相对较轻。

(2) 神经毒性：可逆性的末梢神经炎。

(3) 具有生殖毒性和致畸作用：孕妇不宜使用。

（八）注意事项及特殊说明

(1) 长春碱或鬼臼素类药物可能增加神经毒性。

(2) 肝肾功能不全的患者应慎用。

(3) 静脉滴注时应防止外漏，以免造成疼痛、皮肤坏死和溃疡。

（九）规格

1mg；4mg。

四、长春瑞滨

（一）英文名

Vinorelbinea。

（二）商品名及别用名

去甲长春花碱、诺威本、民诺宾、盖诺、Navelbine、NVB。

（三）药理毒理

本品为长春碱半合成衍生物，主要通过抑制微管蛋白的聚合，使细胞分裂停止于有丝分裂中期，属于细胞周期特异性药物。

（四）药代动力学

静脉给药后，血浆动力学符合三室模型，终末相平均 $t_{1/2}$ 为 40 小时，血浆清除率较高，约为每小时 0.8L/kg。主要在肝脏代谢与清除，经胆道，从粪便排出。

（五）适应证

晚期乳腺癌、非小细胞肺癌、卵巢癌、恶性淋巴瘤、食管癌、头颈部癌等。

（六）用法与用量

静脉给药，单药剂量每周 $30mg/m^2$，低于 $20mg/m^2$ 时疗效下降或无效；联合化疗使用时每周 $25mg/m^2$。静脉输入中注意对血管的保护和充分的生理盐水冲洗。

（七）不良反应

(1) 血液学毒性：为剂量限制性毒性，主要为白细胞及中性粒细胞减少。

(2) 神经毒性：主要表现为深腱反射减弱或消失，感觉异常少见，可见腹胀、便秘，麻痹性肠梗阻罕见，长期用药可出现下肢无力。

(3) 局部刺激及静脉炎：药物外渗到周围组织可引起灼痛、局部组织坏死、溃疡、蜂窝织炎，静脉炎发生率相对较高。

(4) 本品可以引发肝功能损害、脱发、下颌痛，偶见呼吸困难和支气管痉挛，多见于注药后数分钟或数小时内发生。

（八）注意事项及特殊说明

(1) 本品须在严密的血液学监测下使用，在联合用药时尤其要注意药物剂量的选择。

(2) 肝功能不全时应减少用药剂量。

(3) 静脉注药外渗可引起局部刺激、灼痛，甚至可能出现坏死改变。

(4) 有痛风病史、胆道阻塞、感染、白细胞减少、尿酸盐性肾结石病史者慎用。

(5) 肝功能不全时，若同时合用其他由胆道排泄的抗癌药时应注意减量。

（九）规格

10mg/1mL；50mg/5mL。

五、紫杉醇

（一）英文名

Paclitaxel。

（二）商品名及别用名

泰素、安素泰、紫素、特素、Taxd、PTX。

（三）药理毒理

本品是新型抗微管药物，通过促进微管蛋白聚合抑制解聚，保持微管蛋白稳定，抑制细胞有丝分裂。体外实验证明紫杉醇具有显著的放射增敏作用，可能使细胞终止于对放疗敏感的 G_2 和 M 期。诱导肿瘤坏死因子 α 基因的表达。

（四）药代动力学

静脉给予紫杉醇，药物血浆浓度呈双相曲线。本品蛋白结合率 89% ～ 98%，紫杉醇在肝脏代谢。紫杉醇主要在肝脏代谢，随胆汁进入肠道，90% 经粪便排出体外。经肾清除只占总清除的 1% ～ 8%。

（五）适应证

卵巢癌、乳腺癌及 NSCLC 的一线和二线治疗。头颈癌、食管癌，精原细胞瘤，复发非霍奇金淋巴瘤等。

（六）用法和用量

(1) 紫杉醇在使用过程中，需预防过敏发生，在紫杉醇治疗前 12 小时、6 小时分别口服地塞米松 10mg，治疗前 30 ～ 60 分钟给予苯海拉明 20mg 肌内注射，静脉注射西咪替丁 300mg 或雷尼替丁 50mg。

(2) 单药剂量为 135 ～ 200mg/m²，在 G-CSF 支持下，剂量可达 250mg/m²，静脉滴注 3 小时。联合用药剂量 135 ～ 175mg/m2，3 ～ 4 周重复。

（七）不良反应

(1) 过敏反应：发生率为 39%，其中严重过敏反应发生率为 2%。多数为 I 型变态反应，表现为支气管痉挛性呼吸困难、荨麻疹和低血压，几乎所有的反应发生在用药后最初的 10 分钟。

(2) 骨髓抑制：为主要剂量限制性毒性，表现为中性粒细胞减少，血小板降低少见，严重中性粒细胞发生率为 47%，严重的血小板降低发生率为 5%。贫血较常见。

(3) 神经毒性：周围神经病变发生率为 62%，最常见的表现为轻度麻木和感觉异常，严重的神经毒性发生率为 6%。

(4) 心血管毒性：可有低血压和无症状的短时间心动过缓；肌肉关节疼痛：发生率为 55%，发生于四肢关节，发生率和严重程度呈剂量依赖性。

(5) 胃肠道反应：恶心，呕吐，腹泻和黏膜炎发生率分别为 59%、43% 和 39%，一般为轻和中度。

(6) 肝脏毒性：为 ALT、AST 和 AKP 升高。

(7) 脱发：发生率为 80%。

(8) 局部反应：输注药物的静脉和药物外渗局部的炎症。

（八）注意事项及特殊说明

(1) 预防过敏反应发生的预处理是治疗前的重要措施。

(2) 未稀释的浓缩药液不要接触聚氯乙烯塑料器械或设备，且不能进行静脉滴注，稀释的药液应储藏在瓶内或塑料袋，采用聚氯乙烯给药设备滴注。

(3) 聚氧乙基代蓖麻油过敏者禁用。

(4) 给药期间应注意有无过敏反应及生命特征的变化。

(5) 药代动力学研究显示，顺铂可影响本品的代谢及清除率，大约降低 30%，骨髓毒性较为严重。

（九）规格

30mg；60mg。

六、多西他赛

（一）英文名

Docetaxel。

（二）商品名及别用名

泰索帝、紫杉特尔、多西紫杉醇、Taxotere、TXT。

（三）药理毒理

是紫杉针叶中提取，经半合成而获得的此药。其作用机制与紫杉醇相同，可促进微管双聚体装配成微管并通过干扰去多聚化过程而使微管稳定，从而抑制微管网正常动力学重组导致细胞分裂受阻。为细胞周期特异性药物，可将细胞阻断于 M 期。体外实验表明本品对多种肿瘤细胞株有细胞毒作用，抗癌谱广。体内实验显示对肺癌、乳腺癌、卵巢癌、结肠癌、黑色素瘤等多种小鼠移植人体肿瘤有效。

（四）药代动力学

本品的药动学特点与剂量无关，符合三室药代动力学模型，$t_{1/2\alpha}$ 为 4 分钟，$t_{1/\beta}$ 为 36 分钟，$t_{1/2\gamma}$ 为 11.1 小时。多西紫杉醇 100mg/m² 静脉滴注 1 小时，总清除率和稳态分布容积分别为 211L/(m²·h) 和 113L/(m²·h)。血浆蛋白结合率达 95% 以上，从粪便排泄占 75%，尿排出量仅占 6%。只有少部分以原形排出。

（五）适应证

主要治疗晚期乳腺癌、卵巢癌、非小细胞肺癌，对头颈部癌、小细胞肺癌、胃癌、胰腺癌、黑色素瘤、前列腺癌等也有一定疗效。

（六）用法与用量

单药剂量为 75～100mg/m²，国内用 75mg/m²，联合用药使用 60～75mg/m²，静脉滴注 1 小时，3 周重复；每周疗法，单药 35～40mg/m²，每周 1 次，连用 6 周停 2 周。

（七）不良反应

(1) 血液学毒性：剂量限制性毒性为白细胞和中性粒细胞减少。

(2) 过敏反应：轻度过敏反应表现为瘙痒、潮红、红斑、药物热、寒战等，严重过敏反应表现为低血压、支气管痉挛、荨麻疹和血管神经性水肿，发生率约为 4%。

(3) 体液潴留：一般发生于累积量 400mg/m² 后，主要表现为下肢水肿，体重增加，少数患者可出现鞘膜腔积液。

(4) 皮肤反应：主要见于手足，也可发生于臂、面及胸部，表现为红斑、皮疹，有时伴瘙痒，发生率约为 36%。

(5) 其他：可见乏力、脱发、恶心、呕吐、腹泻、腹膜炎、肌肉关节痛、注射局部反应、神经毒性、肝脏酶类升高。指甲改变等，心脏节律异常发生率较低。

（八）注意事项及特殊说明

(1) 本品用药前需要预处理。推荐在使用前 1 日开始口服地塞米松 8mg，每 12 小时 1 次，连用 3 日。本品应以所提供的溶媒溶解，然后稀释至终浓度为 0.3 ～ 0.9mg/mL。

(2) 对本品过敏患者禁用。

(3) 有心脏传导障碍、低血压、周围神经系统障碍者应当慎用。

(4) 用药期间需要每周检查白细胞、血小板和心电图。

(5) 与其他药物联合可以极大地提高疗效，与诺维本、依托泊苷、环磷酰胺、氟尿嘧啶、甲氨蝶呤有协同作用。

(6) 与顺铂联合时，宜先用多西紫杉醇后用顺铂，以免降低多西紫杉醇的消除率；而与蒽环类药物联合使用时，给药顺序与上述相反，宜先予蒽环类药物后予多西紫杉醇。

（九）规格

20mg；80mg。

七、秋水仙碱

（一）英文名

Clochicine。

（二）商品名及别用名

阿马因、秋水仙素、秋水仙化合物 -F。

（三）药理毒理

秋水仙碱是典型的有丝分裂抑制剂，它可与微管蛋白结合，阻止微管蛋白聚合形成微管，从而影响纺锤体的功能，使细胞分裂停止于中期，细胞核结构不正常并出现畸形，最后导致细胞死亡。分裂旺盛的细胞最先受到影响，高浓度时可使细胞分裂几乎完全停止于分裂中期，因此本品为作用于 M 期的细胞周期特异性药物。秋水仙碱在可耐受的剂量下，对多种移植性肿瘤均有明显抗肿瘤作用。秋水仙胺及秋水仙酰胺的抗瘤谱较秋水仙碱为广，毒性亦较小，它们的化疗指数分别较秋水仙碱大 2 倍、1.75 倍。秋水仙碱可抑制骨髓生长，引起白细胞及红细胞的减少，还能降低体温，抑制呼吸中枢，提高对中枢抑制药的敏感性，增强对拟交感神经药物的反应性，使血管收缩，亦可通过对血管运动中枢的兴奋而引起血压升高，还可兴奋胆碱能神经而加强胃肠蠕动。

（四）药代动力学

口服后在胃肠道迅速吸收，血浆蛋白结合率低，仅为 10% ～ 34%，服药后 0.5 ～ 2 小时血药浓度达峰值。口服 2mg 的血药峰值为 2.2ng/mL。在分离出的中性粒细胞内的药物浓度高于血浆浓度并可维持 10 天之久。本品在肝内代谢，10% ～ 20% 从胆汁及肾脏排出。肝病患者从肾脏排泄增加。停药后药物排泄持续约 10 天。

（五）适应证

乳腺癌、宫颈癌、食管癌、白血病、霍奇金病。

（六）用法与用量

(1) 静脉注射：每次 2mg，1 疗程 40 ～ 60mg。

(2) 静脉滴注：1 次 / 日，1 ～ 2mg，缓慢滴注 2 小时以上，1 疗程 40 ～ 60mg。

（七）不良反应

(1) 秋水仙碱主要引起胃肠道反应，如恶心、呕吐、食欲减退、腹胀，严重时产生肠麻痹。

(2) 本品局部刺激性大，漏出血管外可引起局部组织坏死。秋水仙胺及秋水仙酰胺的毒性作用较小。

（八）注意事项及特殊说明

(1) 如发生呕吐、腹泻等反应，应减小用量，严重者应立即停药。

(2) 骨髓造血功能不全，严重心脏病、肾功能不全及胃肠道疾病患者慎用。

(3) 用药期间应定期检查血常规及肝、肾功能。

(4) 女性患者在服药期间及停药以后数周内不得妊娠。本品可致畸胎，孕妇及哺乳期妇女禁用。

（九）规格

片剂：0.5mg/ 片，1mg/ 片；注射剂：1mg/ 支；复方秋水仙碱注射液，每支 2mL(含秋水仙碱 1mg，肌苷酸钠 150mg，蕈糖 50mg，葡萄糖酸钠 100mg，维生素 B_6，甘露醇 100mg)。

八、秋裂胺

（一）英文名

Colchiceinamide。

（二）商品名及别用名

秋水仙酰胺。

（三）药理毒理

本品为秋水仙碱用氢氧化铵水解而得半合成衍生物，为细胞周期特异性药物，主要作用于 M 期。作用和秋水仙碱相似，抗瘤谱比秋水仙碱广，化疗指数为后者的 1.75 倍，毒性低。动物试验对多种肿瘤、肉瘤均有抑制作用。

（四）药代动力学

口服易吸收，约 2 小时血药浓度达到峰值，血浆 $t_{1/2}$ 为 35 ～ 90 分钟，血浆蛋白结合率为 31%。本品部分在肝脏去甲酰化，原药及其代谢物主要从粪便排出，尿中排泄 5% ～ 20%。

（五）适应证

本品对乳腺癌疗效较好，对宫颈癌、皮肤癌、胃癌、鼻咽癌、慢性粒细胞性白血病有效。

（六）用法与用量

(1) 静脉滴注：每日 1 次或隔日次，每次 10 ～ 20mg，溶于 5% 葡萄糖液中滴入，1 疗程总量 200 ～ 300mg。

(2) 口服：每日 4 次，每次 5mg，1 疗程总量 400 ～ 600mg。

（七）不良反应

(1) 胃肠道反应：食欲缺乏、恶心、呕吐、腹胀、腹泻、腹痛。

(2) 骨髓抑制反应：白细胞减少、血小板减少，停药 1 周后恢复。

(3) 神经系统反应：头痛、失眠、疲倦、心悸、乏力、脱发等。

（八）注意事项及特殊说明

(1) 年老体弱、心、肝、肾功能不佳者慎用。

(2) 本品不良反应少，骨髓抑制较明显，本品目前主要用于慢性粒细胞白血病。

（九）规格

片剂：50mg/ 片；注射剂：1mg/ 支，10mg/ 支；复方秋水仙酰胺（争光 81 甲）注射剂：每支含秋水仙酰胺 10mg，肌苷酸钠 150mg。

第八章　精神疾病药物治疗

第一节　概　述

精神药物是指对中枢神经系统有高度亲和力，能改善患者认知、情感和异常行为的药物。精神药物治疗是指以精神药物为手段，对紊乱的大脑神经病理变化、神经生化等病理过程进行调整，达到控制精神症状，改善和矫正病理思维、心境和行为，预防复发，促进患者社会适应能力，提高生活质量为目标的全过程。

20 世纪 50 年代，氯丙嗪首先被用于治疗精神疾病并取得较好疗效，开创了现代精神药物治疗的新纪元。随后众多新的精神药物不断问世，品种繁多、结构各异的各类新的精神药物正在不断开发上市，为大量精神障碍患者带来了福音。目前精神药物治疗已经成为精神障碍治疗的主要手段之一。

精神药物种类繁多，其分类主要以"临床应用为主，药理机制和化学机构为辅"为原则。精神药物主要包括抗精神病药、抗抑郁药、心境稳定剂或抗躁狂药、抗焦虑药，促认知药和精神兴奋药等。

第二节　抗精神病药

抗精神病药是主要用于治疗精神分裂症和其他具有精神病性症状的精神障碍的药物。这类药物，在通常治疗剂量下不影响意识和智能，能有效地控制精神病患者的精神运动性兴奋、幻觉、妄想、敌对情绪、思维障碍和奇特行为等精神病性症状。除此之外，新一代非典型抗精神病药还能够改善患者动力低下、情感淡漠、行为退缩等阴性症状，并改善患者的认知功能和社会功能。

一、分类

（一）根据上市的时间和药理特点分类

根据世界精神病协会 (WPA)2000 年提出的分类方法，依据药物上市先后及药理特点，将抗精神病药分为典型抗精神病药和非典型抗精神病药两类。

1. 典型抗精神病药

又被称为第一代抗精神病药、传统抗精神病药、多巴胺受体阻滞药等。主要药理机制为阻断中枢多巴胺 D_2 受体，对幻觉、妄想等阳性症状疗效较好，对阴性症状疗效欠佳，甚至会引起或加重认知功能障碍、阴性症状等，锥体外系反应 (EPS) 和泌乳素水平升高相关不良反应较多见，安全性较低。代表药为氯丙嗪、氟哌啶醇等。这类药物在临床使用越来越少，但对特定的人群仍具有使用价值。

2. 非典型抗精神病药

又被称第二代抗精神病药、非传统抗精神病药。药理机制方面与典型抗精神病药有所不同，不但对中枢多巴胺 D_2 受体具有阻断作用，同时可阻断 5- 羟色胺 (5-HT) 等受体，特别是 5-HT2 受体，不但对精神分裂症的阳性症状疗效较好，对阴性症状也有较好疗效，同时可改善患者的情感症状、认知功能和生活质量，锥体外系不良反应和泌乳素水平升高相关不良反应相对较少，安全性较高。并非所有非典型抗精神病药均完全符合上述特点。非典型抗精神病药已成为治疗精神分裂症的一线药物，被广泛使用。临床常用药物有氯氮平、利培酮、奥氮平等 (表 8-1)，还有些药物目前正处于临床前研究阶段，如舍吲哚、伊洛哌酮、阿塞那平、联苯芦诺，奈莫必利、去甲氯氮平等。

WPA 按药理机制把非典型抗精神病药分为四类：

(1) 5- 羟色胺和多巴胺受体阻滞剂 (SDAs)，如利培酮、齐拉西酮。

(2) 多受体作用药 (MARTAs)，如氯氮平、奥氮平、喹硫平、佐替平。

(3) 选择性 D_2/D_3 受体阻滞剂，如氨磺必利。

(4) 多巴胺受体部分激动药，如阿立哌唑。

（二）根据化学结构分类

传统的分类以化学结构分类，目前虽不常用，但对临床选择药物和换药仍有指导意义。根据化学结构，典型抗精神病药分为吩噻嗪类，如氯丙嗪、硫利达嗪、奋乃静、三氟拉嗪、氟奋乃静等硫杂蒽类，如氯普噻吨等；苯丁酮类，如氟哌啶醇、五氟利多等；苯甲酰胺类，如舒必利；二苯氧氮平类，如洛沙平。第二代抗精神病药物：分为苯异噁唑类，如利培酮、派利哌酮；苯异硫唑类，如齐拉西酮、二苯二氮䓬类，如氯氮平、奥氮平；二苯硫氮䓬类，如喹硫平；喹诺酮类，如阿立哌唑。

二、特征

（一）典型抗精神病药

精神分裂症的病因尚未阐明，多巴胺假说长期以来成为精神分裂症病因的主流假说。脑内有多条多巴胺通路，明确的有 4 条，包括中脑 - 边缘通路、中脑 - 皮质通路、黑质 - 纹状体通路和结节 - 漏斗通路。中脑 - 边缘通路多巴胺活动过度与幻觉、妄想等阳性症状有关，还与行为强化、物质滥用等有关。典型抗精神病药对 D_2 受体的阻断作用，主要是对中脑 - 边缘通路，会缓解幻觉、妄想等阳性症状。中脑 - 边缘通路 D_2 受体严重阻断,阻断了"奖赏机制",可能导致患者愉快感缺失、情感平淡、动力缺乏等症状。抗精神病药吸收后不但阻断中脑－边缘多巴胺通路,同时会阻断其他多巴胺通路,当抗精神病药阻断中脑皮质多巴胺通路的 D_2 受体时,这些部位的多巴胺本身就是缺乏的,会导致或恶化愉快感缺失、阴性症状和认知症状。当黑质－纹状体通路的达受体被阻断时,会出现锥体外系反应。如果该通路 D_2 受体长期被阻断,就会发生迟发性运动障碍。结节－漏斗多巴胺通路 D_2 受体被阻断,会导致血清泌乳素水平增高,即高泌乳素血症,会出现泌乳、闭经、性功能障碍等。

典型抗精神病药还会阻断肾上腺素受体,主要是阻断 α_1 受体,可产生镇静作用、直立性低血压、心动过速、性功能减退、射精延迟等不良反应。阻断 M_1 胆碱能受体,可产生多种抗胆碱能不良反应,如口干、便秘、排尿困难、视物模糊、记忆障碍等。组胺受体主要阻断 H_1 受体,可产生镇静作用和体重增加等。多数抗精神病药的药理作用广泛,除了与上述受体阻断有关的作用外,还具有加强其他中枢抑制剂的效应、降低体温,诱发癫痫以及对心脏和血液系统的影响等。

(二) 非典型抗精神病药

非典型抗精神病药的非典型特征不但表现在临床方面,也表现在药理学机制方面。主要表现在四个方面:

(1) 5-羟色胺－多巴胺拮抗作用。

(2) 可以快速解离的 D_2 受体拮抗作用。

(3) D_2 受体部分激动作用。

(4) 5-HT 受体部分激动作用。

1. 5-羟色胺－多巴胺拮抗作用

5-HT_{2A} 体是多巴胺释放的抑制剂,而 5-HT_{1A} 受体是多巴胺释放的催化剂,二者在多巴胺的释放上具有相反的作用。部分非典型抗精神病药,如利培酮等是 5-HT_{2A} 受体和 D_2 受体的拮抗药,当 5-HT_{2A} 受体被阻断时,使 5-HT_{2A} 受体对多巴胺释放的抑制作用减弱,当发生在前额叶皮质区时,使前额叶的多巴胺释放增加,改善阴性症状和认知症状,这些症状的发生可能与前额叶的多巴胺不足有关。在前额叶皮质 D_2 受体的密度很低,没有 D_2 受体的阻断作用。当 5-HT_{2A} 受体被阻断作用如果发生在中脑边缘愉快中枢,会使此处的多巴胺释放增加,那么,这些非典型抗精神病药会加重阳性症状,事实并非如此,杏仁核的 5-HT_{2A} 受体拮抗作用导致的多巴胺释放并不明显。

5-HT_{2A} 拮抗作用还可改善阳性症状。5-HT_{2A} 受体对谷氨酸的刺激效应可能导致幻觉等阳性症状,与致幻剂对 5-HT_{2A} 受体激动类似。5-HT_{1A} 受体和 5-HT_{2A} 受体对谷氨酸释放的调节与对多巴胺释放的调节恰好相反。5-HT_{2A} 受体激活则增加谷氨酸的释放,阻断 5-HT_{2A} 受体则能降低谷氨酸的释放,当这种作用发生在中脑－边缘多巴胺通路时,就能够缓解阳性症状。

5-HT$_{2A}$ 拮抗作用使非典型抗精神病药有较少的锥体外系反应。非典型抗精神病药阻断 5-HT$_{2A}$ 受体，导致纹状体多巴胺的释放增加，增加的多巴胺代替了药物对 D$_2$ 受体的占有，使 D$_2$ 受体占有率低于引起锥体外系反应的阈值，因此非典型抗精神病药对 5-HT$_{2A}$ 受体的阻断作用，使这类药物较少发生锥体外系反应。

5-HT$_{2A}$ 受体拮抗作用可降低高泌乳素血症。5-HT 和多巴胺对垂体细胞的泌乳素分泌具有相反的作用。多巴胺通过刺激 D$_2$ 受体抑制泌乳素的分泌，而 5-HT 通过刺激 5-HT$_{2A}$ 受体促进泌乳素的释放。传统抗精神病药是 D$_2$ 受体拮抗药，对抗了多巴胺对垂体泌乳细胞分泌泌乳素的抑制作用，容易引起泌乳素水平升高。非典型抗精神病药阻断 5-HT$_{2A}$ 受体，阻止了对泌乳素释放的促进作用，同时也逆转阻断 D$_2$ 受体造成的泌乳素分泌作用。

2. 可以快速解离的 D$_2$ 受体拮抗作用

传统抗精神病药与 D$_2$ 受体结合紧密，药物长期占据受体，除了改善阳性症状外，还会出现锥体外系反应。非典型抗精神病药与 D$_2$ 受体的结合是快速解离式结合，是一种"松散"结合，或"按门铃"式结合，这种短暂、疏松的结合足以发挥抗精神病作用，而不至于引起明显锥体外系反应。

3. D$_2$ 受体部分激动作用

简单地说，非典型抗精神病药能将多巴胺神经传导稳定在完全抑制和完全兴奋的中间状态。它既不像传统抗精神病药那样完全拮抗（虽然有抗精神病作用，但同时出现锥体外系反应），也不像兴奋剂或多巴胺本身那样完全兴奋（出现精神病阳性症状），部分激动作用介于二者之间，处于"恰好"的平衡状态，既有抗精神病作用，但又不引起锥体外系反应。

4. 5-HT 受体部分激动作用

前面讨论了非典型抗精神病药对 5-HT$_{2A}$ 受体的拮抗作用、5-HT$_{1A}$ 受体对多巴胺和谷氨酸释放的调节作用，5-HT$_{1A}$ 受体的激动作用可增加多巴胺的释放和减少谷氨酸盐的释放。5-HT$_{1A}$ 受体部分激动药作用于纹状体增加多巴胺的释放，可缓解锥体外系反应，作用于垂体增加多巴胺的释放，可降低高泌乳素的风险，作用于前额叶皮质可增加多巴胺的释放，改善精神分裂症的阴性症状、认知症状和情感症状。作用于前额叶皮质减少谷氨酸盐的释放，可改善阳性症状。因此，5-HT$_{1A}$ 受体部分激动药类似于 5-HT$_{2A}$ 受体拮抗药的作用。有的药物同时具有 5-HT$_{1A}$ 受体激动作用和 5-HT$_{2A}$ 受体拮抗作用，二者具有增效或协同作用。分别具有两种不同作用的药物也可联合使用。

三、临床应用

抗精神病药的治疗作用表现在三个方面：

(1) 抗精神病作用，即抗幻觉妄想作用（改善阳性症状）和激活或振奋作用（改善阴性症状）。

(2) 非特异性镇静作用（改善激越、兴奋或攻击）。

(3) 预防复发作用。

(一) 适应证和禁忌证

1. 适应证

抗精神病药主要用于治疗精神分裂症和预防精神分裂症的复发，控制躁狂发作，还可以用于其他具有精神病性症状的非器质性或器质性精神障碍。

2. 禁忌证

严重的心血管疾病、肝病、肾病以及严重的全身感染患者禁用，甲状腺功能减退症和肾上腺皮质功能减退症、重症肌无力、闭角型青光眼、既往同种药物过敏史者也禁用。白细胞过低者、老年人、孕妇和哺乳期妇女等应慎用。

(二) 抗精神病药治疗原则

(1) 一旦确诊，马上根据临床症状，选择一种非典型抗精神病药，如利培酮、奥氮平、喹硫平、齐拉西酮或阿立哌唑等，也可选择典型药物如氯丙嗪、奋乃静、氟哌啶醇或舒必利等，如经 6～8 周疗效不佳，可换用不同作用机制或不同化学结构的药物，或选择非典型抗精神病：药氯氮平。

(2) 单一用药。急性发作病例，包括复发和病情恶化的患者，根据既往用药情况继续使用原有效药物，剂量低于有效治疗剂量者，可增加至治疗剂量继续观察；如果已达治疗剂量仍无效者，酌情加量或换药，仍以单一用药为主。

(3) 经上述治疗疗效仍不满意者，考虑两种药物合并治疗，以化学结构不同、药理作用不尽相同的药物联用比较合适；达到预期治疗目标后仍以单一用药为宜。

(4) 从小剂量起始逐渐加到有效推荐剂量，药物滴定速度视药物特性及患者特质而定。维持剂量可酌情减少，并需足疗程治疗。

(5) 治疗个体化，因人而异。根据患者性别、年龄、躯体状况、对药物耐受情况、家庭经济状况等因素综合考虑，选择药物和剂量。

(6) 定期评价疗效以调整治疗方案。认真观察评定药物不良反应，并作积极处理。

(7) 根据相关治疗指南的建议，一般推荐第二代非典型抗精神病药作为一线药物。第一代药物和氯氮平作为二线药物。典型抗精神病药氯丙嗪、奋乃静、氟哌啶醇和舒必利在我国不少地区仍为治疗精神分裂症的一线药物。氯氮平在国内应用比较广泛，医生有一定的临床用药经验，但考虑氯氮平诱发不良反应 (EPS 除外) 较其他抗精神病药物多见，特别是粒细胞缺乏症等，建议谨慎使用。

(三) 药物选择和使用

1. 典型抗精神病药

氯丙嗪镇静作用强，又具有锥体外系反应和自主神经不良反应 (直立性低血压和抗胆碱能作用)。硫利达嗪锥体外系反应少，但镇静作用强、自主神经不良反应严重。氟哌啶醇、奋乃静、三氟拉嗪、氟奋乃静有显著的锥体外系反应，但少有镇静和自主神经作用。

舒必利少有锥体外系不良反应，对精神分裂症的阴性症状、紧张症以及伴发的抑郁情绪有一定疗效，泌乳素升高不良反应也较多见。一般而言，兴奋躁动者宜选用镇静作用强的抗精神病药或采用注射制剂治疗。

2. 非典型抗精神病药

氯氮平对难治性和伴自杀的精神分裂症患者有效，几乎无锥体外系反应，但镇静和体重增加作用强、低血压和抗胆碱能作用明显、脑电图异常率高易诱发癫痫，而且在服用该药的患者中有高达 1% 可能发生粒细胞缺乏。虽然氯氮平的临床效能更好，但由于其不良反应严重，临床上应谨慎应用。利培酮、奥氮平、喹硫平、帕利哌酮、阿立哌唑等非典型抗精神病药疗效较好，少见锥体外系反应，但体重增加和糖脂代谢异常较多见；利培酮镇静作用小、自主神经不良反应少、催乳素水平升高多见，奥氮平和喹硫平镇静作用强、自主神经不良反应较多见。阿立哌唑和齐拉西酮，锥体外系反应和体重增加少见，镇静作用小、自主神经不良反应少；但阿立哌唑控制精神病性症状作用较弱，齐拉西酮致心电图 Q-Tc 间期延长较多见。对阴性症状的治疗，第二代抗精神病药比第一代抗精神病药更有效。紧张型或伴强迫的患者可选用阿立哌唑或舒必利，难治性患者可选用氯氮平。目前，除氯氮平外，第二代抗精神病药由于锥体外系反应少、对阴性症状、认知症状疗效较好，有取代第一代药物的趋势。

3. 换药和治疗时间

如果患者无法耐受某个正在使用的药物，可以换用其他类型的药物。如果一种药物无效，可以换用不同化学结构类别的另一种药物。无效者换药前，应分析是否采用了充足的剂量，是否使用了充足的时间，以及患者服药是否合作。通常，如果药物足量治疗4 ～ 6 周无效，才考虑更换药物。对于初次发病的精神分裂症患者，激越、躁动、攻击和失眠等兴奋症状，可在 2 ～ 3 周内控制，幻觉、妄想和思维障碍多在 3 ～ 4 周左右见效；而淡漠退缩等阴性症状需较长时间才能改善。慢性患者常常也需用药较长时间才能见效。

4. 急性期治疗

首次发作、复燃、复发、病情恶化患者的治疗均视为急性期治疗。急性期患者多表现为兴奋躁动，幻觉妄想、联想障碍、行为怪异以及敌对攻击等症状。根据患者诊断、疾病亚型、症状特点等选择药物，用药前还需进行必要的辅助检查，排除禁忌证。

合作患者以口服药物为主，通常采用滴定加量法。从小剂量开始，一般 1 周内逐步加至有效治疗剂量。急性症状在有效剂量治疗 2 ～ 4 周后可开始改善，多数患者 4 ～ 8 周症状可得到充分缓解。如剂量足够，治疗 4 ～ 6 周无效或疗效不明显者，可考虑换药。在症状较为彻底缓解的基础上，仍要继续以急性期有效剂量巩固治疗至少6 月，然后可以缓慢减量进入维持治疗阶段。剂量应结合每个患者的具体情况实行个体化治疗。增量速度和时间应根据患者的具体情况和耐受性灵活掌握。门诊患者加量宜慢、日量相对小。老年、儿童和患有躯体疾病者用量应酌情减小，合并用药时应注意药物之间的相互作用。

对于兴奋躁动较严重、不合作或拒绝服药的患者，常采用注射给药。注射给药应短期应用，通常使用氟哌啶醇或氯丙嗪深部肌内注射，也可以应用苯二氮䓬类药物如氯硝西泮、劳拉西泮或地西泮注射给药。一般来说，肌内注射氟哌啶醇 5 ～ 10mg 或氯丙嗪 50 ～ 100mg，必要时 24 小时内每 4 ～ 8 小时重复一次，但肌内注射的总日剂量氟哌啶醇通常不超过 40mg、氯丙嗪通常不超过 300mg。有时也可以采用静脉注射或静脉滴注给药。注射给药急性肌张力障碍较常见，可注射抗胆碱能药物东莨菪碱 0.3mg 缓解。出现直立性低血压应卧床，通过抬高脚部改善。对于紧张型精神分裂症患者，除电抽搐治疗有效外，舒必利静脉滴注可以用于缓解紧张症状。

5. 维持治疗

抗精神病药的长期维持治疗可以显著减少精神分裂症的复发。维持剂量通常比治疗剂量低，传统药物的维持剂量可以减至治疗剂量的 1/2，非典型药物除氯氮平外维持剂量可尽量保持原治疗剂量或略有降低。减量方法是待急性期病情充分缓解至少 6 个月后，再以每 6 个月减 1/5 的速率缓慢减至维持剂量，通常维持剂量不低于 300mg/d 的氯丙嗪或其等效剂量。但过低的维持剂量仍有较高的复发率。维持治疗的时间，根据不同的病例有所差别。由于典型的精神分裂症是一种慢性持续性疾病，多数患者尤其是反复发作、经常波动或缓解不全的患者需要无限期或终身治疗。对于首发、缓慢起病的患者，维持治疗时间至少 5 年，急性发作、缓解迅速而彻底的患者，维持治疗时间可以相应较短。最终，只有不足 1/5 的患者有可能停药。长效制剂有利于解决患者的服药不合作从而减少复发，在维持治疗上有一定的优势，只要 1 ～ 4 周给药一次，从而减轻了给药负担，并且肌内注射能保证药物进入体内起到治疗作用。长效制剂发生迟发性运动障碍可能性较大。采用口服制剂维持良好的患者很少需要改换长效制剂治疗。

四、不良反应与处理

（一）锥体外系反应

锥体外系反应是抗精神病药阻断基底节纹状体中多巴胺 D_2 受体导致的不良反应，也是第一代抗精神病药最常见的神经系统不良反应，包括以下表现形式。

1. 急性肌张力障碍

主要表现为某些肌群无法控制的持续痉挛，以脑神经支配的肌群较常发生。眼外肌痉挛可表现眼球上翻（动眼危象），面部肌群痉挛可表现为口歪、张口、伸舌、言语和吞咽困难等。其他肌群受累可相应表现为斜颈、身体扭转、角弓反张等。常在使用第一代高效价抗精神病药后 1 ～ 5 天内发生。处理：肌内注射东莨菪碱 0.3mg，可在 10 分钟内缓解。

2. 静坐不能

主观感觉内心不安、下肢不适、不能安静地坐着；客观表现为患者来回走动，站立时双脚交替踏步，或身体左右晃动重心在左右两脚交替。多在治疗 1 ～ 2 周内发生，发生率约为 20%。处理 β 受体阻滞剂如普萘洛尔治疗有效，口服，10mg，3 次 / 日，也可合并使用苯二氮䓬类药物。有时需减少抗精神病药剂量来改善。

3. 类帕金森症

主要表现为动作迟缓，肌张力增高，面部缺乏表情，四肢躯干出现每秒 4 ～ 8 次的静止性震颤，姿势反射减弱，自主神经功能紊乱，流涎、多汗、皮脂溢出。一般在用药 5 ～ 30 天内发生。处理：加用抗胆碱能药物盐酸苯海索，口服，2mg，3 次 / 日。

4. 迟发性运动障碍 (TO)

以面部、躯干或手足不自主运动为主要特征。多见于持续用药数年后，少数可在用药数月后发生，老年患者较易发生。处理：肌内注射异丙嗪 25 ～ 50mg，2 次 / 日，可暂时减轻症状。早期发现、换用低效价的第二代抗精神病药尤其是氯氮平，可减轻迟发性运动障碍症状。

(二) 抗胆碱能不良反应

抗精神病药阻断中枢胆碱能 M 受体可导致忘事，难以集中注意、思维减慢，阻断外周 M 受体引起视物模糊、口干、心跳加快、便秘和排尿困难。严重者可出现尿潴留、麻痹性肠梗阻等。硫利达嗪、氯丙嗪和氯氮平等多见，尤其是抗精神病药合并抗胆碱能药物及三环类抗抑郁药治疗时更易发生。

(三) 心血管方面不良反应

抗精神病药可引起心电图改变，包括 Q-Tc 间期和 P-R 间期延长，ST 段降低，T 波低平、倒置等，Q-Tc 间期延长在特定条件下可引起尖端扭转性室速，严重者发生室颤，甚至心源性猝死。正在服用抗精神病药的患者中，心源性猝死风险是未用药者的两倍。心电图改变以硫利达嗪、氯丙嗪、齐拉西酮较为多见，常与剂量相关。用药前和用药期间的心电图检查可以发现心电图异常，从而可以提高药物应用的安全性。抗精神病药阻断外周肾上腺素能 α_1 受体可引起直立性低血压、反射性心动过速、射精延迟。直立性低血压在治疗的头几天最为常见，氯丙嗪肌内注射时最容易出现，患者由坐位突然站立或起床时可以出现昏厥无力、摔倒或跌伤。直立性低血压的处理：患者头低脚高位卧床，严重病例应输液并给予重酒石酸间羟胺 (阿拉明) 或去甲肾上腺素等升压，禁用肾上腺素。

(四) 体重和代谢内分泌不良反应

多数抗精神病药，尤其是氯氮平、奥氮平等可引起代谢综合征，如体重增加、血脂异常、血糖升高等，应定期监测，适当节制饮食，加强运动，二甲双胍治疗有效。抗精神病药利培酮、舒必利、氨磺必利等可引起高泌乳素血症，表现为女性乳房肿胀、溢乳、月经紊乱、闭经、性欲减退、男性乳房发育、勃起困难和射精抑制。氟哌啶醇、奋乃静、阿立哌唑、齐拉西酮等的体重和代谢内分泌不良反应相对较少。

（五）精神方面不良反应

许多抗精神病药产生过度镇静、困倦等，头晕、反应迟钝常与直立性低血压有关。阿立哌唑、齐拉西酮、利培酮、哌嗪类吩噻嗪和苯甲酰胺类抗精神病药有激活作用，可出现焦虑、激越、失眠等。抗胆碱能作用强的药物较易出现撤药反应，如失眠、焦虑和不安等。镇静作用强的药物倾向抑制精神运动和注意，而高级认知功能不受影响。抗精神病药可引起抑郁，主要表现为快感缺失或心境恶劣，尤其见于多巴胺阻断作用强的传统药物。抗精神病药引起的精神方面不良反应注意与疾病的原发症状相鉴别。抗精神病药降低抽搐阈值，引起癫痫发作，多见于抗胆碱能作用强的药物如氯氮平、氯丙嗪和硫利达嗪。利培酮、氟哌啶醇和氟奋乃静等治疗伴有癫痫的精神病患者可能相对安全。

（六）可导致死亡的严重不良反应

1. 抗精神病药恶性综合征 (NMS)

是抗精神病药引起的一种少见但有潜在致死性的严重不良反应。其临床表现由轻到重呈一个连续谱，典型表现包括肌肉强直、高热、精神状态改变、自主神经功能紊乱。最常见于氟哌啶醇、氯丙嗪和氟奋乃静等药物治疗时。药物加量过快、剂量过大、躯体状况差时易发生。可以发现肌磷酸激酶浓度升高，但不是确诊的指征。处理：早期发现，及时停药，支持疗法，对症治疗。对症治疗的方法有使用多巴胺受体激动药溴隐亭和肌松药硝苯呋海因、静脉使用地西泮、电抽搐治疗。对 NMS 后持续肌强直状态，电抽搐治疗疗效明确。

2. 心肌炎

氯氮平可引起心肌炎和心肌病，多在用药早期出现。服用氯氮平者出现下列症状应高度警惕：疲乏无力，发热，胸疼，呼吸障碍，休息状态下长时间心动过速，脉压差小，意识欠清，水肿，EKG 改变 (ST 段、T 波异常)，心律不齐等。处理：早期发现，及时停药，转心内科专业治疗。

3. 粒细胞缺乏

粒细胞缺乏罕见，氯氮平发生率相对较高，氯丙嗪和硫利达嗪有偶发的病例。处理：使用氯氮平者，每周要查一次白细胞，发现白细胞降低要及时停药。如果白细胞计数低，应避免使用氯氮平、氯丙嗪、硫利达嗪等。

（七）过量中毒

抗精神病药中毒主要见于精神障碍患者服药自杀，意外过量见于儿童。表现为谵妄或昏睡，严重者出现昏迷、肌张力障碍、心电图异常、严重低血压以及心律失常、低体温、癫痫发作、肝大等。由于过量药物本身的抗胆碱能作用，锥体外系反应通常不明显。处理：可用毒扁豆碱，促进意识恢复。对症治疗。洗胃后胃内注入活性炭，减少药物吸收；血液灌注每 6 小时一次，去除体内药物；大量输液，促进药物排泄，维持营养；保持正常体温；需要时给予抗生素预防感染；有抽搐发作者给予地西泮等；血压降低给予作用

于 α_1 受体的升压药如重酒石酸间羟胺 (阿拉明) 或去甲肾上腺素等升压。多数抗精神病药蛋白结合率较高，血液透析用处不大。抗胆碱能作用使胃排空延迟，所以过量中毒数小时后都应洗胃。

(八) 其他不良反应

一些抗精神病药可引起变态反应，包括药疹、伴发热的哮喘、水肿、关节炎、胆汁淤积性黄疸和淋巴结病，严重的可发生剥脱性皮炎，应积极处理。长期使用抗精神病药突然停用可引起撤药反应，如焦虑、失眠、厌食等。抗精神病药对肝脏的影响常见的为丙氨酸氨基转移酶升高，多为一过性，可自行恢复，一般无自觉症状。轻者不必停药，合并护肝治疗；重者或出现黄疸者应立即停药，加强护肝治疗。

五、药物相互作用

选择性 5- 羟色胺再摄取抑制剂，如氟西汀、帕罗西汀和氟伏沙明等抑制肝脏药物代谢酶的活性，使抗精神病药的血药浓度升高，导致不良反应发生或加剧。卡马西平通过诱导肝药物代谢酶，明显降低氟哌啶醇、氯氮平等药物的血浆浓度而使精神症状恶化。上述药物合并使用时应注意适当调整剂量。抗酸药影响抗精神病药吸收，吸烟可以降低某些抗精神病药如氯氮平的血药浓度。

抗精神病药可以增加三环类抗抑郁药血药浓度、诱发癫痫、加剧抗胆碱不良反应，可以逆转肾上腺素的升压作用；可以减弱抗高血压药胍乙啶的降压作用，增加 β 受体拮抗药及钙离子通道阻滞剂的血药浓度而导致低血压；可以加强其他中枢抑制剂如乙醇以及利尿剂的作用，有增加氯氮平、氟哌啶醇等发生恶性综合征的危险。

第三节　抗抑郁药

一、抗抑郁药物

(一) 抑郁障碍治疗学简史

历史上虽然早就有抑郁障碍病例存在，但系统的治疗却是近几十年来的事。

1938 年，Cerletti 和 Bmi 发明了电痉挛治疗 (ECT)，因操作简单、效果确实，得到广泛的应用。起初主要用于精神分裂症的治疗，后也用于抑郁障碍的治疗，并逐渐成为抑郁障碍治疗的常规方法之一。后来，有人认为传统的电痉挛治疗不良反应多，尤其是骨折，故发展出了一种无抽搐的电痉挛治疗，成为改良电痉挛治疗。之后，经过世界各地的广泛应用，证明改良电痉挛治疗与传统的电痉挛治疗的疗效相仿，但后者的适用范围广，安全性高，并发症少，因此成为多数国家推荐的方法。

最早用于治疗情感障碍的药物是碳酸锂。不久，以丙米嗪为代表的三环类抗抑郁药物和以异丙肼为代表的单胺氧化酶抑制药 (MAOIS) 相继问世。丙米嗪本来是因与氯丙嗪结构相似，被认为有抗精神病作用而合成，临床研究表明它并无抗精神病作用，而伴有抑郁情绪的患者在服用该药后，其情绪可有改善，此后的多项研究奠定了它作为抗抑郁药物的地位。单胺氧化酶抑制药 (MAOIs) 的抗抑郁作用也是在偶然的情况下发现的。异丙肼本来是一种抗结核药物，但临床医师发现不少结核病患者在服用该药之后情绪有所提高。后来，Crane 和 Kline 分别尝试让并无结核的抑郁障碍患者服用此药，获得较好的疗效。

丙米嗪和异丙肼的成功大大激发了人们寻求抑郁障碍药物治疗的兴趣。20 世纪 50 年代有关抑郁障碍的单胺理论更激发了人们探索抗抑郁药的热情。人们注意到，利血平可使中枢神经系统的单胺类物质如 NE、5-HT、DA 等发生耗竭，而 MAOIs 又可阻止上述单胺类递质的代谢，从而增加该类物质在中枢的含量。可临床现象与理论不符，丙米嗪既不影响单胺类递质的合成，又不影响其降解。

后来的研究证明，丙米嗪可阻断突触前 NE 的再摄取。到了 20 世纪 60 至 70 年代，多种结构与丙米嗪相似的三环类抗抑郁药物相继问世，其作用机制也相似，即阻断突触前的 NE 或 5-HT 的再摄取。这一发现不仅成为解释抗抑郁药物机制的主要理论，而且对新药的开发和研究具有指导意义。

自 20 世纪 60 年代末开始，人们就开始了新一代抗抑郁药物的开发，其中包括：

(1) 选择性 5-HT 再摄取抑制药 (SSRLs) 如氟西汀等。

(2) 选择性 5-HT 及 NE 再摄取抑制药 (SNRIs) 如文拉法辛。

(3) NE 及特异性 5-HT 能抗抑郁药 (NaSSA) 如米氮平。

(4) 选择性 NE 再摄取抑制药 (NRI) 如瑞波西汀。

(5) 5-HT 平衡抗抑郁药 (SMA) 如曲唑酮。

(6) NE 及 DA 再摄取抑制药 (NDRIs) 如安非他酮。

(7) 选择性 5-HT 再摄取激活药 (SSRA) 如噻奈普汀。

大量研究发现，新一代的抗抑郁药物疗效虽未超过传统的抗抑郁药物，但大多无抗胆碱能不良反应，心血管系统不良反应轻，过量时较安全。此外，新型抗抑郁药物大多服用简单，药物相互作用小。

当代已有科研结果证实，具有相当强度及频度的环境、行为和应激，通过有关中介作用可改变人类生物学的基因表达。基础研究也表明，抑郁障碍患者的反复发作可影响个体大脑的生化过程，增加其对环境应激的敏感性和再复发的危险。尤其对于有既往发作史、家族史，还有女性、产后、生活负担重、精神压力大、缺乏社会支持、慢性躯体疾病和物质依赖等高危因素的人群，一定程度上决定了疾病的易患性。有人提出，药物虽非病因治疗，却可通过控制症状和降低基因激化的生化改变而减少复发。强调了抑郁障碍治疗中药物干预具有不可替代的重要作用。

多项随机对照试验证实，抗抑郁药对所有各类形式的抑郁发作都有疗效，不仅明显优于安慰剂，而且比心理治疗的疗效具有统计学意义的优势 (Elkin 等，1989 年；Paykel 等，1988 年；Stewat 等，1983 年)。WPA/PTD 特别推荐：抗抑郁药应作为心境恶劣障碍、中至重度抑郁发作的首选治疗。1997 年的一项荟萃分析提示，绝大多数抗抑郁药的疗效近似，不同品种与安慰剂的对照结果也相似；而且适合于老年治疗的药物疗效类似于年轻人。

(二) 抗抑郁药作用机制

1. 生物胺学说

由于抗抑郁药 TCAs、MAOIs、SSRIs 等的抗抑郁作用与其增强大脑中儿茶酚胺的浓度有着平行关系。据此推测，抑郁障碍的发生可能与特定脑区儿茶酚胺绝对或相对缺乏有关。进而，有人又补充了该学说，认为在 5-HT 功能低下的基础上，如果同时有 NE 功能低下则出现抑郁，如果伴有 NE 功能亢进则表现为躁狂。有研究认为，5-HT 缺乏的症状可出现抑郁、焦虑、惊恐、恐惧、强迫、厌食、贪食等。NE 功能缺乏则表现疲劳、注意缺损、精力难以集中、记忆功能降低、信息处理减慢、心境压抑、精神运动性迟滞。

2. 神经递质受体学说

在生物胺学说基础上，转而关注了受体的异常。即抑郁发作时出现神经递质的过度消耗，引起突触后神经递质受体的代偿性上调。尽管目前尚无直接证据，但尸检结果示，自杀患者额叶皮质 5-HT$_2$ 受体数量增加。支持该学说的有外周组织及神经内分泌探针发现的间接证据。分子生物学技术的分析示，神经递质受体及酶的基因表达异常见于抑郁障碍患者家庭成员中。该学说能解释抗抑郁药的延迟反应，即受体的变化与抗抑郁药起效时间是一致的。抗抑郁药通过抑制 MAO 或抑制再摄取泵增加神经递，起神经递质受体的失敏，或通过神经递质的增加最终导致神经递质受体的下调。目前，习惯上用神经递质受体学说来解释抗抑郁药药理作用及其临床效应。目前大多数有效的抗抑郁药主要是增加突触间隙中的去甲肾上腺素 (NE) 和 (或)5- 羟色胺 (5-HT)，有些药物也能通过增加多巴胺的水平来发挥抗抑郁的效应，所以大部分抗抑郁药是通过阻断单胺递质 (NE、DA、5-TH) 再摄取或者抑制其重吸收，或者抑制单胺氧化酶来提高突触间隙内的单胺递质的水平。

3. 神经元营养因子学说

迄今为止，尚无充分证据说明抑郁障碍肯定是由生物胺缺乏所致。同样，也缺乏受体上调、下调与抑郁障碍发生或好转的直接证据。相反，有研究显示单胺递质浓度及受体数量正常，但相关递质系统的反应却不正常。由此，提出"伪单胺缺乏说"。即抑郁障碍患者体内单胺本身可能不缺乏，神经递质及受体水平也正常，而是传递至突触后神经元的信号缺乏。

这些信号通过第二信使传，成细胞内控制基因调节的因子，可能是功能缺陷部位。常态下，大脑神经元营养因子 (BDNF) 维持大脑神经元的生存；但应激时 BDNF 基因受到抑制，导致海马部位易感神经元萎缩和数量减少，进而引起抑郁或反复发作，慢性化后会使疗效逐渐减弱。有脑影像学研究示，抑郁障碍患者海马及海马区域体积缩小，支持该假说。由此推测抗抑郁药可能通过激活 BDNF 基因而发挥临床作用。

4. P 物质 / 神经激肽学说

有研究偶然发现，神经激肽受体拮抗药 P 物质具有抗抑郁作用。P 物质参与中枢神经对疼痛的调节，但 P 物质本身并不直接缓解疼痛，倒是具有改善人类情绪的作用。神经激肽存在于富含单胺的脑区，参与调解单胺类神经递质的功能，有临床研究证明，神经激肽拮抗药对抑郁、焦虑等情绪障碍具有治疗作用。

（三）理想抗抑郁药的标准

一般认为，作为理想的抗抑郁药，应该符合 5 点要求，即 5 个英文单词的缩写 (STEPS)。

1. 安全

对药物首先应该关注的是安全，包括以下几方面。

(1) 毒性：以前的抗抑郁药，特别是三环类，往往有较大毒性，甚至可能致死，新研发的抗抑郁药首先要求毒性尽可能小，即使超量也不会致死。

(2) 治疗指数：治疗指数指的是 ED_{50}/LD_{50}，即 50% 有效剂量与半致死量的比例，治疗指数越大，则药越安全。

(3) 长程治疗安全性：前述毒性是指急性毒性，长程治疗安全性是指长期用药后，无蓄积毒性。

(4) 相互作用：从药效学看，与其他药物相互作用要小，从药动学看，$t_{1/2}$ 不能太久，以免与其他药物相互作用。

2. 耐受性好

一种药物能否充分发挥作用，取决于他能否为患者所耐受。有两方面可以观察：急性期不良反应越小，患者就越能耐受，容易完成疗程；长期维持治疗所出现的不良反应不一定与短期用药时相同，也要求越少越好。

3. 疗效

肯定理想药物应该有比较好的疗效，至少应与原有的标准药物相当。在这方面应该衡量以下 5 点：

(1) 显效率：显效是指治疗后症状好转 50% 以上，一般以量表评分来计算，如 HAMD 减分率＞ 50% 的例数 / 总例数 = 显效率。

(2) 对亚型的特殊疗效：了解该药是否对某一亚型疗效较好。

(3) 起效快慢：抗抑郁药似乎有个共同特点，抑制神经递质重吸收等药理作用，在用药后就会产生，但是临床疗效却总要有 1～3 周的潜伏期才能出，望新药能有所突破。

(4) 维持效果：理想抗抑郁药应该能较好地维持疗效，不会产生耐药。

(5) 预防复发的效果：要求新药能以长期服用最低有效剂量来预防复发。

4. 廉价

廉价，并不简单指药物单价较低，也应顾及病愈后能否及早恢复工作等经济效益：药物的价格与疗效的比值越小越好；短程与长程：由于要求长期服药以防复发，更需要考虑价廉。

5. 方便

用药方法的简便是一个重要条件，包括：

(1) 剂型一般以口服药剂或胶囊最为适合，但应有注射剂以备不时之需，如消极、拒食或拒药病例。

(2) 用药方法最好每日口服 1 次，但是有些患者自认为病情严重，应该每日服药。

(3) 剂量调整如能一步到位，初始用量就是治疗量，就较为理想。

(4) 希望平时不必检测血浓度就可以进行常规治疗，但在必要时可以用此方法来确定剂量是否足够。

此外，理想药物应镇定作用，始剂量即达到有效治疗剂量；并且在巩固治疗期也无须调整剂量，使患者遵循治疗的依从性，有效地降低复发的危，免发生停药反应，还应适合不同年龄层次的患者。

二、第二代抗精神病药物

第一代抗精神病药物上市多年后，出现了新一代药物，即第二代抗精神病药物（非典型抗精神药物）。与吩噻嗪类等药物相比，它们具有较高的 5-HT，受体阻断作用，称多巴胺 DA-5-HT 受体拮抗药 (SDAs)。对中脑边缘系统的作用比对纹状体系统作用更具有选择，括氯氮平、利培酮、奥氮平、喹硫平、齐拉西酮和阿立哌唑。这类药物由于临床作用谱广、引发 EPS 比率较小或不明显。在精神病学领域将有更广阔的应用前景。可以治疗抑郁障碍伴发的分裂症状及作为增效剂用于难治性抑郁障碍。

1. 氯氮平

(1) 代谢及药理作用：氯氮平于 1958 年在瑞典首先被发现，1972 年在奥地利和瑞典上市。1975 年 1600 例接受氯氮平治疗的芬兰患者中，16 例出现了粒细胞减少症（≤ 1600 个 /mNRI)，13 例粒细胞减少症的患者中有 8 例发展为粒细胞缺乏症，并死于感染性疾病。世界上 50 余例患者死亡后，氯氮平从欧洲大多数国家的市场撤出，对这个药物的研究及应用实际上处于停滞状态。20 世纪 80 年代后期，国际多中心研究发现氯氮平治疗难治性精神分裂症有很好的疗效，1990 年 FDA 同意氯氮平治疗难治性精神分裂症患者和因为严重锥体外系症状和严重迟发性运动障碍而不能耐受典型药物的精神分裂症患者。

氯氮平现只有口服制剂，服药约 2 小时后达血浆峰浓度，生物利用度 27% ～ 47%，消除 $t_{1/2}$ 约是 12 小时，1 周后达稳态血浆浓度，蛋白结合率 94%。氯氮平的血浆浓度个体差异很大，用同一剂量血浆浓度差异可达 45 倍，女性血浆浓度轻度高于男性，吸烟者轻度低于非吸烟者，老年人可能比年轻人高出约 2 倍。急性氯氮平过量中毒或氯氮平治疗出现严重不良反应的时候，监测氯氮平血浆浓度可能有帮助。氯氮平主要在肝经去甲基和氧化代谢，80% 以代谢产物形式从尿液或粪便中排泄，不足 5% 的母体药物在尿中以原型存在。氯氮平对多种受体包括 5-HT$_{2A}$、5-HTV、肾上腺素和胆碱受体有亲和性，与 D$_2$ 受体的亲和性相对较低。

(2) 不良反应：常见不良反应有过度镇静、流涎、中枢或外周抗胆碱能作用、心血管系统影响、体重改变等，已有氯氮平致糖脂代谢障碍和引发 2 型糖尿病的病例报道；氯氮平的严重不良反应主要是血液系统改变，白细胞减少和粒细胞降低，其发生率约是其他抗精神病药物的 10 倍。可以降低癫痫值，引发剂量相关癫痫发作。因此，氯氮平治疗要有适当的适应证。

(3) 药物相互作用：细胞色素 P450 酶系统参与氯氮平的代谢，因而人种差异、抑制或诱导同工酶系统的药物可以影响氯氮平的血浆浓度。氟伏沙明是强 CYP1A2 抑制剂，可增高氯氮平的浓度，氟西汀只在较高剂量时改变氯氮平浓度。西米替丁、SSRIs、三环类药物和丙戊酸盐通过抑制 CYP1A2 和 2D6 降低氯氮平的清除。苯妥英和卡马西平诱导 CYP2C 和 3A4 同工酶，降低氯氮平血浆浓度 ($\leqslant 50\%$)。利培酮是一个弱 CYP2D6 抑制剂，与氯氮平合并使用可升高其浓度。苯二氮䓬类药物不影响药动学，与氯氮平罕有相互作用，但文献中有谵妄、明显嗜睡和急性呼吸抑制的个案报道。

2. 利培酮

(1) 代谢及药理作用：利培酮是第一个继氯氮平之后获得美国 FDA 批准的 SDAs 抗精神病药。1994 年在美国、欧洲上市，1997 年进口我国。口服用药后，生物利用度为 70% ~ 82%，在肝内主要经 CYP2D6 代谢为 9- 羟利培酮，9- 羟利培酮与母体药物有同样的药理作用。母体药物的血浆峰浓度出现在 1 小时以内，而 9- 羟利培酮出现在 3 小时以内，食物不影响药物在肠道内的吸收比例和程度。血浆蛋白结合率为 88%，母体药物的消除 $t_{1/2}$ 为 3 小时，9- 羟利培酮为 24 小时，主要由尿及粪便排出。利培酮有很强的中枢 5-HT，尤其是 5-HT$_{2A}$ 和 D$_2$ 受体拮抗作用，对 D$_2$ 受体的拮抗作用与典型药物氟哌啶醇相，外还表现出对 α_1 和 α_2 受体的高亲和性，但是对 β 受体和毒草碱样胆碱能受体的亲和性较低。因此对阳性症状的疗效与典型药物相似，且低剂量时锥体外系不良反应少，对阴性症状的疗效好，镇静作用小，没有明显的抗胆碱能不良反应。目前还没有确切证据可证实利培酮的临床疗效与其血浆水平的关系。常见的不良反应为剂量相关性锥体外系不良反应和催乳素水平增高，其他常见的不良反应包括镇静、头晕等。

(2) 药物相互作用：氟西汀和帕罗西汀的 CYP2D6 抑制作用可阻断利培酮的羟化代谢过程，而该酶诱导剂卡马西平增强利培酮的代谢，合并使用需要增加利培酮剂量。利培酮血浆浓度增高可能会增加发生锥体外系不良反应的危险和降低药物的疗效，因为代谢产物和母体药物有同样的药物作用。利培酮只是一个弱酶抑制药，对其他药物的清除并无明显影响。老年人代谢功能差，可能需要降低剂量。

3. 奥氮平

(1) 代谢及药理作用：1982 年在英国发现了氯氮平的衍生物 - 奥氮平，1995 年 7 月完成临床Ⅲ期试验。1996 年在美国和欧洲上市，1999 年进口中国。该药是噻吩苯二氮䓬衍生物，口服后 5 小时达血浆峰浓度，$t_{1/2}$ 为 31 小时 (21 ～ 54 小时)，可以每日 1 次用药。食物不影响奥氮平的吸收。93% 的药物呈蛋白结合形式，年龄、性别或者人种对奥氮平血浆浓度的影响很小，血浆浓度与临床疗效的关系研究还不多。在肝经 CYHA2、CYP2D6 代，未发现有药理活性的代谢产物。老年人 $t_{1/2}$ 延长，主要由尿及粪便排出。奥氮平为多受体作用药物，特异地阻断 5-HT$_{2A}$、D$_2$ 以及 D$_1$ 和 D$_2$ 受体，另外还阻断毒蕈碱样胆碱受体 (M$_1$)H$_1$、5-HT$_{2C}$、5-HT$_3$、α_1 受体。它的 5-HT 阻断约是其多巴胺阻断作用的 8 倍。奥氮平的药理特性与氯氮平相似，没有典型的氯氮平样不良反应如粒细胞缺乏症。研究显示奥氮平对中脑边缘与纹状体 D$_2$ 受体均有阻断作用，只是某些非常敏感的患者可能会发生轻微锥体外系不良反应。此外，动物研究中发现奥氮平阻断苯环己啶 (PCP) 效应，PCP 是一种 N- 甲基 -D 天门冬氨酸 (NMDA) 受体拮抗药，诱发的症状在许多方面非常类似于人类精神分裂症的阳性、阴性和认知损害症，示奥氮平治疗精神分裂症的作用涉及谷氨酸系统。目前精神分裂症的谷氨酸功能低下病因学假说已经引起了精神病学界的高度重视。主要的不良反应为短暂的镇静、直立性低血压和体重增，体外系症状的危险较低，有恶性综合征、暂时性催乳素升高的个案报告。

(2) 药物相互作用：奥氮平对肝代谢影响很小。乙醇可增加奥氮平的吸收 (> 25%)，导致嗜睡增加和发生直立性低血压。吸烟的患者可能需要较高的剂量，卡马西平和苯妥英通过诱导 CYPA 中度降低奥氮平浓度 (< 50%)，西米替丁可能增高奥氮平的浓度。

4. 喹硫平

(1) 代谢及药理作用：喹硫平是一种新型有希望的 SDAs 抗精神病药。由 Zeneca 实验室开发，分子结构接近于氯氮平和奋乃静。1996 年在国外上市，2001 年进口我国，属二苯西平类化合物。口服后 1 ～ 1.5 小时达峰浓度，血浆蛋白结合率为 83%。消除 $t_{1/2}$ 6.9 小时。服药后 48 小时达稳态浓度。喹硫平有多种代谢途径，大部分为无活性代谢产物，95% 以上以代谢产物排泄，不足 1% 以原型药排泄，食物和吸烟对代谢无明显影响。老年和肝肾功能损害的患者，药物清除率减低，需要降低剂量 30% ～ 50%。喹硫平对 5-HT$_2$、H$_1$、5-HT$_6$、α_1 和 α_2 受体有很高的亲和性，与 D$_2$ 和 δ- 受体有中度亲和性，对 D$_2$ 受体只有很低亲和性，对 M$_1$ 和 D$_2$ 受体有极低亲和性。对不同精神分裂症动物模型 (如多巴胺能和非多巴胺能行为模型) 的深入研究显示，喹硫平有很强的抗精神病作用。临床试验和应用该药治疗阳性、阴性症状有效，引发明显锥体外系不良反应的危险比较小。对人体的研究提示喹硫平基本上没有锥体外系不良反应，但可引起催乳素浓度的暂时升高。主要的不良反应是嗜睡、头晕和直立性低血压。此外喹硫平可引起甲状腺激素水平轻度降低，不伴有促甲状腺激素水平升高，这些改变均没有临床意义。对心血管系统尤其明显，偶尔出现 QTc 间期延长。

(2) 相互作用：CYP3A4 是喹硫平的主要代谢途径，如果合并使用影响该同工酶活性的药，要调整喹硫平的剂量。CYP2D6 为喹硫平的次要代谢途径，喹硫平与 CYP1A2、3C9、2C19 或 3A4 没有相互作用，西米替丁和安替比林与喹硫平没有相互的代谢影响，苯妥英为 CYP3A4 诱导剂，能增加喹硫平清除率达 5 倍。锂盐、劳拉西泮（或其他苯二氮䓬类药物）、西米替丁、利培酮、氟哌啶醇、氟西汀和米帕明与喹硫平之间在药动学方面没有相互影响，不须调整剂量。合并使用硫利达，口服喹硫平清除率增加 60%，需要调整剂量。

5. 齐拉西酮

(1) 代谢及药理作用：齐拉西酮是在我国上市的第 6 个非经典抗精神药，1987 年由辉瑞制药公司合成（盐酸齐拉西酮）现已获得美国、瑞典、新西兰等国家批准上市。国产齐拉西酮片剂及即效注射剂已于 2004 年在我国上市。

齐拉西酮是一种苯异噻唑哌嗪型抗精神病药，口服吸收完全，达峰时间为 6 ～ 8 小时，生物利用度约为 60%，与食物同服生物利用度增加 1 倍，达 100%，蛋白结合率＞ 99%，多次用药 1 ～ 3 天达稳定状态时，其消除相 $t_{1/2}$ 为 6 ～ 10 小时。齐拉西酮在肝被广泛代谢，在体内主要通过 3 个代谢途径清除，产生 4 种主要循环代谢产物：苯并异噻唑哌嗪(BITP) 亚砜，BITP 硫代酮，齐拉西酮亚砜及 S- 甲基 - 二氢齐拉西酮。通过乙醛氧化酶还原是齐拉西酮代谢清除的主要途径。超过 2/3 的齐拉西酮通过这条途径代谢，临床上没有拮抗药或诱导剂。齐拉西酮清除的第二条途径主要通过细胞色素 P450 酶 CYP3A4 氧化，其主要代谢产物药理活性不及母药的 1%。仅不到 1% 的母药由尿液和粪便排泄。年龄、性别或肾功能损害对齐拉西酮药动学无明显影响。轻中度肝功能损害患者口服齐拉西酮后血药浓度比正常人升高 30%，终末 $t_{1/2}$ 比正常人长 2 小，该患者中应用应考虑降低剂量。

(2) 不良反应及安全性：

①齐拉西酮治疗的主要不良反应为嗜睡、头晕、恶心和头重脚轻，偶有心动过速、直立性低血压和便秘。

②多项研究显示，齐拉西酮每日 40 ～ 160mg 治疗时其 EPS 量表评分与安慰剂组无显著差异；血清泌乳素水平与基线值无显著差异。与其他非典型抗精神病药物比较，齐拉西酮引起体重增加非常轻微，对糖脂代谢亦无明显影响。

(3) 药物相互作用：齐拉西酮对 CYP2D6、2C9、2C19、3A4、1A2 酶的抑制作用很弱，与其他药物发生有临床意义的相互作用可能性较小。齐拉西酮不影响锂盐的稳态血浆浓度和肾清除率。

6. 阿立哌唑

(1) 代谢及药理作用：阿立哌唑是一种喹诺酮衍生物，1988 年由日本大冢制药有限公司开发，2002 年 11 月美国 FDA 批准上市。国产阿立哌唑于 2004 年上市并应用于临床。阿立哌唑口服吸收良好，达峰时间 3 ～ 5 小时，生物利用度 87%. 进食无影响。多次服药 14 天达稳态血浆浓度，蛋白结合率高于 99%，平均消除相 $t_{1/2}$ 为 75 小时。在肝该药经 P450、CYP3A4、2D6 多重生物转换途径消除。药物之间可能通过细胞色素 P450 酶发生相互作用。代谢产物脱氧 - 阿立哌唑 D_2 受体具有亲和性。经研究，年龄、性别、种族、吸烟、肝肾功能对阿立哌唑的使用剂量无明显影响。

阿立哌唑的药理作用与第一代、第二代抗精神病药不同，为 5- 羟色胺 - 多巴胺系统稳定剂。阿立哌唑对突触后多巴胺 D_2 受体具有阻断作用，以拮抗过高的 DA 活动，治疗精神分裂症阳性症状。该药对突触前膜 DA 自身受体具有部分激动作用，可加强 DA 功能，治疗精神分裂症和阴性症状认知功能损害。

阿立哌唑对突触后膜 $5-HT_{2A}$ 受体具有阻断作用，有助于 5-HT、DA 系统功能的协调并具平衡作用，可以减少锥体外系不良反应 (EPS) 的产生和提高抗精神病的疗效。药物对突触后膜 $5-HT_{2A}$、DA 有部分激动作用。此外阿立哌唑对 D_3、D_4、毒蕈碱 M_1，α_1- 肾上腺素能和组胺 H_1 受体有一定亲和力。

(2) 不良反应及安全性：常见不良反应有头痛、困倦、兴奋、焦虑、静坐不能、消化不良、恶心等。多项研究提示阿立哌唑治疗中锥体外系不良反应 (EPS) 量表评分与基线比较无明显变化；所引起的静坐不能症状与剂量无明显关系。阿立哌唑短期临床研究结果显示血清泌乳素水平与基线比较有轻度下降，长期研究未发现泌乳素水平升高。5 项短期研究阿立哌唑治疗 4 ～ 6 周，体重增加占 0.79%，8.1% 与剂量无关。26 周、52 周的长期研究显示低体重者有所增加，过重者有所减轻。短期、长期临床试验显示血糖相关的不良反应发生率阿立哌唑与安慰剂相似；阿立哌唑对脂代谢影响不显著。

(3) 药物相互作用

①阿立哌唑经 P450 CYP2D6 和 3A4 酶代谢，该药与其他药物的相互作用主要与经此酶代谢的底物有关。若与此酶的抑制药合用可提高阿立哌唑的血药浓度。

②阿立哌唑对肾上腺素 α_1 受体有拮抗作用。

三、抗抑郁药的临床应用

抗抑郁药的疗效和不良反应均存在个体差异，这种差异在治疗前很难预测。一般而言，几种主要抗抑郁药疗效大体相当，又各具特点，药物选择主要取决于患者躯体状况、疾病类型和药物不良反应。

(一) 一般应用原则

1. 诊断要明确

抑郁是精神科的常见症状，有可能是单相抑郁发作的表现，有可能是双相障碍的抑郁，也有可能是精神分裂症或躯体疾病所伴有的抑郁症状。不同诊断，治疗用药不完全相同。单相抑郁，可以单用抗抑郁药；双相障碍的抑郁，就应该在应用抗抑郁药的同时，及早并用情感稳定药。至于其他疾病所伴抑郁，应该针对原发病本身，必要时可辅以抗抑郁药，若单用后者的效果会不甚理想。

2. 剂量要充足

不论哪一种抗抑郁药，如果剂量没有达到治疗量，即使服用很长时期，也不会出现良好效果，甚至可能拖延成"心境恶劣"(dysthemia，旧称神经性抑郁)。新型抗抑郁药的一个优点是剂量可以立即达到治疗量，不必逐步调整，这就避免了剂量不足的可能。

3. 疗程要足够

由于抑郁障碍是一种容易复发的疾病。每次发作的自然病程为半年左右，所以近年来国际上公认的抗抑郁药疗程，一般分为 3 期。按发病的次数，3 期的维持治疗时程的长短又各不相同。

4. 品种选择

抗抑郁药物品种的选择，可参照下列要点。

(1) 因人而异：按照患者的年龄、躯体状况及药物的不良反应选择药品，临床上常可发现某个患者只对某一种药有特别效果，这种现象又不能用现有的药理知识解释，可通过试用来确定。对药物反应的特异性还体现在家族的生物遗传类同性上。因此，有必要了解家族成员中患同类疾病者，既往对哪些抗抑郁药特别有效。若是复发病例，也可以参考以前的治疗记录。

(2) 不良反应：各类抗抑郁药的不良反应范围较广，从很轻但令人烦躁的口干、便秘，到较严重的如直立性低血压，甚至到更严重的如心肌损害、传导阻滞等心血管疾病。有些不良反应可依据药理知识推导，而有些则是个体特意敏感性所致。所以，药物品种的选择，应该熟悉各种药物的不良反应谱，并根据具体治疗对象选用不良反应最少的品种。由于新型抗抑郁药较三环类 (TCAs) 等传统药物不良反应，安全性上无疑更有优势。

(3) 作用机制：有的品种主要作用于 5-HT(5- 羟色胺) 系统。如 SSR1 及相反机制的噻奈普汀 (达体朗有的主要作用于去甲肾上腺素 (NE) 系统，如瑞波西汀 (_reboxe-tine) 或马普替林 (mapro-tiline)；有的同时对 NE 和 5HT 都有不同的作用，如 NaSSA 类的米氮平、SNRIs 类的文拉法辛等。所以如果应用某一种 SSRIs 未能奏效，就不一定再换另一种，不如换用达体朗、米氮平、文拉法辛、马普替林或瑞波西汀。

(4) 相互作用：所有抗抑郁药都有和其他药物发生交互作用的可能性，应避免与可能有危险相互作用的药物合用。如单胺氧化酶抑制药 (MAOI) 不宜与 TCAs 或 SSRIs 合用，有引起高血压危象的可能；也不应与血管收缩药、盐酸哌替啶及富含铬酸的食物合用。又如，SSRI 会抑制肝微粒酶 P450 2D6，使 TCA 等药的代谢受到影响，血浓度会大大升高，甚至达到致死的程度。如要合用，TCA 等药的剂量就应该适当减少。在合用其他药物如抗精神病药时，也须注意到这一相互作用问题。

(5) 依从问题：WPA/PTD(1997 年) 强调，抗抑郁药的选择，要特别关注患者的依从性，原因是：

①抑郁障碍患者具有缺乏动机和无助感等疾病特征，易导致不依从。

②药物的起效时间延长。

③症状缓解后接受长期治疗。

④社会对疾病的歧视。

⑤难以耐受药物的不良反应。

⑥剂量调整及服用方法过于复杂。

⑦药源问题。

⑧药物的经济耗费无法承受等。

总之，抗抑郁药的选，综合考虑下列因素：

①既往用药史，如有效仍可用原药，除非有禁忌证。

②药物遗传学，近亲中使用某种抗抑郁药有效，该患者也可能有效。

③药物的药理学特征，如有的药镇静作用较强，对明显焦虑激越的患者可能较好。可能的药物间相互作，无药效学或药代学配伍禁忌。

④患者躯体状况和耐受性。

⑤抑郁亚型（如非典型抑郁可选用 SSRIs 或 MAOIS，精神病性抑郁可选用阿莫沙平）。

⑥药物的可获得性。

⑦药物的价格和成本。

⑧依从性问题。

（二）抗抑郁药的用药指征

抗抑郁药可有效地治疗各种精神疾病和其他疾病。在心境障碍方面，它们被广泛用于治疗重症抑郁。同时也对心境恶劣障碍和双相障碍有治疗作用（虽使用剂量较小）。抗抑郁药对年轻患者的疗效尚有争议。因为儿童和青春期患者的临床对照试验没有显示出抗抑郁药有较稳定的疗效，虽然由于一些干扰因素诸如研究设计、治疗依从性，以及一些影响症状的表现的外源性因素（如家庭不和）使对这些研究的解释受到限制，但抗抑郁药仍广泛应用于儿童和青春期抑郁障碍患者。相反，抗抑郁剂对老年抑郁障碍患者有很好的疗效。由于年龄的变化引起药动学的改变（如肝清除率和蛋白结合率下降），每日剂量应相应地有所减少。

抗抑郁药的初始剂量应偏低，经 7 ～ 10 天逐渐增加至基本治疗剂量。对于有的患者，为了达到最佳疗效，用药剂量还可以继续增加。对有自杀倾向的患者，医师应特别予以注意的是患者的行为动机改善先于心境的改善，这样就为患者采取自杀行动提供了动力。因此，对抑郁障碍治疗应早，特别加强对患者的监护。

一旦显效，抗抑郁药应继续使用直到越过疾病复发的高危险时期（至少继续治疗 6 个月）。因为有 60% 的患者会出现复发，特别是那些未能得到药物治疗保护的患者，还因为疾病复发时病情会更严重，因此有人提出对某些患者进行长期甚至是无限期的治疗 P 这种长期或无限期治疗的时间一般是指维持治疗在 6 个月至数年。符合以下情况的患者可考虑接受这种治疗方式：①年龄超过 40 岁并且 2 次以上的发作；②首次发作在 50 岁以后；③有 3 次以上抑郁发作的历史；④治疗前有 2 年的时间心境恶劣或情绪低落。如果患者临床症状已经完全缓解，并且没有受到重大生活事件的影响，那么在维持治疗 5 年后可以考虑缓慢减少抗抑郁药物的用量或停药。对于有些患者来说，宁愿终身用药也不愿去冒抑郁复发的风险。对不同临床表现的治疗建议如下：

1. 伴有明显激越抑郁障碍患者的治疗

抑郁障碍患者可伴激越，激越多见于女性抑郁障碍。在治疗中可考虑选用有镇静作用的抗抑郁药，如 SSRIs 中的氟伏沙明、帕罗西汀，NaSSAs 中的米氮平，SARIs 中的曲唑酮，以及 TCAs 中的阿米替林、氯米帕明等；也可选用 SNRIs 中的文拉法辛。在治疗的早期，可考虑抗抑郁药合并苯二氮䓬类的劳拉西泮 (每日 1 ～ 4mg) 或氯硝西泮 (每日 2 ～ 4mg)。当激越焦虑的症状缓解后可逐渐停用苯二氮䓬类药物，继续用抗抑郁药治疗。抗抑郁药治疗的原则和一般抑郁障碍的治疗原则相同，保证足量足疗程。

2. 伴有强迫症状抑郁障碍患者的治疗

抑郁障碍患者可伴有强迫症状，强迫症的患者也可伴有抑郁，两者相互影响。有人认为伴有强迫症状的抑郁障碍患者预后较差。药物治疗常使用 TCAs 中的氯米帕明，以及 SSRIs 的氟伏沙明、舍曲林、帕罗西汀和氟西汀。通常使用的剂量较大，如氟伏沙明可用至每日 200 ～ 300mg，舍曲林每日 150 ～ 250mg，氯米帕明每日 150 ～ 300mg。

3. 伴有精神病性症状抑郁障碍患者的治疗

精神病性一词传统上强调患者检验现实的能力丧失，伴有幻觉、妄想、阳性思维形式障碍或木僵等精神病性症状。精神障碍程度严重，属于重性精神病范畴。有人认为这是一种独立的亚型，患者家族中患有精神病性抑郁的比率较高，且较非精神病性抑郁障碍更具遗传倾向。血清皮质醇水平高，DST 阳性率高；血清多巴胺 β 羟化酶活性低，尿中 MHPG 低，脑脊液中 HVA 高。使用抗抑郁药物治疗的同时，可合并第二代抗精神病药，如利培酮、阿立哌唑、齐拉西酮、喹硫平等，剂量可根据精神病性症状的严重程度适当进行调整，当精神病性症状消失，续治疗 1 ～ 2 个月，若症状未再出现，可考虑减药，直至停药，减药速度不宜过快，避免出现撤药综合征。

4. 伴有躯体疾病抑郁障碍患者的治疗

伴有躯体疾病的抑郁障碍，其抑郁症状可为脑部疾病的症状之一，如脑卒中，尤其是左额叶、额颞侧的卒中；抑郁症状也可能是躯体疾病的一种心因性反映；也可能是躯体疾病诱发的抑郁障碍。躯体疾病与抑郁症状同时存在，相互影响。抑郁障碍常常会加重躯体疾病，甚至使躯体疾病恶化，导致死亡，如冠心病、脑卒中、肾病综合征、糖尿病、高血压病等。躯体疾病也会引起抑郁症状的加重。故需有效地控制躯体疾病，并积极地治疗抑郁。抑郁障碍的治疗可选用不良反应少、安全性高的 SSRIs 或 SNRIs 药物。如有肝肾功能障碍者，抗抑郁药的剂量不宜过大。若是躯体疾病伴发抑郁障碍，经治疗抑郁指征缓解，可考虑逐渐停用抗抑郁药。若是躯体疾病诱发的抑郁障碍，抑郁指征缓解后仍需继续治疗。

5. 伴有性欲低下患者的用药

伴有性欲低下患者的用药可以选择米氮平、曲唑酮、噻奈普汀等药物，不仅能改善患者抑郁症状，还能改善失眠和性功能障碍。

6. 伴有睡眠障碍患者的用药

米氮平开始剂量为 7.5mg，以后可以缓慢地增加到 30 ～ 45mg，晚上口服；或米安色林，开始剂量为 15mg，以后可以增加到 60 ～ 90mg，晚上口服；或者使用盐酸曲唑酮治疗，开始剂量为 50mg，以后可以根据病情增加到 200 ～ 300mg，晚上服用。

（三）抗抑郁药物起效时间的临床意义

1. 起效时间的意义

抗抑郁药物的起效时间一直是临床医师及患者非常关注的问题。抗抑郁药物的起效时间是目前抑郁障碍治疗过程中的瓶颈。现有新型抗抑郁药物的起效时间一般为 2 ～ 4 周。既往临床医师普遍接受的传统观点是：抗抑郁药物起效较慢，须耐心等待，并且应避免过早更改治疗药物。但近年的临床研究证据表明事实并非如此。那么抗抑郁药物早期起效有何临床意义？如何评估抗抑郁药物的早期起效？早期起效与长期疗效是否具有一定的相关性？

起效时间长被认为是当前抗抑郁药物的最大缺陷。绝大多数抑郁障碍患者希望治疗后症状可迅速缓解，但传统抗抑郁药物平均需 2 ～ 4 周才能起，使部分患者在治疗初期未见效时擅自停药、减药，甚至就此放弃治疗。因，床迫切需要起效更快、长期疗效更稳定的抗抑郁药物来提高患者的治疗满意度。

抗抑郁药物起效时间快具有重要的临床意义：更快缓解症状，降低自杀风险，更快恢复患者的各种功能，包括学习、工作、人际交往、生活能力等，同时还能尽早减轻患者的经济和社会负担；改善患者远期预后，研究表明，起效快对减少残留症状等均有益处。抗抑郁药物起效快的意义主要还在于提高患者后期治疗的痊愈率。有研究显示，起效时间可以预测抑郁障碍患者的预后：抗抑郁治疗 2 周内显效患者的 8 周治疗有效率为 68%；而 2 周治疗未显效患者的 8 周治疗有效率仅为 28%。

2. 快速起效的神经生物学

临床前研究表明，只有缩短 5- 羟色胺 1A($5-HT_{1A}$) 和 $5-HT_{1B}$ 身受体的脱敏过程，直接或间接阻断 $5-HT_{1A}$ 和 $5-HT_{1B}$，自身受体或加快脱敏以及阻断突触前膜 5-HT 再摄取，才能使抗抑郁药物起效更快。选择性 5-HT 再摄取抑制药 (SSRIs) 通过阻断细胞膜上载体对 5-HT 再摄取的转运，迅速增加树突突触间隙的 5-HT 浓度，激活 $5-HT_{1A}$(产生神经元电冲动释放降低) 和 $5-HT_{1B}$ 受体 (导致轴突末梢 5-HT 释放减少)。约 2 周后，$5-HT_{1A}$ 和 $5-HT_{1B}$ 受体去敏感化，再使得 5-HT 神经元电冲动释放增加和促进 5-HT 释放。假设如果 $5-HT_{1A}$ 去敏感化在抗抑郁药延迟起效中扮演重要角色的话，则同时服用 $5-HT_{1A}$ 自身受体拮抗药将会避免对 5-HT$_{1A}$ 的过度刺，许能增强疗效。在 8 项双盲、安慰剂对照研究中，用 5-HT$_{1A}$ 自身受体拮抗药 Pindolol 与 SSRIs 合并治疗，其中 6 项研究提示 Pindolol 能缩短 SSRIs 延迟起效 5 ～ 14 天。

去甲肾上腺素 (NE) 在抑郁障碍病因和抗抑郁药作用机制中也起到重要作用。NE 神经元投射到中缝背段，在那里通过 NE 调节 5-HT 神经元的激活。因此，5-HT 和 NE 双重作用的抗抑郁药 (如文拉法辛) 理论上讲可以提高 5-HT 活性，缩短起效时间。不过，NE 再摄取阻断后的 NE 激活也因为 α2 受体的过度活化被抑制。其途径与 5-HT 再摄取阻断抑制了 5-HT 活性类似，这也就解释了文拉法辛为什么快速起效不明显。当然，NE 调节 5-HT 的作用会在延迟期的第二阶段出现，因此，它的疗效优于 SSRIs。米氮平主要是阻断抑制 NE 和 5-HT 神经元的 α$_2$ 受体，仅可以激活和释放 NE，而且还激活 5-HT 末梢释放，从而能缩短起效的时间。

3. 起效的测量

在研究药物起效时间方面，设立安慰剂对照有助于区分早期起效是药物作用还是安慰剂效应。汉密尔顿抑郁量表 (HAMD) 和蒙哥马利抑郁量表 (MADRS) 是临床试验中最常用的抑郁量表。需要指出的是，对起效时间与临床缓解的评估标准是不同的。治疗前后 HAMD 评分下降 2 ～ 4 分即可判定起效；而临床缓解是指在有效基础上抑郁症状完全消失，HAMD 评分＜ 7 分或 MADRS ＜ 12 分，并且社会功能恢复良好。

确定药物起效的条件一般包括：①有肯定临床意义的改变；②常用的评估方法能够检测及时发现；③排除安慰剂效应或治疗中的非特异性因素。

起效可以定义为两种治疗药物在症状改善评分统计学上开始有显著差异；或者严格一点抑郁量表评分减分率达 50%(临床有效)；或者再严格一点 HAMD 评分＜ 8 分 (临床治愈)。

4. 有否快速起效的药物

绝大多数的随机对照研究表明，各种抗抑郁药在治疗结束时的疗效相仿。但有些研究发现某些药物的起效较其他药物迅速。虽然目前的资料尚不完整，但有证据提示西酞普兰、文拉法辛和米氮平往往在 2 周内能快速起效。

抗抑郁药的起效时间在 1 ～ 10 周。目前尚无明确快速起效的指征用于临床实践。抗抑郁药延迟起效造成的问题会有许多，除了延长因为抑郁障碍带来的生理、心理和社会功能损害的康复外，还会增加自杀的危险性。另外，还会使得患者过早地中断治疗，影响长期治疗。再者，对严重抑郁障碍患者而言会增加住院时间，增加医疗费用支出。

西酞普兰是最单一选择性 SSRIs，有学者认为这种单一的药物作用特点也与其快速起效有关。动物实验表明，西酞普兰起效较丙米嗪快；在临床一系列的双盲 - 安慰剂对照研究中也显示西酞普兰能在 2 周内显著减轻抑郁症状。与其他抗抑郁药 (如氟西汀、舍曲林、丙米嗪) 比较，西酞普兰能快速起效。在 1 项为期 8 周的与氟西汀 (每日 20mg) 比较研究中，西酞普兰 (每日 20mg)2 周内起效的比例显著高于对照组。在 1 项与舍曲林

(每日 50 ～ 150mg) 双盲、随机、安慰剂对照的研究中，西酞普兰 (每日 20 ～ 60mg) 在治疗第 2 周能显著改善抑郁症状。而与米安色林 (每日 60 ～ 120mg) 的 1 项为期 6 周的双盲对照研究中，西酞普兰亦能快速起效，尽管治疗结束时两组疗效相仿。

安慰剂对照研究已经显示，文拉法辛在治疗第 2 周有显著临床改善；如果迅速递增文拉法辛剂量每日达 175mg 亦能在治疗的第 4 天和第 7 天有明显的抑郁症状评分降低。与氟西汀 (每日 60mg) 比较，文拉法辛 (每日 300mg) 的起效时间明显短于前者。

米氮平是非 SSRIs 抗抑郁药，已有证据表明起效快于其他药物。在中度和严重抑郁障碍患者的系列随机、双盲、安慰剂对照研究中，米氮平组在治疗 1 周后的 HAMD 和 MADRS 评分较安慰剂组显著降低。在与西酞普兰 (每日 20 ～ 60mg) 的双盲对照研究中，米氮平 (每日 15 ～ 60mg) 亦较前者起效迅速，不过，在 2 周时差异最为明显。3 项回顾性研究发现，米氮平起效快于氟西汀、帕罗西汀，但与西酞普兰无差异。采用 Kaplan-Meier 生存分析，减分率 50% 为起效标准比较，米氮平较氟西汀和帕罗西汀起效快约 1 周，但与西酞普兰无差异。不过，如果以症状改善率 20% 为标准，则米氮平起效快于这三类 SSRIs。

现有的抗抑郁药物在起效时间上具有一定的差异。大量循证医学证据证明，文拉法辛缓释剂、艾司西酞普兰和米氮平可在治疗 1 周左右起效；三环类抗抑郁药物起效时间为 2 ～ 4 周；选择性 5- 羟色胺再摄取抑制药 (SSR1) 通常起效较慢。治疗 6 周才能判断是否起效。

如果服用一种抗抑郁药物 4 ～ 6 周仍未起效，就要采取相应的措施：增加药物使用剂量，换药或联合用药。但考虑到安全性问题，一般较少采用两种抗抑郁药物的联合治疗，有时采用抗抑郁药物联合苯二氮䓬类药物，有时联合非典型抗精神病药物。

在调整治疗方面存在两种不同的观点。传统观念认为，临床医师应首先给予抑郁障碍患者充分治疗。即足够的治疗剂量和足够长的治疗时间，而且在治疗期间不可频繁更换药物，需要耐心等待抗抑郁药物起效，以达到充分治疗的目的。通常这段时间至少要等待 6 周。

然而，近年来随着研究的不断深入，有学者对耐心等待药物起效的观点提出了质疑。如临床医师是否一定要等到 6 周的充分治疗后才能调整治疗？已有临床证据证明，抗抑郁药物早期起效与远期疗效具有一定的相关性。大多数学者认为，早期起效的时间标准为 2 周。研究表明，如果抗抑郁药物治疗 2 周时不能达到早期起效，则 6 周时患者达到症状完全缓解的可能性将大大降低；反之，如果 2 周时起效，则 6 周时达到症状完全缓解的可能性将显著增加。因此当药物治疗 2 周仍未起效时，考虑对治疗方案进行调整 (增加剂量或更换药物)。以上是对起效时间概念完全不同的两种理解，"2 周起效"向"耐心等待 6 周起效"的概念发起了挑战。实际上，两种概念孰是孰非尚无定论，还需更多研究加以证实。

起效快的抗抑郁药不仅可以提高患者的依从性，同时可以迅速缓解患者的抑郁症状。

换句话说，快速起效的抗抑郁药物治疗不仅可以缩短急性期治疗的疗程，而且更重要的是缩短了患者抑郁症状的持续存在时间。在一定程度上减少了因为抑郁障碍给患者及其家人带来的不利影响，降低了不必要的成本支出或经济负担。另外，有时可以预防自杀、挽救生命。目前已有证据显示，部分新型抗抑郁药（如米氮平、文拉法辛和艾司西酞普兰等）可以在抗抑郁治疗后 1～2 周起效。

抗抑郁药的治疗的意义：大部分的抑郁障碍发作不经过治疗也能在 3～6 个月结束，但是抑郁障碍的结局有可能让患者无法等到自然病程的结束，患者就有可能因为消极悲观而自杀。因此抑郁障碍的治疗是非常重要的。抑郁障碍的治疗有以下意义：

(1) 提高临床治愈率：抗抑郁治疗应最大限度地减少抑郁障碍的致残率和自杀率，成功的关键是彻底消除症状，减少复发的风险。所以足剂量、足疗程是至关重要的。

(2) 提高生存质量，抑郁障碍患者的社会功能明显受损，因此生活质量非常低下，所以抑郁障碍的治疗不仅要着眼患者症状的消除，还应当极大地提高患者的社会功能，提高生活质量。

(3) 预防复发：抑郁障碍是一个高复发性的疾病，其复发率为 50% 左右，当抑郁障碍症状控制后最重要的是要继续维持治疗，防止复发。

第四节　心境稳定剂

心境稳定剂又称情感稳定剂、抗躁狂药，是治疗躁狂以及预防躁狂或抑郁复发的药物。主要包括锂盐和一些抗癫痫药，如丙戊酸盐、卡马西平、拉莫三嗪、加巴喷丁等。此外，部分非典型抗精神病药也具有心境稳定剂的作用，对躁狂发作和双相障碍也有一定疗效。

一、碳酸锂

碳酸锂是经典的心境稳定剂，也最常用。

（一）作用机制

锂通过抑制肌醇单磷酸酶和糖原合成酶激酶，起到肌醇耗竭和 Wnt 信号激活作用，进而降低蛋白激酶 C 的活动，再经第二信使系统的 G 蛋白偶联，影响脑内主要神经递质系统，如谷氨酸全面减少、γ- 氨基丁酸水平恢复正常、去甲肾上腺素和 5- 羟色胺功能提高。锂还拮抗 $5-HT_{1A}$ 和 $5-HT_{1B}$ 自身受体，增强 5-HT 释放。此外，锂可使控制昼夜节律的下丘脑振子再同步，从而改善睡眠觉醒节律的紊乱。

（二）临床应用

1. 适应证

碳酸锂的主要适应证是躁狂发作，它是目前治疗躁狂发作的首选药物，对躁狂发作和双相障碍的躁狂或抑郁发作还有预防作用。分裂情感障碍也可用锂盐治疗。对精神分裂症伴有情绪障碍和兴奋躁动者，可以作为抗精神病药治疗的增效药物。

2. 禁忌证

急慢性肾炎、肾功能不全、严重心血管疾病、重症肌无力、妊娠头 3 个月以及缺钠或低盐饮食患者禁用。帕金森病、癫痫、糖尿病、甲状腺功能减退症、银屑病、老年性白内障患者慎用。

3. 用法和剂量

常用碳酸锂每片 250mg，饭后口服给药，一般开始给 250mg，每日 2 ～ 3 次，逐渐增加剂量，有效剂量范围为 750 ～ 1500mg/d，偶尔可达 2000mg/d。

锂盐的中毒剂量与治疗剂量接近，有必要监测血锂浓度，可以据此调整剂量，确定有无中毒及中毒程度。锂在肾脏与钠竞争重吸收，缺钠或肾脏疾病易导致体内锂的蓄积中毒。在治疗急性病例时，血锂浓度宜为 0.8 ～ 1.0mmol/L，超过 1.4mmol/L 易产生中毒反应，尤其老年人和有器质性疾病患者易发生中毒。锂盐治疗一般在 7 ～ 10 天起效，如 2 ～ 3 周治疗无效，可改用抗精神病药。如治疗开始时为尽快控制急性躁狂症状，可与苯二氮䓬类药和抗精神病药联合应用。待兴奋症状控制后，应逐渐将苯二氮䓬类药和抗精神病药撤去，否则较长时间合用抗精神病药可以掩盖锂中毒的早期症状。

4. 维持治疗

锂盐的维持治疗适用于双相情感障碍及躁狂症的反复发作者。锂盐能减少复发次数和减轻发作的严重程度。维持治疗的时间需依具体情况而定，一般维持治疗在第二次发作缓解后给予，维持时间为保证跨过既往发作的 2 ～ 3 个循环的病情持续稳定或持续 2 ～ 3 年。维持治疗量为治疗量的一半，即每日 500 ～ 750mg。保持血锂浓度约为 0.4 ～ 0.8mmol/L。

5. 不良反应

长期应用一般不产生耐受和戒断反应，但可能出现各种不良反应。不良反应发生的频度和严重程度与患者的年龄、应用剂量，疗程等有关。剂量小、每日 1000mg 以下、加量缓慢，不良反应较少且轻。不良反应与血锂浓度相关。一般发生在服药后 2 周，有的出现较晚。常饮淡盐水或给予高盐饮食，促进肾锂离子排泄，可以减少不良反应，防止体内锂蓄积中毒。

根据不良反应出现的时间可分为早期、后期不良反应以及中毒先兆。

(1) 早期不良反应：无力、疲乏、手指震颤、厌食、上腹不适、恶心、呕吐、稀便、腹泻、多尿、口干等。

(2) 后期不良反应：由于锂盐的持续摄入，患者持续多尿、烦渴、体重增加、甲状腺肿大、黏液性水肿、手指细震颤。粗大震颤提示血药浓度已接近中毒水平。锂盐干扰甲状腺素的合成，女性患者可引起甲状腺功能减退。类似低钾血症的心电图改变亦可发生，但为可逆的，可能与锂盐取代心肌钾有关。

(3) 锂中毒先兆：表现为呕吐和腹泻加重或再次出现、粗大震颤、抽动、呆滞、困倦、眩晕、构音不清和意识障碍等。应即刻检测血锂浓度，如血锂超过 1.4mmol/L 时应减量。如临床症状严重立即停止锂盐治疗。血锂浓度越高，脑电图改变越明显，因而监测脑电图有一定价值。判断锂中毒一定把临床症状与血锂浓度相结合，不可单纯依靠化验结果而忽视临床症状。

6. 锂中毒及其处理

引起锂中毒的原因很多，肾锂廓清率下降、肾脏疾病的影响、钠摄入减少、患者自服过量、年老体弱以及血锂浓度控制的不当等。中毒症状包括：共济失调、肢体运动协调障碍、肌肉抽动、言语不清和意识模糊，重者昏迷、死亡。一旦出现毒性反应需立即停用锂盐，大量给予生理盐水或高渗钠盐加速锂的排泄，或进行人工血液透析。停药 1 ～ 2 天，血锂下降约为原水平的一半。但脑中浓度下降较慢，中毒症状仍可存在，约在停药 1 ～ 3 周后锂中毒症状才可完全消失。

二、具有心境稳定作用的抗癫痫药

有数种抗癫痫药物可以作为心境稳定剂。常用的是丙戊酸盐和卡马西平。近年开发的一些新型抗癫痫药物，如拉莫三嗪、加巴喷丁、托吡酯、奥卡西平等也用于心境障碍的治疗。

（一）丙戊酸盐

常用的有丙戊酸钠和丙戊酸镁。丙戊酸对躁狂症的疗效与锂盐相当，对混合型躁狂、快速循环型情感障碍以及锂盐治疗无效者可能疗效更好。肝和胰腺疾病者慎用，孕妇禁用。初始剂量 400 ～ 600mg/d，分 2 ～ 3 次服用，每隔 2 ～ 3 天增加 200mg，剂量范围为 800 ～ 1800mg/d。治疗浓度应达 50 ～ 100mg/L。常见不良反应为胃肠刺激症状以及镇静、共济失调、震颤等。转氨酶升高较多见，造血系统不良反应少见，极少数患者尤其是儿童曾出现罕见的中毒性肝炎和胰腺炎。

（二）卡马西平

对治疗急性躁狂和预防躁狂发作均有效，尤其对锂盐治疗无效的、不能耐受锂盐不良反应的以及快速循环发作的躁狂患者，效果较好。卡马西平与锂盐合并应用预防双相患者复发，其疗效较锂盐与抗精神病药合用要好。青光眼、前列腺肥大、糖尿病、乙醇依赖者慎用，白细胞减少、血小板减少、肝功能异常以及孕妇禁用。初始剂量 400mg/d 分 2 次口服，每 3 ～ 5 日增加 200mg，剂量范围 400 ～ 1600mg/d，血浆水平应达 4 ～ 12mg/L。剂量增加太快，会导致眩晕或共济失调。卡马西平具有抗胆碱能作用，治疗期间可出现视物模糊、口干、便秘等不良反应。皮疹较多见，严重者可出现剥脱性皮炎。偶可引起白细胞和血小板减少及肝损害。应监测血常规的改变。

3. 拉莫三嗪

主要用于双相情感障碍的复发预防以及双相抑郁的治疗，对严重躁狂发作疗效不确定。机制可能与其抑制 Na^+、Ca^{2+} 和 K^+ 通道以及抗点燃效应有关。此外，对 $5-HT_3$ 受体有弱的抑制作用，对 NDMA 受体有拮抗作用。对于成人患者，治疗双相障碍应从小剂量开始，逐渐加量。单药治疗的目标剂量为 200mg/d 口服，与丙戊酸盐合用时的目标剂量为 100mg/d。不良反应主要是眩晕、头痛、复视、恶心和共济失调。10% 的拉莫三嗪治疗患者中出现药疹，包括剥脱性皮炎和中毒性表皮坏死。合用丙戊酸盐或者超出拉莫三嗪的起始推荐剂量或加药速度过快时，药疹的风险增加。

4. 托吡酯

可阻断状态依赖的钠通道，提高 γ- 氨基丁酸 (GABA) 激活 GABA 受体的频率，从而加强 GABA 诱导氯离子内流的能力，增强抑制性神经递质作用。对双相 I 型急性躁狂发作、双相抑郁、快速循环发作、分裂情感障碍有效，多数研究是在原药的基础上加用此药。治疗剂量 200 ～ 400mg/d，分 2 ～ 3 次口服，有些患者可能需要更高的剂量，缓慢加量。最常见的不良反应包括共济失调、注意力受损、意识模糊、头晕、疲劳、感觉异常、嗜睡和思维异常；不常见的不良反应包括焦虑、遗忘、食欲缺乏、失语、忧郁、复视、情绪不稳、恶心、眼球震颤、言语表达障碍、味觉倒错、视觉异常和体重减轻。卡马西平和苯妥英可明显降低托吡酯的水平。

5. 加巴喷丁

为合成的类 GABA 化合物，是 GABA 的同工异构体，能加速 GABA 在脑内的更新。对双相躁狂发作具有治疗作用，患者对常用心境稳定剂缺乏疗效时可加用本品。它还有镇静和抗焦虑作用。对双相障碍治疗剂量为 600 ～ 2400mg/d，分 3 次口服。不良反应主要有嗜睡、眩晕、乏力、共济失调和眼震。不在肝代谢，未发现与其他药物有明显的药物相互作用。

6. 奥卡西平

是卡马西平的酮衍生物，确切机制尚不清楚。奥卡西平在肝代谢，没有自身诱导作用，因此它的药物相互作用少于卡马西平。奥卡西平与卡马西平疗效相当，吸收快，耐受性良好，不良反应小于卡马西平。奥卡西平主要治疗急性躁狂或抑郁发作，使用它预防情感障碍发作的资料很少。起始剂量一般为 150mg/d，可每日递增 150mg，直到 1200 ～ 1600mg/d，必要时，如果患者能耐受，也可增至 2400mg/d，分 2 ～ 3 次服用。用药开始时可能出现轻度的不良反应，如乏力、头晕、头痛等，偶见胃肠功能障碍、皮肤潮红、血细胞计数下降等不良反应。

三、非典型抗精神病药

已有研究证明新型非典型抗精神病药物中的氯氮平、利培酮、奥氮平、喹硫平、齐拉西酮和：阿立哌唑对躁狂发作的疗效与心境稳定剂相似，其中利培酮、喹硫平、齐拉西酮和阿立哌唑已被美国 FDA 批准用于躁狂发作的急性期治疗，奥氮平被美国 FDA 批准用于治疗急性躁狂发作及双相障碍的维持和预防。已有部分研究发现氯氮平和奥氮平对双相障碍的预防作用与锂盐相似。

第五节　精神科急症与处理

一、急性幻觉、妄想状态

(一) 临床表现

急性幻觉状态患者突然出现大量的幻觉，以幻听和幻视多见。

幻觉内容多是对患者不利的，或带有强烈的恐怖色彩，幻觉常引起患者明显的情绪反应，并可导致逃避、自杀、自伤或暴力攻击行为。

急性妄想状态在精神科较常见，急性严重的被害妄想较常见，多引起行为异常，如患者害怕被人毒害而拒绝进食，或先下手为强攻击他人，或采取逃跑、自伤、自杀的消极行为等。

精神分裂症、心境障碍、急性应激性精神病、乙醇等精神活性物质所致精神障碍、急性器质性脑病综合征、急性短暂性精神障碍等均可出现。

(二) 治疗

(1) 计对病因进行必要的治疗，如治疗原发病、去除心理应激因素、戒除精神活性物质等。

(2) 使用合适的抗精神病药控制幻觉妄想，解除危险。

(3) 及时处理并防止自杀、自伤或暴力攻击行为等意外事件的发生。

二、抽搐

(一) 临床表现

抽搐是一个肢体或全身肌肉强烈或节律性的收缩，可以同时有意识障碍，也可以没有意识障碍。在精神科经常遇到，需急诊处理。一些器质性疾病或药物均可引起。

抽搐发作应区别原发性或继发性。癫痫持续状态是指持续、频繁的癫痫发作，发作时间持续 30 分钟以上或连续多次发作，发作间期意识不恢复。癫痫持续状态若在 1～2 小时内不制止，可危及生命，或造成永久性脑损害。

临床表现常以尖叫开始，突然意识丧失，摔倒，肌肉呈对称性强直性抽动，头、眼转向一侧，口角偏斜，口吐白色泡沫，舌唇咬破，大小便失禁，发作停止时如正常人，但有头痛、疲乏、肌肉酸痛等，暂不能记忆发作时的情况。

(二) 治疗

(1) 及时、足量使用抗惊厥药。

(2) 发作时注意防止咬伤舌，保持呼吸道通畅，维持生命功能，预防及控制并发症如脑水肿、酸中毒、呼吸衰竭、心力衰竭、高热等。

(3) 积极寻找病因并进行对因治疗。

(4) 停止发作后，应长期口服维持剂量的抗惊厥药。

三、谵妄状态

（一）临床表现

谵妄状态是在意识清晰度明显降低的情况下，产生大量的错觉和幻觉，幻觉以生动、丰富、逼真、形象的视幻觉为主，语言性幻听较少见。伴有强烈的情绪反应为异常，表现不协调的精神运动性兴奋，冲动、伤人、损物或自伤。意识障碍昼轻夜重，呈波动性。意识恢复后部分或全部遗忘。脑部疾病如颅内感染、肿瘤、外伤、癫痫等，躯体疾病，中毒，精神活性物质滥用和戒断，精神药物等均可引起。精神科还可能出现谵妄性躁狂。

（二）治疗

(1) 病因明确者应积极针对病因进行治疗，并尽可能去除病因。

(2) 积极控制兴奋症状。以药物为主控制兴奋症状。选择起效迅速、安全性高、疗效好的药物，如氟哌啶醇、奥氮平等，苯二氮䓬类药物也有较好疗效。

(3) 对症支持治疗。对病因不明的谵妄患者要积极进行对症治疗。维持生命体征的平稳，纠正水、电解质和酸碱平衡紊乱，加强营养。

四、木僵状态

（一）临床表现

木僵指动作行为和语言活动的完全抑制或减少，并经常保持某种固定姿势。患者不言、不动、不食、面部表情固定，大小便缩留，对刺激缺乏反应，可维持较长时间。木僵状态可见于精神分裂症、严重的抑郁症、急性应激障碍及脑器质性精神障碍等，表现为紧张性木僵、抑郁性木僵、心因性木僵和器质性木僵。

（二）治疗

1. 病因治疗

病因明确者，应积极进行病因治疗。

2. 缓解

木僵状态紧张性木僵、抑郁性木僵和心因性木僵，电抽搐治疗是最好、最快的；治疗方法，可考虑早期应用，缓解后给予一定药物维持治疗。如果不适合电抽搐治疗，可以考虑应用舒必利治疗，200～400mg静脉滴注，疗效较好，缓解后改用口服给药。器质性木僵主要是病因治疗，不可使用电抽搐治疗。

3. 对症支持治疗

无论什么原因引起的木僵状态，在缓解木僵的同时，要给予必要的对症支持治疗，保证患者饮食和饮水，必要时给予鼻饲或留置胃管。积极维持生命体征的平稳，纠正水、电解质和酸碱平衡紊乱，加强营养。积极预防压疮、预防和控制感染等。

五、自缢、溺水

（一）自缢

1. 临床表现

自缢在精神科较常见，致死的原因是身体的重力压迫颈动脉使大脑缺血缺氧，也可刺激颈动脉窦反射引起心脏骤停，导致死亡。患者自缢后的严重程度与自缢时间的长短、缢绳粗细有关。患者自缢时间短暂，其面色发绀、双眼上翻、舌微外吐、呼吸停止、全身软瘫、小便失禁，可有微弱心跳。随着时间延长，患者呼吸停止、心脏停搏、大小便失禁、四肢变凉，抢救十分困难。

2. 治疗

(1) 一旦发现患者自缢，应立即解脱自缢的绳带套，也可用刀切断或剪刀剪断。如患者悬吊于高处，解套时要同时抱住患者，防止坠地跌伤。

(2) 将患者就地放平，解松衣领和腰带。如患者心跳尚存，可将患者的下颌抬起，使呼吸道通畅，并给予氧气吸入。

(3) 如心跳已经停止，应立即进行胸外心脏按压术和人工呼吸。

(4) 及时吸氧及酌情应用中枢兴奋剂。

(5) 根据患者生命体征进行对症处理。如患者呼吸、心跳恢复，但仍昏迷，应按昏迷护理常规护理。复苏后期要纠正酸中毒和防止因缺氧所致的脑水肿，并给予其他支持治疗。如患者意识模糊、躁动不安，应适当保护性约束，防止坠床。

(6) 患者清醒后，进行心理治疗，严密观察，防止再度自杀。

（二）溺水

1. 临床表现

溺水是指精神疾病患者在强烈的自杀观念的支配下，可将头或上半身没人中以求自溺而亡。人体淹没于水中使大量水分从呼吸道进入肺内而引起窒息缺氧，并导致呼吸心跳停止。溺水时间短暂者，颜面、口唇发绀，口鼻外溢血性泡沫液体，呼吸困难、意识丧失。严重者，皮肤苍白、冰凉，颜面呈灰色，昏迷，血压下降而心搏、呼吸停止，直至死亡。

2. 治疗

(1) 立即搬离水面，解开领口腰带，摘除义齿，清除口鼻中的污物，保持呼吸道通畅。倒提起腰臀部，头朝下，迅速倒出患者呼吸道和上消化道的积水。如若提不起患者，可一腿跪地，另一腿屈膝，将溺水者腹部放于膝上，使其上半身下垂，按压腹背部使水排出。如舌后坠，应将舌用舌银拉出，以免堵塞呼吸道。

(2) 如患者仍窒息，立即将其放平，采取俯卧压背人工呼吸。如呼吸、心跳停止，应迅速让患者仰卧，口对口人工呼吸及胸外心脏按压同时进行。并酌情注射中枢兴奋剂及升压药、吸氧等。

(3) 注意保暖，促进血液循环和体温回升。严密监测护患者的体温、脉搏、呼吸、血压等生命体征。

(4) 患者心肺复苏后意识仍未恢复，可用中枢促醒剂，并注意保持其酸碱及水、电解质平衡。如为淡水溺水，因有血容量过多，宜限制液体摄入量，并使用利尿剂。应用抗生素防止肺部感染。

(5) 如有明显溶血或贫血者可输红细胞或全血，为了防止游离血红蛋白引起的急性肾衰竭，可用 20% 甘露醇 100 ～ 200mL 静脉滴注。

六、吞食异物、噎食

（一）吞食异物

1. 临床表现

精神病患者吞食异物可能是由于思维障碍所致，也可能是一种冲动行为或想以此作为自杀的方法。吞食异物的危险视吞食异物的性质有所不同，并针对性采取处理措施。

2. 治疗

(1) 冷静劝慰患者，讲出吞食何物及异物大小、数量及有何不适。吞食金属物或不明异物时应立即进行 X 线或 B 超检查，以便查明异物，及时处理。

(2) 尽快给患者食用多纤维的蔬菜，食用时让患者粗略咀嚼即下咽，以便粗纤维包绕异物，防止或减少异物对胃、肠壁的损伤，同时促进肠蠕动利于异物排出，可同时给予缓泻药。

(3) 如患者咬碎了体温计并吞食了水银，应让患者立即吞食蛋清或牛奶。

(4) 自吞食异物起，要对患者每次的粪便进行仔细检查，直至找全异物为止。

(5) 密切评估患者的生命体征和主诉。如吞服的异物较大，不可能从肠道排出，应采用外科手术取出，或者有腹痛或内出血征兆也应立即请外科会诊处理。

(6) 积极处理异物引起的并发症。

（二）噎食

1. 临床表现

噎食指食物堵塞咽喉部或卡在食管的第一狭窄处，甚至误入气管，引起呼吸窒息。用抗精神病药发生锥体外系症状时，出现吞咽肌肉运动不协调而使食物误入气管。精神病患者噎食一般发生突然，轻者呼吸困难、面色发绀、双眼直瞪、双手乱抓或抽搐，重者意识丧失、全身瘫软、四肢发凉、二便失禁、呼吸停止、心率快而弱进而停止。如抢救不及时或措施不当，病死率较高。

2. 治疗

(1) 就地抢救，分秒必争，清除口咽部食物，疏通呼吸道，促进心肺复苏。

(2) 迅速用手指掏出口咽中的食团。如患者牙关紧闭或抽搐，可用筷子等撬开口腔掏取食物，并解开患者领口。

(3) 如抠出口咽部食物后患者症状仍无缓解，应立即将患者腹部俯卧于凳上，让上半身悬空，猛压其腰背部，迫使膈肌猛然上移而逼迫肺内气体猛烈外冲，使气流将进入气管的食团冲出。如果重复五六次不能奏效，立即用大号针头在环甲软骨上沿正中部位插进气管，并尽早进行气管插管。

(4) 如心脏停搏应立即作胸外心脏按压。

(5) 如自主呼吸恢复，应持续吸氧，专人持续监护，直至完全恢复。

(6) 取出食物后应防治吸入性肺炎。

(7) 加强预防措施。

七、自杀和自伤

(一) 临床表现

自杀是一种自行采取结束自己生命的行为。自杀导致了死亡结局，称自杀死亡。

自杀未导致死亡结局，称自杀未遂。有自杀的想法，但未采取行动，称自杀意念，如已准备行动，称自杀企图。有意采取不足以导致死亡的行为，或只是做出要自杀的样子，称为自杀姿势。

自伤是故意伤害自体的行为，患者的目的只是损伤自己的身体而不是要结束自己的生命。自伤的方式不同，可用刀或其他器械切割，或者吞食异物，或有意过量服用药物。必须指出，患者本意是进行非致死性自伤，但因可能危及重要器官或血管等，可导致残疾或死亡，因此不论何种自伤都应积极予以处理。

常发生自杀和自伤的精神障碍和因素有抑郁发作、精神分裂症、精神活性物质依赖或戒断、精神药物及其不良反应、心理因素等。

(二) 处理

1. 预防

首先要防止自杀和自伤行为。正确的诊断和积极治疗是预防自杀和自伤最有效的措施之一，在治疗未发挥作用之前，需要对患者进行严密监护，24小时专人严密看护，不让有自杀倾向的人独处，让他们没有自杀和自伤的时间和机会。加强危险品的管理也是有效的预防措施之一。

2. 住院治疗

对有严重自杀、自伤企图的患者应住院治疗。入院后必须立即采取适当措施，如针对不同的精神障碍给予相应的治疗，如电抽搐治疗、抗精神病药、抗抑郁药、抗癫痫药物治疗等。对可能发生自杀、自伤的患者加强监护。

3. 自杀未遂者的处理

应积极处理自杀未遂的患者，如抢救心跳呼吸停止、纠正休克、处理伤口或骨折等。待处理完毕之后，再根据患者的诊断和躯体情况给予适当的药物治疗，并防止患者再度自杀、自伤。曾经有自杀观念或行为高度预示着患者还可能再次出现自杀或自伤行为。

4. 心理治疗

给予及时有效的心理危机干预。帮助患者认识其思想方法是错误的，并要使患者得到保证，医护人员随时准备帮助他，希望他积极配合，争取早日康复。

参考文献

[1] 陈奇，王冬，褚立梅 . 现代临床麻醉学 [M]. 上海：上海科学技术文献出版社，2022.

[2] 魏洪伟，张明阳，郭玲 . 临床麻醉与并发症处理 [M]. 哈尔滨：黑龙江科学技术出版社，2022.

[3] 马越鸣 . 药理学 第 3 版 [M]. 上海：上海科学技术出版社，2019.

[4] 韩永红，孙静 . 药理学 [M]. 北京：化学工业出版社，2022.

[5] 邓雪松，苗久旺 . 药理学 [M]. 北京：中国医药科学技术出版社，2022.

[6] 蒋丽萍，余建强，闵清 . 药理学 [M]. 武汉：华中科技大学出版社，2021.

[7] 梁建梅，陈永顺 . 药理学 [M]. 郑州：河南科学技术出版社，2021.

[8] 魏敏杰，周红 . 药理学 第 2 版 [M]. 北京：中国医药科技出版社，2021.

[9] 云宇，段为刚 . 药理学 [M]. 北京：科学出版社，2021.

[10] 刘建文 . 药理学 [M]. 上海：华东理工大学出版社，2019.

[11] 戴体俊，徐礼鲜，张丹参 . 实用麻醉药理学 [M]. 北京：人民卫生出版社，2021.

[12] 汝燕峰，张珏，李宏力 . 药理学 [M]. 北京：中国协和医科大学出版社，2020.

[13] 陈玮 . 药理学 [M]. 北京：中国协和医科大学出版社，2020.

[14] 张喆，朱宁，陈爱芳 . 临床药理学 [M]. 长春：吉林科学技术出版社，2020.

[15] 方士英，赵晓媛，姚瑞萍 . 药理学 第 4 版 [M]. 上海：同济大学出版社，2020.

[16] 张丽 . 药理学 [M]. 北京：中国纺织出版社，2019.

[17] 季晖 . 药理学 [M]. 南京：东南大学出版社，2019.

[18] 严菲，吴倩 . 药理学 [M]. 镇江：江苏大学出版社，2019.